हिमालयन योग

सरलतम विधि से लिखी गई हिमालयन
योग पुस्तक सभी वर्ग के लोगों के लिए
बागेश्वर धाम के शिष्य

डॉ संजीव शर्मा योगाचार्य

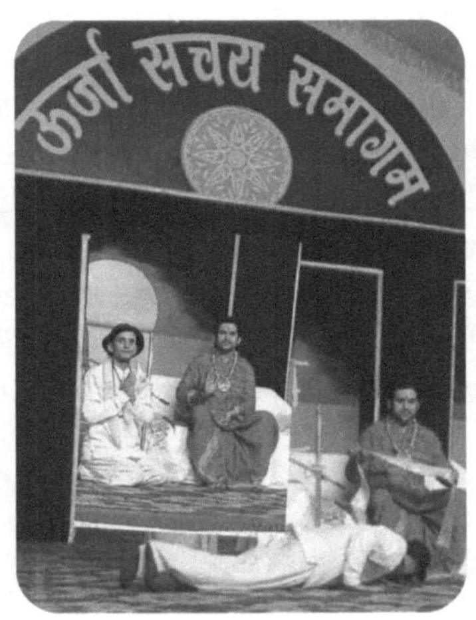

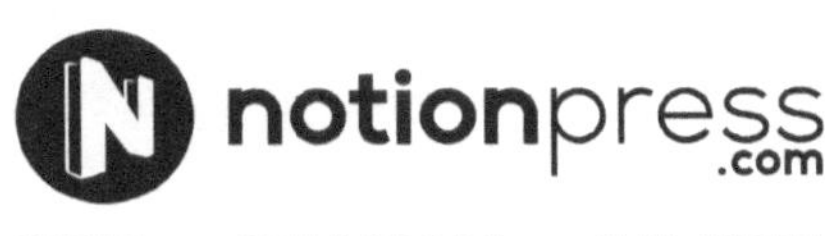

notionpress.com

INDIA · SINGAPORE · MALAYSIA

प्रस्तावना

इस योग पुस्तक को लिखने की प्रेरणा मुझे मेरे योग गुरुओं के द्वारा प्राप्त हुई। मेरे जीवन के योग अभ्यास जिसे मैं बचपन से अभ्यास कर रहा था मुझे लगा कि इस योग अभ्यास को योग ज्ञान को दुनिया के समक्ष पेश करूँ, फिर क्या था मैंने दृढ़ निश्चय कर लिया कि मुझे योग के विषय पर पुस्तक जरूर लिखनी है। जिसमें सभी वर्ग के लोग लाभान्वित हों इस प्रयास को मैंने इस पुस्तक के द्वारा अपनी कोशिश की, कि किसी एक व्यक्ति को भी इस पुस्तक से लाभ और उसका जीवन परिवर्तन होता है तो मैं समझूंगा कि मैं अपने उद्देश्य में कामयाब हो गया।

इस पुस्तक के सभी अध्याय बहुत महत्त्वपूर्ण हैं। प्रत्येक अध्याय में आपको एक नई दिशा जरूर मिलेगी इस पुस्तक को सरल विधि से लिखा गया है ताकि सभी वर्ग के लोगों को ये पुस्तक लाभान्वित करें।

विषय सूची

## अध्याय – 1

योग एक परिचय

स्वस्थ तन एवं मन की प्राप्ति हेतु भारतीय साधना पद्धति

असतो मा सदगमय।

तमसो मा ज्योतिर्गमय।

मृत्योर्मा अमृतं गमय।

अर्थ – हे प्रभु, मुझे असत्य से सत्य की ओर ले चलो, अंधेरे से प्रकाश की ओर ले चलो, मौत से अमृत की ओर ले चलो।

योग एक परिचय

योग वह युक्ति है जिसके द्वारा संसार सागर से भी पार जा सकता है इसलिए योग के बारे में जितना कहा जाये उतना कम है। भारत सदैव से ही योगियों, ऋषि-मुनियों, दार्शनिकों और अन्वेषकों को देश रहा है। भारत देश शिक्षा के स्तर में प्राचीन काल से प्रसिद्ध रहा है। यहां पर सभी धर्मों के लोग मिलजुलकर रहते हैं। योग में हमारी आत्मा को परमात्मा पद में विलय होने का मार्ग सुझाया गया है। भगवान शिव ही योग के रचनाकार हैं उन्होंने ये विद्या ऋषि-मुनियों को दी और वहीं से होते हुए ये पूरे विश्व में फैल गई इस विधा को किसी भी प्रकार से कम आकना एक भूल है। योग विधा के द्वारा आप परमात्मा को प्राप्त करते हो। योग के कई प्रकार हैं भगवान श्री कृष्ण ने भी तीन योगों का उपदेश दिया था।

1   ज्ञान योग

2   कर्म योग

3   भक्ति योग

योग संक्षेप में है

1   राज योग

2   अष्टांग योग

3   हठ योग

4   लय योग

5   ध्यान योग

6   भक्ति योग

7   क्रिया योग

8   मंत्र योग

9   कर्म योग

10   ज्ञान योग

योग का अर्थ और परिभाषा –

योग शब्द का अर्थ है जुड़ना, मिलना, युक्त होना या एकत्र करना है हमारी संस्कृत भाषा में योग की व्युत्पत्ति युग धातु से मानी गई है योग शब्द का व्यवहारिक अर्थ बहुत व्यापक है। जिससे हमें योग के विभिन्न अर्थ मिलते हैं। योग से हमारी आत्मा को स्वयं का अनुभव प्राप्त करना सिखाता है। किस प्रकार हम स्वयं को अनुभव पहुंचाते हैं। योग से हमारे भीतर रज और तम की मात्रा अधिक बढ़ती जाती है। आत्मा का परमात्मा से मिलन ही योग है, वेद, पुराण, उपनिषद, श्रीमद्भागवत् गीता, हमारे प्राचीन ग्रंथों में योग विधा विद्यमान है इसलिए प्रत्येक भारतीय को योग को जानना और अपनाना अति आवश्यक है।

पाणिनी ने 'योग' शब्द की व्युत्पति युजिर 'योगे पुज समाधो' तथा पुज संयमने' इन तीन धातुओं से मानी जाती है योग का अर्थ आत्मा का

परमात्मा के मिलन से है, योग का अर्थ है जोड़ना। पर प्रश्न यह उठता है कि किससे ? सत्य से। क्योंकि वह अत्यंत सूक्ष्म है और दिव्य भी योग में बताया जाता है कि जिसे प्राप्त करना चाहते हो, उसे सीखो अपना स्वभाव बनाओ। इसका सीधा सा संकेत है कि सत्य की अनुभूति करना चाहते हो तो सत्य का आचरण करो। जिसका सीधा संबंध आदतों से है इसलिए हमारा तो ये मानना है कि जीवन जीने की कला ही योग है। संस्कृत धातु 'युज' से निकला है, जिसका मतलब है व्यक्तिगत चेतना या आत्मा का सार्वभौमिक चेतना या रूह से मिलन।

योग की परिभाषा –

कईयों ने योग की परिभाषा एवं विभिन्न ग्रंथों में इसकी तुलना कि है जैसे कि –

1   नारायण के साथ नर के एकात्मक हो जाने के साधन को योग कहते हैं। ये श्री भारती कृष्णतीर्थ के अनुसार है।

2   शिव तथा आत्मा के अभेद ज्ञान का नाम ही योग है। ये प्रत्यभिज्ञान दर्शनानुसार है।

3   जीवात्मा और परमात्मा का संपूर्ण रूप से मिलना योग है। ये वेदान्त के अनुसार है।

4   योग का अर्थ केवल ईश्वर की प्राप्ति ही नहीं अपितु उस क्रिया का नाम है जिसके द्वारा भगवतचैतन्य की अभिव्यक्ति हो तथा वह स्वयं ही भगवत कर्म का अंग बन सके।

5   प्राण और अपान के संयोग, चांद और सूर्य के मिलन को, शिव और शक्ति के एक्य को भी योग कहते हैं। ये योग कर्मसु कौशलम् के अनुसार है।

6   पुरूष, प्रकृति का पृयकत्व स्थापित कर दोनों का वियोग करके पुरूष का स्वरूप में स्थित होना योग है। ये सांख्य मतानुसार है।

7	विष्णुपुराण के अनुसार, योग संयोग इत्युक्त जीवात्म परमात्मनें अर्थात् जीवात्मा तथा परमात्मा का पूर्णतया मिलन ही योग है।

8	संयोग राघव ने कहा है शिव और शक्ति का मिलन योग है।

9	हिमालयन योग के संस्थापक डॉ. संजीव शर्मा के अनुसार आत्मा का परमात्मा में मिलन ही योग है।

10	भगवतगीता के अनुसार योग : कर्मसु निस्काम भावना से अनुप्रेषित होकर कर्तव्य करने का कौशल योग है।

कर्म और कौशलरूप भी योग है –	गीता

"यदा पंचावतिस्टनते ज्ञानानि मनसा सह।

बुद्धिश्च न विचेष्टति तामाहुः परमा गति।।

ता योगमिति मन्यन्ते स्थिरामिन्द्रिय धारणाम्।

अप्रमत्त्वस्दा भवति योगो हि प्रभवाप्येयौ।।"

अर्थात् – जब पाँचों ज्ञानेन्द्रियाँ मन के साथ स्थिर हो जाती हैं, और मन निश्चल बुद्धि के साथ आ मिलता है, इस अवस्था को परमगति कहते हैं। इन्द्रियों की स्थिर धारणा ही योग है। जिसकी इन्द्रियाँ स्थिर हो जाती हैं, उसमें शुभ संस्कारों की उत्पत्ति और अशुभ संस्कारों का नाश होने लगता है। यही अवस्था योग की है।

वर्तमान में योग अधिक आवश्यक –

जीवन का सर्वांगीण विकास करना है तो आज के दौर में योग की बहुत आवश्यकता है जिस तरह से इंसान का जीने का स्वभाव बदल गया है, क्योंकि आज हम सब आधुनिक दुनिया में प्रवेश के सहारे निर्भर हो गये हैं। इस कारण से 'योग' की प्रतिष्ठा इन दिनों पूरे विश्व में बढ़ी है। योग आज हर धर्म के लोग योग करते हैं। आज के भागदौड़ भरे जीवन में दिन में दस–प्रंद्रह मिनट का समय निकाल कर

प्रतिदिन योग को अपने जीवन का हिस्सा बनाकर आप स्वस्थ रह सकते हैं, यहां तक कि खाने-पीने, सोने-जागने, उठने-बैठने, मरने-जीने, साँस लेना तक सीखना हो तो आपको योग की शरण में जाना चाहिए क्योंकि ये योग ही है जो आपको आपके जीवन को धन्य कर देगा। इस दुनिया का पूरा आनन्द लेने की क्षमता का विकास योग में है। साथ में जिसके जानने ये संसार जाना जाता है वह योग ही है। इसे हम ऐसे जाने जैसे कि योग हमारे संतुलन का दूसरा नाम है। जब आप योगासन करते हैं तो यह समस्त बाह्य और आंतरिक अंगों में लोच तथा सक्षम सक्रियता उत्पन्न करता है। योग तो रोगी व्यक्ति के अंगों को प्राणवान बना देता है। योग आध्यात्मिक उन्नति के द्वार भी खोलता है। योग करने से इंसान शारीरिक और मानसिक रूप से स्वस्थ रहता है। जिससे स्वस्थ शरीर में स्वस्थ आत्मा का विकास होता है।

न तस्य रोगों न जरा न मृत्यु :

प्राप्तस्य योगाग्निमयं शरीरम्।।

अर्थात् – जिसने योग रूपी अग्नि में अपने शरीर को तपा लिया उस मनुष्य के शरीर में न तो कोई रोग होता है और न ही उसमें बुढ़ापे के लक्षण प्रकट होते हैं और न ही असमय उसकी मृत्यु होती है। (ब्रह्म विद्योपनिषद में कहा गया है)

योग क्या है

जब योग की बात आती है तब हमारे सामने अंग्रेजी वर्णमाला YOGA के चार वर्णों के आधार पर विचार करते हैं। इन चार वर्णों का अलग-अलग करने पर ये अर्थ निकलता है।

AY - Yield परिणाम देना उपलब्ध कराना, किसी के सामने झुक जाना, किसी की बात मान लेना।

O - obtains उपलब्धियां प्राप्त होना।

(5)

G -   Give up योग द्वारा क्या-क्या छोड़ा जा सकता है।

A - Attains   योग से अनंत की प्राप्ति

योग एक आध्यात्मिक प्रक्रिया को कहते हैं जिसमें शरीर, मन और आत्मा को एक साथ लाने का काम होता है। अलग-अलग काल में योग अलग-अलग नाम से प्रचलित हो गया। जीवात्मा और परमात्मा के मिल जाने को योग कहते हैं। भारत देश सदैव से ही योगियों, ऋषि-मुनियों, दार्शनिकों और अन्वेषकों को देश रहा है भारत का नाम विशाल भू-भाग के कारण पड़ा भारत देश पूरे विश्व में एक अलग पहचान बनाये हुआ है भारत शब्द दो शब्दों के मेल से बना है जिसे जानना ज़रूरी है। भा-ज्ञान-रत-लगे रहना, इसका अर्थ है यहां एक निवासी सदैव ही ज्ञान ही खोज में लगे रहते हैं। सभी मनुष्य योग का अनुभव कर सकते हैं। योग करने से अपने व्यक्तित्व की रचना को समझा जा सकता है। हमारे विविध गणित में योग का अर्थ जोड़ या संकलन है।

1   योग कब करें उसको शुरू करने से पहले -

योग कब करें अक्सर ये प्रश्न लोग मुझसे पूछते हैं तो मैं बताना चाहुंगा कि योग करने का कोई समय वैसे निर्धारित नहीं है जब भी समय लगे योग करना चाहिए। योग हर उम्र में किया जा सकता है। योग को शुरू करने के लिए आयु पर कोई प्रतिबन्ध नहीं है, पर अपनी सहुलियत के लिए योग के सही समय का चुनाव करना जरूरी है जिसके लिए सुबह का समय सबसे सही है और अच्छा समय होता है। एक बात का ध्यान रखना जरूरी है कि नाश्ता करने के पहले योग अभ्यास करना चाहिए क्योंकि अभ्यास करते वक्त पेट खाली होना चाहिए। अगर सुबह का समय आपको पसंद नहीं है तो दूसरे समय का चयन करें उसके लिए बशर्ते कि आपका पेट खाली हो।

खाना-खाने के कुछ घंटे बाद ही योग का अभ्यास किया जाता है, अगर सुबह की जगह आपने दूसरे समय में योग का अभ्यास करने का समय निश्चित किया है तो जरूरी है कि खाना खाने के तीन-चार घंटे के बाद ही योग अभ्यास करें। अगर आपने चाय, काफी, जूस या कुछ भी पीया है तो आधे घंटे के बाद योग अभ्यास करें इसका जरूर ख्याल रखें कि योग शुरू करने से पहले जरूरी है कि अपने आपको तनावमुक्त और मन को शांत कर लें। योग अभ्यास शुरू करने से पहले शरीर को आरामदेह स्थिति में रखना जरूरी है क्योंकि योग करते समय एकाग्रता और शरीर में लचीलेपन की जरूरत होती है उस समय अपने आप को शांत रखना जरूरी है जिससे योग को सही तरीके से किया जा सके। जो समय आपने योग के लिए चुन लिया है उस समय रोज योग करें, शरीर में जैसे ही बदलाव का अनुभव होने लगे तो उस समय बीच में योग न छोड़ें नियमित रूप से योग करते जायें।

योग की शुरूआत आसन से करें।

योग की शुरूआत आसन से करें इसकी शुरूआत गुरूमंत्र से भी कर सकते हैं और एक सरल आसन जिससे योग अभ्यास शुरू किया जा सकता है या गायत्री मंत्र से भी इसकी शुरूआत कर सकते हैं। प्रत्येक व्यक्ति के लिए आसन –

असतो मा सद्गमय। तमसो मा ज्योतिर्गमय

मृत्योर्मा अमृतम गमय

ॐ शांतिः शांतिः शांतिः

अर्थात् – असत्य से सत्य की ओर ले चलो मुझे अंधकार (अज्ञान) से प्रकाश (ज्ञान) की ओर ले चलो मुझे मृत्यु से अमरता की ओर ले चलो।

2   योग हमें क्या सिखाता है।

योग हमें जीवन जीन की कला सीखाता है। योग के द्वारा हमारी आत्मा का परमात्मा से मिलन होता है। योग हमें जीवन में वे सारी चीज़ें सीखाता है जिसकी हमें जीवन में ज़रूरत होती है योग से आपके भीतर आत्मविश्वास, आत्मनिर्भर, संकल्पशक्ति जैसे गुणों का विकास होता है।

योग से हमें आत्मनिर्भर रहने की शक्ति का विकास होता है। योग हमें खाना-पीना, सोना-जगना, उठना-बैठना, मरना-जीना, सांस लेना सिखना है तो योग की शरण में जाना चाहिए। योग का जो अर्थ है। योग का जो अर्थ है वे है 'जुड़ना' जीवन में हर किसी चीज़ को पाने की चाहत है तो योग ज़रूर करें। मैं यकिन के साथ कह सकता हूँ जो भी चीज आप जीवन में प्राप्त करना चाहते हैं तो योग को अपने जीवन का हिस्सा बना लें। योग भी तभी फलदायक होता है जब आप अपनी श्वास,स्वास्थय, तन-मन और आत्मा के प्रति सारे कर्त्तव्यों की निष्ठा से पालन करते हो तभी योग फलदायी होता है। योग हमें मानसिक, भौतिक, आत्मिक और आध्यात्मिक सेहत में कैसे सुधार लाना है ये सिखाता है।

योगस्थ : कुछ कर्माणि संग तव्यक्ता धनजय।

सिद्रसिद्रयोंः समो भूत्वा समत्वं योग उच्यते।।

श्रीमद्भागवत्गीता

तू आसक्ति का त्याग करके सिद्धि असिद्धि में सम होकर योग में स्थित हुआ कर्मों को कर, क्योंकि समता को ही योग कहा जाता है। इस प्रकार सुख-दुःख, मान-अपमान, सिद्धि-असिद्धि आदि विरोधी भावों में समान रहने को ही भगवान ने योग कहा है। अतः सुख में न

अधिक प्रसन्न होना और दुख में न अधिक दुःखी होना ही योग है। योग ही क्यों करें – जिसने योग को जान लिया उसने जीवन के इस सार को जान लिया ऐसा अक्सर लोगों को ये प्रश्न होता है कि योग क्या है। शरीर और मन का संतुलन योग है। जैसे कि यहां पर आपको बताना चाहूंगा कि योग शब्द के दो अर्थ हैं और दोनों ही महत्त्वपूर्ण हैं। पहला है 'जुड़ना' और दूसरा है 'समाधि' इन दोनों का होना ही योग है योग एक विज्ञान है जितना ज्यादा योग के विषय को जानेंगें उतना ही ज्यादा आपको विज्ञान के साथ इसके संबंध दिखेंगे। योग की पहली सीढ़ी पर चल पढ़े तो निश्चित ही आप योग की सारी सीढ़ियों को चढ़ते जाएंगे सिर्फ शुरूआत करो। शरीद को बदल कर देखों मन अपने आप बदल जायेगा। जब मन बदलेगा तो आपकी बुद्धि स्वयं बदल जायेगी। आत्मा स्वतः ही स्वस्थ हो जाएगी। आत्मा तो स्वस्थ है ही जो आत्मचित् हो जाता है। समाधि अवस्था को प्राप्त कर लेता है इसलिए हम सबको योग करना चाहिए।

योग को आज पूरे विश्व में ख्याति प्राप्त है। योग से शरीर सुन्दर और चुस्त-दुरूस्त तो बनता ही है मन शांत रहता है हमारा रक्त संचार ठीक ढंग से काम करता है। योग करने से हृदय स्वस्थ रहता है योग करने से रक्त का ठहराव नहीं होता कई ऐसे आसन है जिससे हृदय और धमनियों को लाभ पहुंचता है। पीड़ा दूर रहती है शरीर लचीला रहता है। किसी भी प्रकार का तनाव नहीं रहता योग करने से शरीर के अन्दर की शक्ति बढ़ती है। योग ही सर्वोत्तम है। योग ही शाश्वत विज्ञान है। यह एक जीवन जीने की श्रेष्ठ विधा है। जब हम लोग योग का अभ्यास करते हैं तो हम तनाव से मुक्त होते हैं पाचन तंत्र को ठीक करता है बेहतर नींद आती है जो दिमाग है उसे शांत रखता है जब योगासन का अभ्यास करते हैं तो मांसपेसियों में

खिचाव जैसी क्रियाएं होती हैं जिससे शरीर में थकान दूर होती है जिससे हम तरोताज़ा महसूस करते हैं कि एक अलग सी ऊर्जा का संचार पूरे शरीर में होता है।

४.	योगासनों से लाभ – करेंगे योग मिटेंगे रोग जितना अच्छा स्वास्थ्य आप चाहते हैं योग आपको देता है योग हमें एक मज़बूत और लचीला शरीर प्रदान करता है।	सुंदर चमकती त्वचा, शांतिपूर्ण मन योगासन से हमारे जीवन में सीधे लाभ मिलते हैं जैसे कि – योगासन और प्राणायाम करने से कब्ज, गैस, मधुमेह, रक्तचाप, हर्निया, सिरदर्द, आदि रोगों को मिटाया जा सकता है। योग के कई ऐसे आसन है जो परेशानियों के ग्रस्त हिस्से को भी ठीक कर देता है पर जिसको शरीर में किसी प्रकार की पेरशानी है उसे योग गुरू के मार्गदर्शन में योग आसन करना चाहिए।

योग के लाभ

1	वजन घटना

2	तनाव से राहत

3	आंतरिक शांति

4	परतरिकषा सुधार

5	अधिक से अधिक जागरूकता

6	बेहतर संबंध

7	बढ़ती हुई ऊर्जा

8	आसन और बेहतर लचीलापन

9	योग करने से जीवन शानदार और खुशहाल बनता है। सकारात्मक ऊर्जा का विकास होता है। योग करने से कई आध्यात्मिक लाभ है। इनका सबका विवरण करना आसान नहीं है पर जैसे आप योग करना शुरू करते हैं धीरे–धीरे आप उन सबके लाभों का आनन्द लेना और

महसूस करना शुरू कर देते हैं।

योग का उद्देश्य व्यक्ति में विवेक जागरूकता, आत्मनियमन और उच्च चेतना को विकसित करना है।

– डॉ संजीव शर्मा योगाचार्य

5 योगासनों से शरीर के अंगों का प्रभाव –

योगासनों का शरीर पर क्या प्रभाव पड़ता है इसकी वैधानिक विवेचना उसकी जानकारी ज़रूरी है। पाचन संस्थान और श्वसन संस्थान शरीर में महत्त्वपूर्ण योगदान है।

1. पाचन संस्थान – हमारे पाचन तंत्र में जठरान्त मार्ग पाचन के सहायक अंग जिव्हा, लर ग्रंथियां, अग्न्याशच यकृत और पिताशय होते हैं। जब हमारा पाचान तंत्र ठीक से काम करेगा तभी शरीर ठीक रहेगा आज के आधुनिक दौर में इंसान शारीरिक कार्य क्षमता का उपयोग ही नहीं कर रहा जिससे शरीर के जिस हिस्से का उपयोग ही नहीं होगा तो वो हिस्सा कमज़ोर हो जाता है जिसे कई बिमारियां घेर लेती हैं जिस पर पाचन तंत्र पर प्रभाप पड़ता है जिससे गुर्दें खराब होना, आंतों का सही ढंग से काम न करना, कब्ज, अजीर्ण, अमलता, वायु विकार, अल्सर, दस्त, बबासीर आदि कई रोगों की उत्पत्ति शरीर के अन्दर हो जाती है जैसे ही आप योगासन करना शुरू करते हैं आसन करते हैं तो उदर प्रदेश पर तनाव आता है जिससे रक्त स्त्राव की मात्रा सही बहती है प्राणायाम के अंत कुम्भक, बहि कुर्भक करने फेफड़े व उदर अंग व्यवस्थित ढंग से काम करने लग जाते हैं। इसका अभ्यास अपनी दिनचर्या का हिस्सा बनाना चाहिए।

2. श्वसन संस्थान – आज के दौर में हमारा वातावरण अशुद्र हो गया है इसके लिए हर व्यक्ति को सांस लेने और छोड़ने की कला आनी चाहिए। श्वसन तंत्र तभी मज़बूत बनता है जब आप प्राणायाम

(11)

को अपने जीवन का हिस्सा बना लो। इससे आपके फेफड़े मज़बूत, अधिक सक्रिया रहते हैं। उड्डियन बंध बाह्य एवं अंतःकुभक, कपालभाति, नाड़ीशोधन प्राणायाम, नौलि, नेति, धौति ये जो क्रियाएं हैं इनको जीवन का हिस्सा बनाते हैं तो श्वसन तंत्र ठीक रहता है। श्वसन संबंधी रोग जैसे कि दमा नज़ला एवं उच्च रक्तचाप, निम्न रक्तचाप, रक्त की अशुद्रि जो भी रोग है वह जीवन में कभी नहीं होते। श्वसन प्रक्रिया सुविधाजनक तभी बनती है जब श्वसन प्रणाली में अंगों और ऊतकों का जो एक समूह होता है जिसमें सांस लेने में मदद मिलती है। ये तभी संभव है जब योगाभ्यास की क्रियाओं को जीवन में अपनाते हैं।

3.	रक्त संचार प्रणाली – यह हमारे शरीर की सभी कोशिकाओं को पोषक तत्व और ऑक्सीजन पहुंचाती है ये हमारे शरीर के रक्त संचार-प्रणाली एवं हृदय प्रदेश जब आप योग क्रिया में जो आसन शुरू करते हों तो उससे ये फायदा होता है कि संबंधित अंग में विशेष रक्त-संचार व दबाव एवं तनाव उत्पन्न होने से उस अंग में सुधार होने लगता है। शरीर की सभी कोशिकाओं को पोषक तत्व और ऑक्सीजन पहुंचाना रक्त संचार प्रणाली का कार्य है।

## अध्याय – 2

अष्टांग योग

शारीरिक, मानसिक और आत्मिक शुद्धि का पूर्ण कल्याण का मार्ग अष्टांग योग।

सर्वेषां स्वस्तिर भवतु–सर्वेषां शांति भवतु

सर्वेषां मगंलम् भवतु – सर्वेषां पूर्ण भवतु

लोकाः समस्ताः सुखिनो भवन्तु।

अर्थात् – सब शांत हो, सब को शांति मिले। सब का मंगल हो। सब को पूर्णता मिले, पूरा संसार सूखी हो।

अष्टांग योग –

अष्टांग योग में पूर्ण कल्याण तथा शारीरिक, मानसिक और आत्मिक शुद्रि के मार्ग को बताया गया है। अष्टांग योग में चित की वृत्तियों के निशेध के रूप में परिभाषित किया जाता है। इसमें आठ अंगों वाले योग का एक मार्ग विस्तार से बताया जाता है पर इसमें आठ मार्ग यानि की आठ आयामों वाला मार्ग है। अष्टांग योग किसे कहते हैं ये जानना जरूरी है। सभी जीवन दुख, पाप-पुण्य रूपी माया के जाल में फंसे हैं। इस माया के जाल को काटने वाला जन्म से मरण तथा व्याधियों से छुटकारा दिलाने वाला अष्टांग योग ही है।

योग के ये आठ अंश हैं –

1. यम
2. नियम
3. आसन
4. प्राणायाम

5.   प्रत्याहार

6.   धारणा

7.   ध्यान

8.   समाधि

प्रथम पांच अंगों को 'बहिरंग' नाम से प्रसिद्ध है जो है यम, नियम, आसन, प्राणायाम तथा प्रत्याहार शेष तीन अंग 'अतरंग' नाम से प्रसिद्ध हैं धारणा, ध्यान,समाधि।

जब बहिरंग साधना पूरी हो जाये तो अतरंग साधना शुरू की देखरेख में इसे शुरू किया जाये तो सही तरीके से इसका लाभ प्राप्त होता है।

अष्टांग योग क्या है –

वैसे तो हम गणित की संख्याओं को जोड़ने के लिए योग शब्द का प्रयोग करते हैं पर जब आध्यातिक पृष्ठभूमि में हम योग का प्रयोग अपनी आत्मा को परमात्मा के साथ जोड़ने के लिए करते हैं। आत्मा को परमात्मा के साथ जोड़ने के लिए आठ भागों की क्रियाओं में बांट दिया गया है। यह ही क्रिया अष्टांग योग की क्रिया के नाम से प्रसिद्ध है इसे ही अष्टांग योग कहा गया है।

यम, नियम, आसन, प्राणायाम, प्रत्याहार, धारणा, ध्यान, समाधि – यह योग के अष्टांग हैं। अष्टांग योग शब्द दो शब्दों को मिलाकर बना है। जिसमें पहले शब्द 'अष्ट' का अर्थ आठ है और दूसरे अंग शब्द अर्थ 'अंग' है। हिमालयन योग पुस्तक में इसको विस्तार से बताया गया है हमारे पूर्ण कल्याण के लिए शारीरिक, मानसिक और आत्मिक शुद्रि के लिए आठ अंग की आवश्यकता होती है। अष्टांग योग का ज्ञान मुझे बचपन से योग गुरूओं से प्राप्त हुआ मेरी दिनचर्या का एक हिस्सा बचपन से बना जिसका में तहदिल से परमात्मा का धन्यवाद करता हूँ।

अष्टांग योग के अंग (The limbs of Ashtanga Yoga)

जो अष्टांग योग में 8 अंग बताए हैं वो संस्कृत शब्द अष्टांग से आत हैं। यही योग के आठ अंगों को दर्शाते हैं जिनको जानना जरूरी है।

1   यम – हमारे पर्यावरण की ओर रूख

2   नियम – खुद के प्रति दृष्टिकोण

3   आसना –   भौतिक मुद्रा

4   प्राणायाम – सांस का संयम या विस्तार

5   प्रत्याहार – इंद्रियों को वापस लेना

6   धारणा – एकाग्रता

7   ध्यान – ध्यान

8   समाधि – पूर्ण एकीकरण
         जीवन में आठ अंगों की भूमिका

1.   **यम Yama**

अर्थ – सिद्धांत या नैतिक कोड।

1.   अहिंसा – अहिंसा का एक सिद्धांत, शब्दों, विचारों और कर्मों से किसी को भी बिना कारण के हानि न पहुंचाना इसका ख्याल प्रत्येक व्यक्ति को होना चाहिए।

2.   सत्य   – सत्यता का एक सिद्धांत, जैसे विचारों को अपने मन में रखा है वैसे ही वाणी बोलना।

3.   अस्तेय – किसी अन्य व्यक्ति की चोरी न करने का सिद्धांत, किसी भी व्यक्ति की चोरी न करना इसका जीवन में अमल करना जरूरी है।

4. ब्रह्मचर्य – योग में ब्रह्मचर्य का अर्थ अधिकतर यौन संयम समझा जाता है। अपनी इन्द्रियों के ऊपर पूरा नियंत्रण।

5. अपरिग्रह – किसी दूसरे की वस्तु को पाने की इच्छा न रखना उस को पाने की चेष्टा तक न करना, धन का संग्रह न करना ज़रूरत के अनुसार धन का संग्रह और ज़रूरत से ज्यादा धन संचय न करना।

2. नियम –

नियम का अर्थ है प्रत्येक मनुष्य को कर्त्तव्य परायण बनाना।

1. शौच – हमारे शरीर और मन की शुद्धता

2. संतोष – जीवन में संतुष्ट रहना अपने कर्मों को ईमानदारी के साथ करते जाना और प्रसन्न रहना।

3. तप – सहनशीलता के गुणों को विकसित करना ये जीवन में अधिक महत्त्वपूर्ण है स्वयं को जीवन में अनुशाषित बनाये रखना, अनुशाषित ढंग से हर परिस्थिति का सामना करना।

4. स्वाध्याय – अपने आपको निरंतर जानते रहना खुद ही स्वयं का अध्ययन करना अपने आपको जानना हम किस तरह के इंसान है।

5. ईश्वर प्रणिधान – परमात्मा के ऊपर पूरी आस्था रखना, भगवान की भक्ति में अपने आपको समर्पण कर देना पूरी श्रद्धा जीवन में बनाये रखना।

3. आसन Asana

आसन इसमें योग की स्थिति पर मुद्रा द्वारा शारीरिक नियंत्रण करना हर स्थिति में सुखपूर्वक का एहसास करना। मानसिक रूप से भी आनन्द का एहसास, शरीर किसी भी स्थिति में हो उसी स्थिति पर पूरा नियंत्रण करना शारीरिक और मानसिक दोनों तरह से। आगे आसनों

के अभ्यास उसके लाभ के बारे में विस्तार से बताया गया है।
आसन का जो शाब्दिक अर्थ है – संस्कृत शब्दकोष के अनुसार
आसनम (नपु) – असान (धातु) ल्युट (प्रत्यय)।
अर्थ विभिन्न है जैसे कि –

1. बैठना 2. बैठने का आधार
3. बैठने की विशेष प्रक्रिया
4. बैठ जाना।

स्थिर सुखमासनम – सुखपूर्वक स्थिरता से बैठना ही आसन है

4. प्राणायाम – Pranayam

प्राणायाम – प्राण + आयाम

इसका शाब्दिक अर्थ है 'प्राण (श्वसन) को लम्बा करना या प्राण जीवनीशक्ति का लम्बा करना, प्राणायाम का अर्थ है श्वास को नियंत्रित करना या कम करना नहीं है। प्राण का अर्थ जो हमें शक्ति प्रदान करता है या बल देता है। आयाम का अर्थ है इसको जानने के लिए संधि विच्छेद करना। ये दो शब्दों के योग (आयाम) से बना है जो इसमें मूल शब्द है वो "याम" है "आ" 'उपसर्ग उल्टा' के अर्थ में प्रयोग किया गया है श्वास प्रश्वास की गति को अलग करना प्राणायाम है जैस कि प्राणायाम "प्राण" अर्थात् साँस "आयाम" यानि दो साँसों में पूरी बढ़ाना, खास और निःश्वास की गति को नियंत्रण कर रोकने व निकालने की क्रिया को कहा गया है। प्राणायाम।

जब हम श्वास की धीमी गति से गहरी खींचकर रोकना व बाहर निकालना प्राणायाम के क्रम में आता है। जब हम श्वास खींचते हैं तब ये श्वास खींचने के साथ ये भावना करना चाहिए की हमारी प्राण शक्ति, श्रेष्ठता श्वास के द्वारा अंदर खींची जा रही है और छोड़ते

समय ये भावना करनी चाहिए हमारी दुष्प्रवृत्तियाँ, दुर्गण, बुरे विचार जो थे वो प्रश्वास के द्वारा बाहर निकले जा रहे हैं। एक बात ध्यान दे जीवन में याद रखें कि जब हम साँस लेते हैं तो सिर्फ हवा ही नहीं खींचते हैं उसके साथ हम ब्रह्माण्ड की सारी ऊर्जा को उसमें खींचते हैं। जो साँस फेफड़ों में खींचते हैं, वो सिर्फ साँस नहीं रहती उसमें सारे ब्रह्मन्ड की सारी ऊर्जा समायी रहती है। ये जो साँस होती है उससे ही इंसान का शरीर चलता है। ये साँस पूरे शरीर को ठीक रखने की भी ताकत (ऊर्जा) रखती है।

5.   प्रत्याहार PRATYAHARA

प्रत्याहार का अर्थ होता है - संक्षिप्त कथन।

जो हमारा ये शरीर है। इसमें जो हमारी आँख है वो देखने का कार्य करती है। इसी प्रकार जो हमारा नाक सूंघने, कान सुनने का जीभ से स्वाद का पता चलता है और त्वचा से स्पर्श का अनुभव होता है। ये जो हमारी इन्द्रियां होती हैं ये हमेशा अपनी प्रिय चीज की तलाश में रहती है उदाहरण के लिए जैसे हमारी आँख अच्छा दृश्य देखना पसंद करती है पर ये व्यक्ति पर निर्भर करता है। वे किस तरह की वासना अपने भीतरी मन में रखता है क्योंकि असलियत में जो देखना चाहता है वो हमारे अन्दर का भीतरी मन है वे किस तरह का दृश्य देखना चाहता है। हमारी आँखें तो केवल माध्यम है उस दृश्य में आँख की पसंद न पंसद का रोल कुछ नहीं होता है। जो इन्द्रियों को विषयों से हटकर एकाग्र हुए चित्त के स्वरूप का अनुकरण करना प्रत्याहार है। जो व्यक्ति चित्त के स्वरूप एकाग्र करता है उसकी इन्द्रियाँ सदा वश में रहती हैं। चेतना, मन और शरीर से ऊपर उठकर अपने स्वरूप में रूक जाने की स्थिति जो है वो प्रत्याहार है। प्रत्याहार से व्यकित

शक्तिशाली और सेहतमंद बना रहता है।

वासनाओं की जो इन्द्रियां निरंतर गमन करती रहती हैं, उनकी इस गति को अपने अंदर ही लौटाकर आत्मा की ओर लगाना या स्थिर रखने का प्रयास करना प्रत्याहार है।

प्रत्याहार क्या है ?

प्रत्याहार में हम अपनी इन्द्रियों को साधते हैं सभी इन्द्रियां बाहर का ज्ञान प्राप्त करने का केवल उपकरण है। ये हमारी सुविधा और रक्षा के लिए हमें मिल हैं। जब-जब इसका दुरुपयोग करना शुरू कर देते हैं। जो हमारे भीतर ऊर्जा होती है वो इन्हीं के द्वारा बाहर की बहने लगती हैं। प्रत्याहार में हम इन इन्द्रियों को साथ लेते हैं जब उनकी ज़रूरत हो उसी समय प्रयोग करते हैं। तब तक उन्हें शांत बनाये रखते हैं, प्रत्याहार जब करते हैं तो अपनी इन्द्रियों के मालिक बन जाते हैं मन को भी पूरा काबू में रखते हैं। प्रत्याहार में इन्द्रियां और मन का अपने अनुसार काबू रखते हैं।

प्रत्याहार की परिभाषा –

इन्द्रियां अपने विषय से असम्बद्ध है, जैसे मधुमक्खियां रानी मधुमक्खी का अनुकरण करती हैं। राजा मन के निषेध होने इन्द्रियों का भी निषेध हो जाता है। योग की इस स्थिति को ही प्रत्याहार कहा जाता है।

महर्षि व्यास के अनुसार –

– इन्द्रियां विषयों में बेरोक-टोक दौड़ते रहने से चंचल रहती है। अतः उन विषयों से इंद्रियों को निरूद्ध कर मन को स्थिर करने का नाम प्रत्याहार है।

– शारदातिलक के अनुसार

जहाँ-जहाँ यह चंचल मन विचरण करे इसे वहीं-वहीं से लौटाने का प्रयत्न करते हुए आत्मा के वश में करे (यही प्रत्याहार है।)

– घेरण्ड संहिता के अनुसार

योगविदों को चाहिए कि वह शब्दादि विषयों में आसक्ति का विग्रह करे और अपने-अपने विषयों में आसक्ति का विग्रह करें अपने-अपने विषयों से निरुद्ध इंद्रियों को चित्त का अनुसरण करने वाला बनाये। यही अभ्यास प्रत्याहार का रूप धारण कर लेता है।

– विष्णु पुराण के अनुसार

अपने विषयों के संबंध से रहित होने पर इंद्रियों का जो चित्त के स्वरूप में अदाकार सा हो जाता है, वह प्रत्याहार हैं।

– महर्षि पतंजलि

चित ही संसार है इसलिए प्रयत्नपूर्वक उसे ही शुद्ध करो, क्योंकि जैसा चित है वैसी ही गति, यह सनातन सिद्धांत हैं।

– मैत्रेयुपनिषद के अनुसार

बुद्धिमान मनुष्य को उचित है कि वाक आदि इंद्रियों को बाह्य विषयों से हटाकर मन को इस्ट में लगावे।

– कठोपनिषद् के अनुसार

इंद्रियों को अपने विषयों को छोड़कर चित्त के अनुकूल अनुरूप होकर कार्य करना प्रत्याहार है।

– डॉ संजीव शर्मा हिमालयन योग के अनुसार

प्रत्याहार का परिणाम एवं महत्त्व

प्रत्याहार के परिणाम से व्यक्ति की अपनी इंद्रियां वश में हो जाती है। जिससे उसका अपने चित्त के ऊपर पूरा नियंत्रण रहता है। जो कोई व्यक्ति प्रत्याहार की सिद्धि प्राप्त कर लेता है। वह जितेन्द्रिया

हो जाता है फिर चाहे वह अपने मन को जहाँ वसा दे और चला दे। मन सहित समस्त इन्द्रियों पर विजय प्राप्त करने से आगे के कई मार्ग में इसका लाभ मिलता है।

नोट – सतगुरू के मार्ग में रहकर इसका अभ्यास करना चाहिए यहां पर धन्यवाद करना चाहता हूँ अपने गुरूदेव परमपूज्य (बागेश्वर धाम सरकार) पण्डित धीरेन्द्र कृष्ण शास्त्री जी का जिनका मार्गदर्शन मुझे प्राप्त हुआ है।

6.   धारणा

जो धारण कर लिया जाये वह है धारणा। अपने चित्त को किसी एक विचार में बांध लेने की क्रिया को धारणा कहा जाता है यह राष्ट्र 'ध' धातु से बना है।

धारणा का शाब्दिक अर्थ होता है – विचार।

तभी तो कहने विचार बनाये जिंदगी, विचार ही आपको श्रेष्ठ बनाते है, विचार ही आपको नीचे गिराते हैं जिस तरह के भीतर विचार अपने पाल रखें, बाहर आप वैसे ही हैं। समाज में मान-सम्मान जो हैं विचारों की देन हैं।

धारण करने की शक्ति

व्यक्तिगत विश्वास

विचार

वि – विशिष्ट

चार – आचार या आचरण

इसका सीधा संबंध इसी तरह से आप जो विशिष्ट आचरण करते हो वहीं आपके व्यक्तितव की पहचान बन जाती हैं।

जब बिना विचलित हुए पूरी एकाग्रता प्राप्त कर लेते हैं, तो धारणा प्राप्त कर लेते हैं।

धारणा – पंच धारणा के चिंतन करने से कार्यों का क्षय होता है आत्मिक लाभ की प्राप्ति होती है पाँच धारणा इस प्रकार से है।

1. पार्थिवी धारणा
2. आम्भसी धारणा
3. आग्नेयी धारणा
4. वायवीय धारणा
5. आकाशी धारणा।

1. पार्थिवी धारणा – इसका अभ्यास गुरू के मार्गदर्शन पर करना चाहिए।

पार्थिवी धारणा पाँच घड़ी यानि कि दो घंटे तक प्राण को आकर्षित कर कुंभक करें उसे पार्थिवी धारणा या अधो–धारणा मुद्रा कहलाती है।

लाभ – इसकी पूर्ण सिद्धि होने पर साधक पृथ्वी विजय कर लेता है। जो निरंतर इसका अभ्यास करता है धारणा करता है वह मृत्युंजय और सिद्ध होकर धरती पर गमनागमन करता रहता है। भारत के इतिहास में ऐसे कई हैं पार्थिवी धारणा का सिद्ध करके अभी भी पृथ्वी लोग पर मौजूद हैं जिनका होने का एहसास हमें आज भी होता है।

2. आम्भसी धारणा – आम्भसी धारणा को जालतत्व की इसमें योग के प्रभाव से हृदय के बीच उक्त जल तत्व समुदाय का ध्यान करें और उसी समय प्राणवायु को खींचकर पाँच घड़ी चित्त का स्थिर रखते हुए कुंभक करें। ये आम्भसी धारणा है।

लाभ – आम्भसी धारणा को करने से बड़े–बड़े दुःखों ताप और पापों का नाश हो जाता है। जो इस आम्भसी को जानते हैं उन्हें योग का ज्ञानी अथवा जानकार माना जाता है।

इससे सिद्ध होने से भयंकर और गंभीर जल में भी श्वास साधना से डुबता नहीं है। गहरे से गहरे पानी में भी नहीं डुबता कभी भी पानी में डुबने से मृत्यु नहीं होती।

4.   **आग्नेयी धारणा** – आग्नेयी मुद्रा को अभ्यास करने वाला यदि तेज जलती हुई अग्नि में गिर जाये तो भी कुछ नहीं होता आग्नेयी धारणा को योग बल से उद्य करके ध्यानस्थ होकर पाँच घड़ी तक (2 घंटा) कुंभक द्वारा प्राणवायु को धारण करें। इसको आग्नेयी धारणा मुद्रा कहते हैं। तेज अग्नि भी जला नहीं सकती, न ही मृत्यु होती है।

लाभ – हर रोज अभ्यास से संसार का (जन्म-मरण) भय दूर होकर साधक विजयी होता है। यदि अचानक व्यक्ति अग्नि में गिर जाए तो भी अग्नि जला नहीं सकती। इससे जीवन में विशेष लाभ प्राप्त होता है।

5.   **वायवीय धारणा (वायु धारणा)** – आकाश में घुमने की सिद्धि प्राप्त होती है। वायवीय धारणा में योग बल के प्रभाव से वायु तत्व को उदय करके एकाग्रचित हो प्राणवायु को खींचकर कुंभक प्राणायाम के द्वारा पाँच घड़ी (२ घंटे) तक धारण करें। इस को वायुवीय मुद्रा या वायुधारणा कहलाती है।

लाभ – इसके अभ्यास करने से जो सिद्धि प्राप्त होती है वह इसके अभ्यास से वायु द्वारा कभी मृत्यु नहीं होती और साधक को आकाश गमन करने का सामर्थ प्राप्त हो जाता है। वायु द्वारा अपनी यात्रा करता है बुढ़ापा और मृत्यु का नाश करती है। यह विधि मूर्ख, नास्तिक या वह व्यक्ति जिसके भीतर भक्तिभाव नहीं होते, जो मन में कपट रखता है – ऐसे व्यक्ति को कभी न बताएँ। योग्यबान को यह सिद्धि देनी चाहिए।

6.   **आकाशी धारणा** – आकाश तत्व धारणा से योगी मृत्यु पर भी

विजय प्राप्त कर सकता है। आकाशी धारणा को आकाश तत्व को सदाशिव सहित योग बल द्वारा उचित कर ध्यानस्थ होकर धारण करें और उस समय प्राणवायु को आकर्षित करता हुआ साधक कुंभक द्वारा पाँच घड़ी धारण करे इसे ही आकाशी धारणी कहते हैं।

लाभ – इस मुद्रा को करने से योगी उस अवस्था में पहुंच सकता है जिसमें जीवित रहते हुए मुक्त हो सकता है। उसकी मृत्यु किसी प्रकार नहीं होती। प्रलय होने पर भी वह ज्यों या त्यों बनी रहती है।

नोट –

विशेष ध्यान योग्य बातें – इन बातों का ध्यान दे कि जितनी भी धारणाओं को हमने बनाया है ये हमारा निवेदन है कि साधक इन धारणाओं को समझें और किसी गुरू के मार्गदर्शन में इस समझें फिर अभ्यास शुरू करें क्योंकि यह जो धारणायें हैं इसके लिए सिद्धि प्राप्त करने के लिए बहुत ही ज्यादा धैर्य और पुरूषार्थ की आवश्यकता पड़ती है इसे पूरे ध्यानपूर्वक सिखने और समझने के बाद इसका अभ्यास शुरू करें।

नोट – सतगुरू की मार्गदर्शन में रहकर इसका अभ्यास करें।

7. ध्यान Dhyaan अपने चित्त को एकाग्र करके एक स्थान या किसी वस्तु पर केन्द्रित कर देना ध्यान कहलाता है।

ध्यान का अर्थ किसी भी एक विषय को धारण करके उसमें मन को एकाग्र करना होता है। दृढ़ मनोबल, ईश्वर का अनुसंधान, मन को निर्विचार करना, मन पर काबू पाना जैसे कई उद्देश्यों के साथ ध्यान किया जाता है। आज के इस दौर में जीवन में जो कर्त्तव्य हैं जो उत्तरदायित्व व उद्देश्य की पूर्ति में ध्यान करना चाहिए जिससे जीवन सफल हो। ध्यान करने से हमें आत्मिक तथा मानसिक शक्तियाँ विकसित होती हैं।

ध्यान करना ही अपने आप में सर्वश्रेष्ठ है। ध्यान करने का यह मतलब नहीं सिर्फ आँखें बन्द कर ली उसमें एकाग्रचित होना पड़ता है जैसे कि अपने मन को किसी बिंदु, व्यक्ति या किसी वस्तु पर ध्यान एकाग्र करना और उसमें लीन हो जाना ध्यान है। परमात्मा की प्रार्थना करने का सर्वोच्च तरीका ध्यान ही माना जाता है। जब हम आँखें बंद करते हैं वहीं तक सीमित नहीं रहते ध्यान के वक्त उसमें चक्रों पर ऊर्जा को संतुलित करना भी आवश्यक हो जाता है। ध्यान करना एक प्रक्रिया है जिसमें   ध्यान की सिद्धि के बाद इंसान अनंत सत्ता का अनुभव प्राप्त करता है। हर किसी का ध्यान करने की विधि आपको अलग जरूर मिलेगी पर सबका उद्देश्य एक ही है वो ईश्वर की अनुभूति और ईश्वर की प्राप्ति।

ध्यानपूर्वक देखने का उदाहरण –

ध्यान – ध्यान या अवधान चेतन मन की एक प्रक्रिया है यह अंग्रेजी "अटेंशन" के पर्याप्त रूप से प्रचलित है। यह हिंदी में "देना", "हटाना" रखना आदि सकर्मक क्रियाओं का प्रयोग करता है मैं तो ध्यान को यही मानता हूँ कि किसी भी मनुष्य को सभी कार्यों से विरक्त होकर किसी एक कार्य मं लीन हो जाना ही ध्यान है।

ध्यान से लाभ –

ध्यान करने से बहुत से लाभ होते हैं शारीरिक और मानसिक दोनों लाभ प्राप्त किये जा सकते हैं। ध्यान करने से शरीर की आंतरिक क्रियाओं परिवर्तन आता है।

1.   ध्यान से बेहतर स्वास्थ्य मिलता है।

2.   तनाव में कमी आती है जो निरंतर ध्यान करता है वह तनाव मुक्त रहता है।

3.	हमारे शरीर की रोग-प्रतिरोधी शक्ति में वृद्धि होती है।

4.	स्मरण शक्ति में वृद्धि होती है और स्मृति-क्षय में कमी आती हैं।

5.	जिसका रक्त चाप अधिक बढ़ता हो ध्यान करके रक्तचाप में कमी आती है।

6.	ध्यान करते हो तो शरीर में ताजगी वृद्ध होने की गति में कमी आती है।

7.	हमारे उत्पादकता में वृद्धि होती है ध्यान से मन शान्त होता है उत्पादक, शक्ति बढ़ती है कोई में रचनात्मक कार्य हो उसमें इज़ाफा होता है मन विचलित नहीं होता है।

8.	ध्यान करने से हमें अपने कार्य का सही ज्ञान कार्य का उद्देश्य एवं महत्ता का सही ज्ञान हासिल करने में मदद मिलती है।

9.	ध्यान से छोटी-छोटी बातों से परेशान होने से मुक्ति मिल जाती है व्यर्थ की चिंता नहीं सताती, हमारा कार्य के ऊपर पूरा नियंत्रण रहता है। बड़े लक्ष्य के प्रति उसको पाने का लक्ष्य रहता है।

10.	ध्यान करने से अर्थहीन बातों की समझ बढ़ जाती है अर्थहीन की चिंता हट जाती है मन की चेतना को एक विशेष अवस्था में लाने का प्रयास करना ध्यान है।

– डॉ. संजीव शर्मा (योगाचार्य)

ध्यान करने में सावधानियाँ –

–	ध्यान जिससे सीखना चाहते हो पर उस व्यक्ति की क्या विशेष उपलब्धियां रही हैं इनको जानना ज़रूरी है।

–	बिना किसी आधार या उद्देश्य से ही ध्यान करे अगर आधार

और उद्देश्य न हो तो ध्यान न करें।

- ध्यान आकर्षण के लिए न करें।
- ध्यान करने के कई रास्ते हैं एक ही रास्ते पर चलें बार-बार रास्ता न बदलें।
- आँखें बंद करके बैठ जाना ध्यान नहीं है इससे कोई ध्यान नहीं होता, अन्दर की गहराईयों तक ध्यान को समझना पड़ता है।
- ध्यान करने का स्थान सही होना चाहिए हमेशा ऐसे स्थान को चुनें जहाँ शांति, सकारात्मक ऊर्जा और पर्याप्त रोशनी उपलब्ध हो।

ध्यान लगाने का तरीका –

- ध्यान हमेशा साफ-सुन्दर जगह पर आसन लगाकर बैठना चाहिए।
- किसी चक्र पर आप ध्यान लगा रहे हो जैसे कि शक्ति चक्र पर तो उसे अपने से छः फुट की दूरी पर अपनी आँखों के समानांतर रखना चाहिए जिससे ध्यान उस पर सीधा बना रहे।
- ध्यान लगाती बार हमारे आसपास का वातावरण शांत रहना चाहिए ध्यान लगाने से पहले आँखों को स्वच्छ जल से साफ करना चाहिए।
- ध्यान में मन-मस्तिष्क आँखों पर जारे न दें। बिल्कुल शांत व आराम से बैठें।
- शुरूआत में ध्यान कुछ मिनटों का करें। धीरे-धीरे समय बढ़ायें। अपनी हथेलियों से हल्की मसाज ज़रूर करते जायें।
- जो कोई व्यक्ति ध्यान का नियमित अभ्यास करता उसे उसके जीवन में कई चमत्कारिक प्रभाव पड़ते हैं। जिस आधार और

उद्देश्य को लेकर चले होते हैं उसमें सफल होते हैं।

-    ध्यान करने से मन-मस्तिष्क में संतुलित बना रहता है और जीवन आत्मविश्वास बढ़ता है।

ध्यान एक विचाराधीन जागरूकता वाली अवस्था है जितना इसमें आगे तक जाओगे आगे बढ़ते जाओगे।

ध्यान के प्रकार -

ध्यान के प्रकार को जानना बहुत ज़रूरी है उसमें उतरना उससे भी ज्यादा जैसे-जैसे ध्यान की शुरूआत होती है उसमें गहराई में जाने लगते हो उसके आनन्द की अनुभूति ही अनोखी होती है।

ध्यान को उनके करने की विधि के अनुसार ध्यान कैसे कैद करना उसके अनुसार कई भागों में इसको बांट दिया गया है जिनका जानना सबसे अधिक ज़रूरी है।

1.   भ्रकुटी ध्यान (Third Eye Meditation)

2.   श्रवण ध्यान (Listening/Nada Meditation)

3.   प्राणायाम ध्यान (Breath Focus Meditation)

4.   मंत्र ध्यान (Mantra Meditaiton)

5.   तंत्र ध्यान (Tantra Meditation)

6.   योग ध्यान (Yoga Meditation)

7.   चक्र ध्यान (Chakra Meditation)

8.   दृष्ट ध्यान (Gazing Meditation)

9.   कुंडलिनी ध्यान (Kundalini Meditation)

10.   त्राटक ध्यान (Tratak Meditation)

ध्यान के सीधे तौर पर तीन प्रकार से भी जाना जाता है वो है

1.   स्थूल ध्यान

2.	ज्योतिर्ध्यान

3.	सूक्ष्म ध्यान

## 1.	भ्रकुटी ध्यान (Third Eye Meditation)

इस ध्यान को आज्ञा चक्र पर ध्यान केन्द्रित करने के लिए कहा जाता है इस ध्यान को माथे की भौहों के बीच लगाना होता है। इस ध्यान को लगाने के लिए वातावरण बिल्कुल साफ चाहिए, अपने आप को बंद कर लेना चाहिए जिससे ध्यान में कोई वाधा न पहुंचे, माथे की भोहों के बीच ध्यान केन्द्रित करके अन्धकार के बीच में रोशनी की ज्वाला की खोज करनी चाहिए, जो कोई भी इस ध्यान को नियंत्रित रूप से करता है तो रोशनी की ज्योति उसके सामने प्रकट होने लगती है। जब आप इस ध्यान की शुरूआत करते हो तो रोशनी अँधेरे से निकलते हुए पीली सी होती है फिर सफ़ेद होते हुए नीली हो जाती है। ये नीली रोशनी ही परमात्मा के पास ले जाती है। ये भ्रकुटी ध्यान की क्रिया है। होशपूर्वक अंधकार को देखते रहना भ्रकुटी ध्यान है।

## 2.	श्रवण ध्यान (Listening/Nada Meditation)

श्रवण ध्यान वह विचार और प्रक्रिया है जिसके द्वारा लोग एक उत्तेजना पर ध्यान केंद्रित कर सकते हैं। आज का दौर ये साबित करता है कि सारा अस्तित्व एक कंपन है जहाँ कंपन होगा वहाँ ध्वनि होगी ही। ध्वनि का मूल है 'आ', 'ऊ' और 'म' इन्हीं से सारी ध्वनि उत्पन्न होती है। इस ध्वनि का सही उच्चारण करें यह आपके शरीर में फैल जाती है जब आप इनका ध्यान करते हैं तो शरीर में कंपन होता है तब कंपन होता है तो उसका असर पूरे शरीर पर होता चला जाता है आप जब ऐसा करते हैं तो आनन्द की अनुभूति की जाती है सुनने पर ध्यान केन्द्रित करके ध्वनि का उच्चारण करें, कंपन पर ध्यान दें कि कंपन

शरीर के किस हिस्से में हो रहा है उसको महसूस करें। इसके बाहरी आवाज़ों को नहीं आंतरिक आवाज़ों को सुनना होता है। जब आप शुरूआत करते हैं तो धीरे से आवाज़ें सुनाई देती हैं जैसे ही निरंतर करते हो तो आवाज़ों का स्वर ऊँचा सुनाई देता है। सुनने से सम्बंधित या सुनने के माध्यम से अनुभव किया गया।

3.   **प्राणायाम ध्यान** **(Breath Focus Meditation)**

प्राणायाम ध्यान को श्वास के माध्यम से किया जाता है, सांस को लेना ओर छोड़ना होता है उस समय अपने आपको पूरा सजग रखना ज़रूरी है। किस तरह से साँसों को महसूस कर रहे हैं इसकी अनुभूति प्राणायाम ध्यान से होती है अपनी साँसों को रोकना और छोड़ना उस पर ध्यान एकत्रित करना प्राणायाम ध्यान है। इसका जब आप निरंतर अभ्यास करते हैं तभी प्राणायाम ध्यान होने लगता है।

4.   **मंत्र ध्यान –** **(Mantra Meditation)**

मंत्र ध्यान में मन को केंद्रित करने और विश्राम के साथ पवित्र ध्वनि, शब्द या वाक्यांश को दोहराना होता है। जैसे कि किसी भी शब्द या वाक्य का जाप करना या यूँ भी कह सकते हैं कि किसी भी शब्द को बार–बार दोहराते रहना जो कोई भी किसी भी धर्म से है वह मंत्र ध्यान कर सकता है इसे बोलकर और ध्यान द्वारा भी किया जाता है। मंत्र ध्यान के अभ्यास करने से हमारे भीतर की एकाग्र शक्ति का विकास होता है स्मरण शक्ति का भी विकास होता है जब आप मंत्र ध्यान करते हैं तो शरीर में हल्कापन महसूस होता है। मन में पवित्रता का विकास होता है जो कोई प्रतिदिन इसका अभ्यास करता है वो पूरा दिन अपने आपमें ऊर्जावान का अनुभव करता है। मंत्र ध्यान करने से मानसिक बिमारियाँ कोसों दूर चली जाती हैं वह मानसिक बिमारी को जड़ से खत्म कर देते हैं।

मंत्र ध्यान को करने के लिए बहुत सी बातों का ध्यान रखना पड़ता है।

– मंत्र ध्यान करने के लिए किसी शांत प्रिय जगह का चुनाव ज़रूरी है।

– मंत्र ध्यान करने से पहले स्नान कर लें। जिससे जागरूकता उत्पन्न रहती है। जब ध्यान करते हो तो उसका बहुत लाभ मिलता है।

– मंत्र उसी का उच्चारण करें जिसका अर्थ भी आपको पता हो अपने ईष्ट देवता के मंत्रों में एक मंत्र को चुने गुरू मंत्र का जाप करें।

– इसे मन के अन्दर भी कर सकते हैं मालाओं को प्रयोग करें जो ठीक रहता है।

– साँस लेते हुए मंत्र का जाप और सांस छोड़ते हुए भी मंत्र का जाप करें।

– जब मंत्र ध्यान करना हो तो पूरे समर्पण के साथ इसे करना चाहिए तभी इसके लाभ मिलते हैं।

5. तंत्र ध्यान – Tantra Meditation

मंत्र ध्यान से अपने अस्तित्व की गहराई का पता लगाते हैं इसमें व्यक्ति को अपने मस्तिष्क को बिल्कुल सीमित रखना होता है व्यक्ति को अपने अन्दर अध्यात्म पर ध्यान करना होता है व्यक्ति इस ध्यान को करके कुछ भी प्राप्त कर सकता है उसके अन्दर सकारात्मक ऊर्जा का संचार हो जाता है जिससे वह बड़े बड़े कामों में विजय होता है। इसमें व्यक्ति की एकाग्रता बहुत जरूरी है तंत्र ध्यान को जब लगाते हैं तो अपनी आँखों को बन्द करना चाहिए भीतर हृदय चक्र से निकलने वाली ध्वनि पर ध्यान लगाना होता है जब ऐसे ध्यान व्यक्ति लगाने लगता है तो वो सुख-दुःख की अवस्था को महसूस नहीं करता है। इस ध्यान से आध्यात्मिक विकास विकसित होता चला जाता है।

तंत्र एक ध्यान होता है तंत्र का शाब्दिक अर्थ है तकनीक या टेक्नालॉजी इस सांस की अंदरूनी तकनीक को कैसे विकसित करना है ये तंत्र योग में है।

तंत्र ध्यान को जो इंसान नीचे गिरा होता है वो तंत्र ध्यान से ऊपर भी उठता है।

6.   **योग ध्यान** - YOG (Dhyan) Meditation

योग ध्यान, मन को नियंत्रण करना ध्यान की हजारों विधियां बनाई गई हैं ध्यान अपने आप हो जाता है। ध्यान को शांत जगह पर सुखासन पर करना चाहिए, आँखें बंद शरीर स्थिर होना चाहिए मन को एकत्रित करें ध्यान किसी भी विधि से किया नहीं जाता ध्यान हो जाता है। भगवान शिव ने 112 ध्यान विधियों का वर्णन किया है। महसूस करें कि शरीर और मन बिल्कुल शांत हो रहा है पूरे शरीर का अवलोकन करें। मानसिक शांति, एकाग्रता, दृढ़ मनोबल, ईश्वर का अनुसंधान, मन को निर्विचार करना, मन पर काबू पाना जैसे उद्देश्यों के साथ योग ध्यान किया जाता है। इस विधि से बहुत ही जल्द ध्यान का अनुभव प्राप्त होता है। जो मानसिक रूप से परेशान है जो व्यक्ति शांत हो उसे ये ध्यान विधि बहुत फायदेमंद होती है। इसका अभ्यास ध्यान में सर्वोच्चतम विधि है। इसमें चेतना की दो इन्द्रियों का प्रयोग किया जाता है इसमें आँखों और कानों का प्रयोग किया जाता है। किसी भी खुली हवा आरामदायक जगह पर बैठना चाहिए। शुरूआत प्रार्थना से करनी है ध्यान का समापन परमात्मा का धन्यवाद करना है अपने गुरू जी का धन्यवाद फिर आने जाने वाली साँसों को अवलोकन करना है जिसमें मन शांत हो जाता है। अपनी दोनों आँखों को लेकर दाहिने और देखना और वाहिने से सुनना कुछ समय उसी स्थिति में होता है। इससे हमारे

मस्तिष्क का बांया भाग सक्रिय हो जाता है। Brain Hemisphere Active हो जायेगा, दोनों को बांए की ओर उस स्थिति में बने रहना है। इसमें Left Hemisphere Active होना शुरू हो जायेगा। इन सबसे Nostril चलने लगेगा विचार थमने लगेंगे। विचार थमने के बाद खड़े होकर एकपदासन पर लेटकर बाएं पांव पर खड़े हो जाना दोनों सांसों के Nostril चलने लगे तो समझो ध्यान ठीक हो रहा है फिर बैठ जाना है आँखों को ऊपर से उठाते हुए बदं कर लेना है। महसूस करना है यह एक ध्यान की वैज्ञानिक विधि है।

योग का मतलब ही जोड़ना होता है, तो इसे करने का कोई एक तरीका नहीं होता बल्कि इस ध्यान को करने की बहुत सी विधियां हैं जो भी विधि अच्छी लगे उस विधि को ध्यान करना शुरू कर देना चाहिए।

नोट : योग्य गुरू के दिशा निर्देश में रहकर इसका अभ्यास करना चाहिए। ध्यान करना भारत में ही खोजा गया है।

– डॉ. संजीव योगाचार्य

7.   चक्र ध्यान – Chakra (Dhyan) Meditation

चक्र ध्यान जब लगता है उससे कुंडलिनि शक्ति जागृत होती है, जिससे आत्मा को आत्म साक्षात्कार की अनुभूति होने लगती है। ये हमारे शरीर के सातों चक्र पर ध्यान किया जाता है। प्रत्येक मनुष्य को स्थित कुंडलिनी शक्ति का समय-समय पर चक्रों वाले स्थान पर ध्यान रखना चाहिए, चक्र ध्यान के माध्यम से आनंद का अनुभव प्राप्त है। चक्र ध्यान से आपसी रिश्तों में सद्भाव लाने की शक्ति प्रदान होती है।

चक्र – चक्र, पालि हक्क चक्का एक संस्कृत शब्द है जिसका अर्थ 'पहिया एक संस्कृत शब्द है जिसका अर्थ –पहिया' या घुमना है।

भारतीय दर्शन और योग में चक्र प्राण या आत्मिक ऊर्जा का केन्द्र होता है ये नाड़ियों के संगम स्थान भी होते हैं। हमारे शरीर को इसी आधार पर सात चक्रों में बांटा गया है वह चक्र है।

1.	मूलाधार चक्र

2.	स्वाधिष्टान चक्र

3.	नाभि चक्र

4.	हृदय चक्र

5.	विशुद्रि चक्र

6.	आज्ञा चक्र

7.	**सहसार चक्र**

गुरूजी की देखरेख में इन चक्रों का अभ्यास किया जाना उत्तम है।

8.	**दृष्टा ध्यान –** Gazing Meditation

किसी विशेष दृष्य को टकटकी लगाकर देखना एकटक ध्यान से सकारात्मक ऊर्जा का विकास अपने भीतर होता है। ये विधि असल में किसी विषय में सम्बंधित नहीं है, इसका संबंध देखने मात्र से है। त्राटक शब्द जिस मूल से आता है उसका अर्थ है आंसु। आपने तब तक देखते रहना है जब तक आँखों से आंसु न बहने लगे। जब आप पूरे इकाग्र हो जाते हो इस अभ्यास से तो मन का भटकाव रूक जाता है। एकटक देखने से इसका सीधा सा मतलब है। त्राव्क द्वारा चेतना को भटकने न देना। जब आप पूरी गराई में इसमें चले जाते हो तो ये एक ध्यान हो जाता है। इसके निरंतर अभ्यास से मन में कोई विचार नहीं आता है फिर धीरे-धीरे मन शांत होने लगता है।

9. **त्राटक ध्यान**

त्राटक ध्यान वह ध्यान है जो किसी वस्तु अथवा लक्ष्य को उस समय तक बिना पलक झपकाए देखते रहना जब तक आँखों में आंसु न आ जाये या आंसु आंखों से नीचे न गिरने लगे। उस वक्त जो ध्यान देने की बात होती है कि हमारा मन भी उसी लक्ष्य में ठहर जाये वह इधर-उधर न भटके मन के उसी लक्ष्य में एकाग्र हो जाना चाहिए तभी त्राटक ध्यान सही लगता है त्राटक ध्यान सिद्ध हो जाता है आंखों में इतनी अधिक शक्ति आ जाती है कि जिस किसी भी तरफ देख लिया वहीं अपने वश में हो जाती है जब त्राटक क्रिया सिद्ध करते हो किसी और क्रोधवश देख लिख वही भस्म हो जाता है इससे दिव्य दृष्टि की भी प्राप्ति होती है।

त्राटक शब्द की उत्पत्ति 'त्रा' से हुयी है जिसका अर्थ है मुक्त करना। त्राटक क्रिया आंखों की रोशनी बढ़ाने के लिए और आंखों को ठीक रखने के लिए भी किया जाता है। आंखों से जब आंसु बहने लगते है तो आंखें साफ होने लगती है। आँखों को ठीक रखने का यह उम्दा योगाभ्यास है। त्राटक ध्यान से आप आँखों को ही ठीक नहीं करते इससे पूरे शरीर की बिमारियों को ठीक करने की शानदार विधि है।

त्राटक ध्यान करने की विधि –

1. एकांत स्थान में जाकर आप गर्दन सिर को सीधा रखें, किसी अंधेरे कमरे में ध्यान की मुद्रा में बैठे और आँखों को बन्द कर लेना चाहिए शरीर को बिल्कुल शांत कर ले।

2. जिस किसी वस्तु का आपने चयन किया है ध्यान करने को वो नेत्रों के समांतर ऊँचाई पर रखा होना चाहिए। उदाहरण के लिए आप

मिट्टी के दीपक में घी से जली ज्योति का प्रकाश की ऊर्जा या कोई 'लौ' भी रख सकते हैं।

3. अपनी पूरी त्राटक नज़र सीधे उस 'लौ' में लगा दें। ध्यान जरा भी इधर-उधर न भटकें। मन के वहकाव को रोकें और स्थिर करें।

त्राटक ध्यान कब सिद्ध होता है

त्राटक ध्यान तब सिद्ध होता है जब आप त्राटक ध्यान से किसी वस्तु अथवा लक्ष्य को उस समय तक बिना पलक झपकाए देखते रहते हैं, पलकों को तब तक नहीं हिलाते जब तक आंखों में आंसु न निकल जायें मन बिल्कुल स्थिर हो जाये। मन भी उसी लक्ष्य में एकाग्र हो जाये तब त्राटक ध्यान सिद्ध हो जाता है। इससे नेत्रों में इतनी शक्ति आ जाती है जिस की ओर देख लिया वह वश में हो जाता है। इससे दिव्य दृष्टि भी प्राप्त होती है।

नोट – त्राटक क्रिया ध्यान की विधि जो हमें प्राप्त हुई वह हमारे परमपूजनीय गुरूजी धीरेन्द्र कृष्ण शास्त्री जो (बागेश्वर धाम सरकार) से शिक्षा प्राप्त हुई उस विधि का अभ्यास त्राटक क्रिया का सर्वश्रेष्ठ अभ्यास हमारे जीवन का है।

– डॉ. संजीव शर्मा योगाचार्य
हिमालयन योग

## अध्याय – 3

हठयोग

अंतुर्मुखी होने की एक प्राचीन भारतीय साधना पद्धति

शरीर के माध्यम से प्राण पर नियंत्रण करके संतुलिन इच्छा की ओर ले जाना हठयोग कहलाता है -- हठयोग कई प्रकारों में से एक कहा जाता है कि हठयोग चित्रवृत्तियों के प्रवाह को संसार की और जाने से रोककर अंतुर्मुखी करने की एक प्राचीन भारतीय साधना पद्धति है, जिसमें प्रसुप्त कुंडलिनी को जागृत कर नाड़ी मार्ग से ऊपर उठाने का प्रयास किया जाता है। हठयोग की मुख्य धारा शैव रही है शिव के उपासक हठयोग को अधिक करते हैं वे मानते हैं कि भगवान शिव ही हठयोग के रचियता हैं।

हठयोग के बारे में लोगों की धारणा है कि हठ शब्द के हठ-अच प्रत्यय के साथ 'प्रचण्डता' या 'बल' अर्थ में प्रयुक्त होता है। कुछ लोग हठयोग को ऐसे योग के रूप में जानते हैं कि जिसमें हठपूर्वक कुछ शारीरिक एवं मानसिक क्रियाएं की जाती हैं।

एक बात जान लें कि योग के जितने विभिन्न मार्ग हैं लगभग उतने ही साधन समाधि तक पहुंचने के भी हैं जब तक शरीर है हमारे प्रयास समाधि की पूर्ण प्राप्ति होनी चाहिए योग का स्वरूप ही परमपिता की प्राप्ति है। हठयोग की क्रिया का सारा सिद्धांत ये है। हठयोग एक शक्तिशाली क्रिया है ये कठिन तो ज़रूर है और कष्टपद प्रणाली है पर ये क्रिया का सारा सिद्धांत तथ्य पर आधारित है इसमें हमारे शरीर और आत्मा का एक घनिष्ठ संबंध है। मेरा तो ये मानना है कि हठयोग अपने ही ढंग से ज्ञान प्राप्त करने की एक प्रणाली है। हठयोग को हम

सत्ता का ज्ञान भी कहते हैं कि हठयोग एक लंबी, कठिन और अतिसावधातापूर्ण प्रक्रिया द्वारा आगे बढ़ते हैं। हठयोग आसन प्रणाली के दो मूल विचार हैं।

1.   शरीर की निश्चलता के द्वारा आत्मनियंत्रण।
2.   निश्चलता के द्वारा शक्ति की प्राप्ति का विचार।

हठयोग के सात अंग

1.   षटकर्म   2.   आसन,   3.   मुद्रा,
4.   प्रत्याहार   5.   प्राणायाम,   6.   ध्यान
7.   समाधि हठयोग के सात अंग हैं।
      (षटकर्म, आसन, मुद्रा (तथा बन्ध), प्रत्याहार, प्राणायाम, ध्यान, समाधि।

हठयोग का मुख्य लक्ष्य है शरीर और नाड़ियों की शुद्रि ये हमारे स्थूल शरीर और प्राण वायु के नियंत्रण पर जोर देता है जब कोई हठयोग करता है तो हठयोग की क्रियाओं के द्वारा अनेक प्रकार की सिद्धियाँ स्वयंमेव प्राप्त हो जाती हैं जो आम इंसान के बहुत दूर की बात है हठयोग के बिना राजयोग की प्राप्ति नहीं हो सकती, राजयोग की प्राप्ति करना चाहते हैं तथा हठयोग के सातों अंगों का पालन करना होगा।

हठयोग के षटकर्म छः कर्म

धौति – आंतरिक रूप से शुद्धिकरण होना।

नोट – इस धौति क्रिया से निम्न फायदे मिलते हैं जैसे कि हृदय मज़बूत होता है, कब्ज, गेर, अपाचन और एसिडिटी जैसी अपाचन की समस्याओं से छुटकारा मिलता है। इस प्रक्रिया से फेफड़े अच्छी तरह

खाली हो जाते हैं जो शरीर का वजन है वह संतुलन रहता है, गठिया और डायबिटिज़ बिमारियों से लड़ने में सहायता मिलती है।

– लतसार अन्तधौति

– वारिसार अन्तधौति

– अग्निसार अन्तधौति

– वहिष्कृत अन्तधौति

– दन्तमूल अन्तधौति

–जिहामूल अन्तधौति

– कर्णरन्ध अन्तधौती

– कपालरूध अन्तधौति

– हृदय अन्तधौति

– दण्ड अन्तधौति

– वमन अन्तधौति

– वासौ अन्तधौति

– मूल शोधन अन्तधौति

– जल वस्ति

– शुष्क वस्ति अथवा स्थल वस्ति

– सूत्रधौति

– जल, घृत, तेल अथवा दुग्ध नेति

– नौलि कर्म

– त्राटक

– कपालभाति

1.   व्युत्क्रम कपालभाति

2.   शीलक्रम कपालभाति

षटकर्म

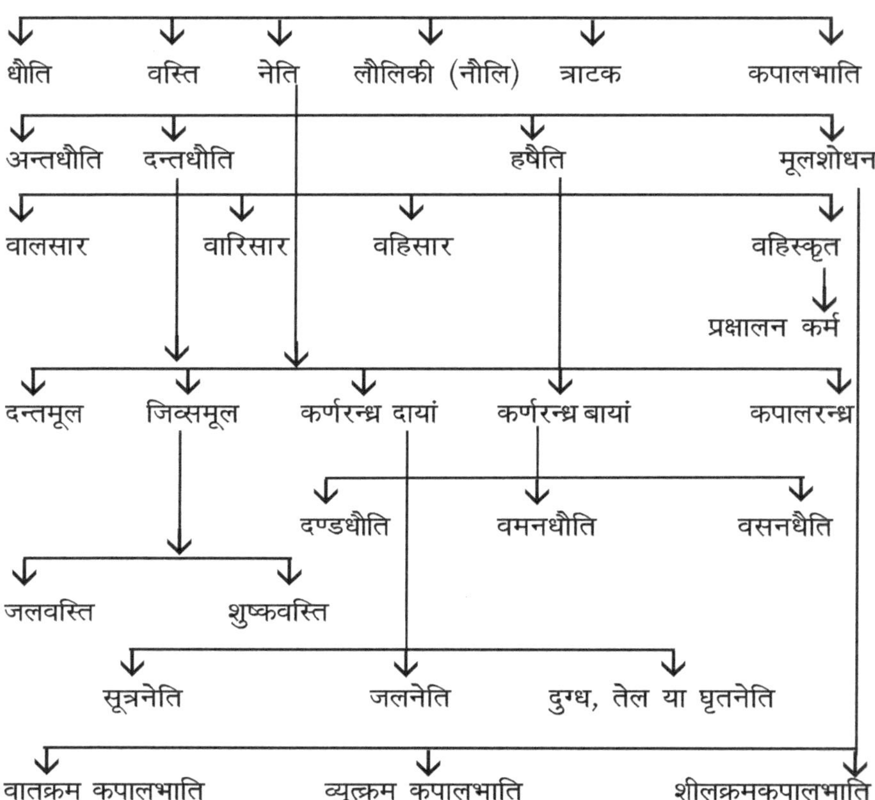

एक बात मैं आप लोगों को बताना चाहता हूँ कि योग के जितने मार्ग हैं उतने ही समाधि तक पहुंचने के साधन भी हैं। जो हठयोगी होता है उसके लिए शरीर केवल एक सजीव स्थूल रूप का विण्डमात नहीं होता उसके लिए आध्यात्मिक और भौतिक सत्ता के बीच एक गुण सेतु है।

धौति – धौति षटकर्मों (या षटक्रियाओं) में से एक है, जो शरीर को साफ करने यौगिक प्रणाली से उसका निर्माण होता है इसका प्रमुख काम है पाचन तंत्र की पूरी तरह से सफाई करना यह शरीर के श्वसन पथ, बाहरी कान, आँखों को प्रभावित करता है।

शक्तिशाली बलिष्ठ बना देते हैं।

धौति छ षटकर्मों से एक है।

धौति – पाँच इंच चौड़ा और लगभग 18-20 लम्बा सूती महीन मलमल को वस्त्र लें और खूब अच्छी तरह धोकर साफ़ कर लें। उसके बाद उसे गर्म पानी से धोयें धौति करने के लिए शुरू में हर रोज अभ्यास करें पहले दिन एक फीट निगले और धीरे-धीरे से निकाल लें, दूसरे दिन दो फीट इसी तरह हर रोज़ एक-एक फीट बढ़ायें जब सारी पट्टी पेट में ले जाने के बाद नौलि क्रिया को अपने नलों को भी घुमाएं पेट में जब अच्छी तरह घुमने लगे तो धीरे-धीरे पेट से पट्टी को निकालें अगर बीच में फँस जाये तो द्वारा धीरे-धीरे निगले थोड़ा सा फिर उसे निकाले पट्टी को गले से निकालते समय ध्यान रखें कि ये गले के बीच से नहीं, गले की साइड से उसे बाहर निकालें इस ही धौति कर्म कहते हैं। बड़े आराम से धीरे-धीरे इसका अभ्यास करना चाहिए।

लाभ – इससे शरीर स्वच्छ और पेट एक दम साफ हो जाता है साथ ही अनेक प्रकार के रोग नष्ट हो जाते हैं अपच, कब्ज, अतिसार, संग्रहणी, खास, प्लीहा, कुष्ठ, बात, पित्त कफ से सम्बंधित सारे रोग नष्ट हो जाते हैं।

धौति कर्म चार प्रकार के होते हैं।

1. अन्तधौति   2. दन्तधौति   3. हद्धौति   4. मूल शोधन

अन्नधौति के चार प्रकार हैं –

1.   वातसार अन्तधौति – किसी भी अभ्यस्त ध्यानात्मक आसन में बैठें। वातसार अन्तधौति ठीक वैसे करनी पड़ती है जैसे की कौवे की चोंच होती है उसी प्रकार अपने होठों को बनाना पड़ता है फिर धीरे-धीरे वायु को मुँह से अन्दर खींचना शुरू करें। जब काफी मात्रा में भर जाए तब उसे पेट में घुमायें और फिर धीरे-धीरे बाहर निकालें इसे

वातसार अन्तधौति कहते हैं। इससे शरीर स्वस्थ और हल्का बना जाता है।

लाभ – इससे थकान, जलन, भूख, प्यास तथा वृद्धावस्था दूर होती है। दूर तक नज़र साफ होती है। दूर श्रवण और आत्मदर्शन की उपलब्धि प्राप्त होती है।

2. वारिसार अन्तधौति – वारिसार अन्तधौति के लिए सर्वप्रथम अपने मुँह में इतना जल पी लें कि वह कण्ठ तक भरा हुआ मालूम लगने लगे, फिर उसके बाद उसे पेट में घुमाकर गुदा मार्ग से निकालें ये वारिसार अन्तधौति को करने की विधि है। वारि अर्थात् जल तथा सार अर्थात् तत्व इस धौति में जल तत्व के द्वारा पेट की सफाई की जाती है।

लाभ – इसको करने से शरीर की आँतों में जमा हुआ मल घुलने लगता है। फिर बाहर निकल जाता है। कुछ ही दिनों में शरीर को दिव्य शरीर की प्राप्ति हो जाती है यह शरीर की शुद्धि की सबसे महत्त्वपूर्ण क्रिया है।

3. अग्निसार अन्तधौति – अग्निसार अन्तधौति को करने के लिए सबसे पहले वायु को शरीर में भर लिया जाता है फिर पेट को अन्दर खींचकर नाभि को रीढ़ की हड्डी से मिलाने का प्रयत्न किया जाता है जब हर रोज इसका अभ्यास करते हो तो यह क्रिया सम्पन्न हो जाती है। इसका अभ्यास प्रतिदिन करना चाहिए।

लाभ – इस क्रिया को सम्पन्न करने से पेट के सभी रोग नष्ट हो जाते हैं जठराग्नि जो तीव्र या धीमी पड़ गई हो वह संतुलित हो जाती है। पाचन सम्बंधी विकारों को नष्ट करता है यह योग के आध्यात्मिक लाभ कुण्डलीनी जागृत में बहुत सहायक है।

4. बहिस्कृत अन्तधौति – बहिष्कृत अन्तधौति की क्रिया को करने के लिए सबसे पहले अपने होंठो का कौवे की चोंच के समान बनाकर

जितनी ज्यादा वायु पेट में भर सकते हैं भर लें। फिर उस वायु को छोड़ को डेढ़ घंटे तक पेट में रोक रखने का सामर्थ्य पैदा करें उसके बाद नौलिकर्म द्वारा घुमाकर गुदा मार्ग से बाहर निकालें। यह परम गोपनीय धौति कहलाती है।

सावधान – ये क्रिया अत्यंत कठिन है इसे किसी अनुभवी गुरू की देखरेख में करें क्योंकि डेढ़ घंटे तक वायु को रोके रखना कोई अनुभवी गुरू ही सिखा सकता है।

लाभ – इस क्रिया को करने में किसी भी प्रकार का रोग नहीं हो सकता पेट के रोग कि समस्या हमेशा के लिए दूर भाग जाती है। उदरगत विकार दूर हो जाते हैं शरीर हल्का क्रान्तिमान जैसा हो जाता है।

पक्षालन कर्म – पक्षालन कर्म की क्रिया अत्यंत कठिन है। किसी अनुभव गुरू की देखरेख में इसे करना चाहिए सर्वप्रथम जल में खड़े हो जायें और जल नाभि तक होना चाहिए फिर शक्ति नाड़ी को बाहर निकाल लें। जब तक मल पूरी तरह साफ न हो जाए उसे हाथों से अच्छी तरह धोएं और तत्पश्चात् उसे पेट में कर दें। इसमें आँतों को बाहर निकालकर उन्हें साफ करना होता है इसको करने में बहुत संयम रखना होता है।

दन्तधौति – सामान्य लोग इसे दाँत की सफाई ही समझते हैं पर दन्तधौति के भी पाँच रूप होते हैं ये सब प्रकार दाँत, जीभ, दायाँ और बायाँ कान तथा कपाल के रन्ध्र को स्वच्छ करने से है। इसमें कपाल रन्ध्र बच्चों के सर को टटोलन पर जाना जा सकता है जब धीरे-धीरे बड़े होते हैं तो वह बन्द हो जाता है।

1. दन्तमूल   2. जिव्हामूल   3. कर्णमले दायाँ   4. कर्णमूल बाण

5. कपालरन्ध्र

1.   दन्तमूल धौति – दन्तमूल धौति की क्रिया दांतों की रक्षा एवं

उन्हें स्वच्छ रखने के लिए की जाती है। सुबह के समय कत्थे के पेड़ की लकड़ी अथवा छाल का रस अथवा शुद्ध मिडी से दाँतों को माँजा जाता है जब तक मैल न छुट जाये इस क्रिया को किया जाता है। इस दन्तधौति क्रिया कहा जाता है। (दांतों और जीभ की सफाई) ये एक प्रमुख कर्म है योग के जानने वाले इसे भलीभांति समझते हैं।

2.   जिव्हामूल धौति – जिव्हा का अर्थ जीव से है तथा मूल का अर्थ जड़ से है प्रातःकाल के समय उठकर सबसे छोटी उँगली को छोड़कर बाकी तीन उँगलियों को गले में डालकर जीभ को जड़ तक स्वच्छ करना होता है।

सावधान – ध्यान रखना चाहिए कि उँगलियों में मक्खन लगाकर जड तक मलना होता है जिससे यदि उँगलियों के नाखूनों से कोई खंरोच आ जाये तो भर जाए। जीभ को लंबी करके थोड़ा-थोड़ा खींचना चाहिए। ध्यान रखें कि नाखुन कटे हुए होने चाहिए।

लाभ – कफ़ दोष दूर हो जाता है इस क्रिया को करने से योगी दीर्घजीवी होता है। इस क्रिया के अभ्यास से जीभ लंबी हो जाती है। लंबी जीभ अच्छे वक्ताओं की पहचान है।

3.   कर्णरन्ध धौति – कर्णरन्ध धौती उन योगियों के बहुत ज़रूरी है। जिन्होंने नाद श्रवण को ही अपनी साधना का आधार बनाया हुआ है उनके लिये बहुत आवश्यक है उसके लिए अपने दोनों कानों के (दायां तथा बायां) छिद्रों को प्रथम दो उँगलियों से नित्य सुबह साफ करना चाहिए जब साधक ऐसा करता है तो उसे स्वयं अनहत नाद सुनाई देते हैं।

लाभ – सुनन की शक्ति तेज हो जाती है, स्मरण शक्ति में भी इसका फायदा होता है। कानों में म्यूकस पढ़ार्थ जम जाता है उसे बाहर निकालने के लिए बहुत लाभदायक है।

सावधानी – कर्णरूध धौति में कान की सफाई के समय विशेष ध्यान करना चाहिए।

4.   कपालरन्ध धौति – कपाल अर्थात् सिर के ऊपर वाला भाग कपालरन्ध धौति से साधक कपाल क्रिया करके मुक्ति प्रदान कर लेता है। जैसे कि छोटा बच्चा जिसे गोद में लिया होता उसके सिर को जब टटोलते हैं तो वहाँ एक गड्ढा सा दिखाई देता है जैसे ही बच्चा बड़ा होता जाता है ये अपने आप बंद हो जाता है इसका कारण यह भी है कि हमारे सिर में कई हड्डियां होती हैं जो धीरे-धीरे फैलकर उसे बंद कर देती हैं। जब योगी अपने प्राण त्यागने लगते हैं तो अपने प्राण को ब्रह्माण्ड में चढ़ा लेते हैं जीवात्मा इसी से बाहर निकल जाती है और मुक्त हो जाती है और दिव्य दृष्टि की प्राप्ति होती है।

विधि – अपने दाएँ हाथ के अँगूठे तथा उँगलियों से अथवा हथेली से प्रतिदिन मालिश करे। इस क्रिया को सिर में जल डालते हुए करना चाहिए। इस प्रकार के अभ्यास से कफ दोष की मुक्ति मिलती है।

लाभ – आत्मा को परमात्मा से जोड़ती हैं, अगर कोई भी इस क्रिया को करे तो मस्तिष्क ठंडा तथा शांत रहता है। उच्च रक्तचाप और आँखों के रोग के लिए बहुत लाभकारी हैं मोतिबिन्द वालों के बहुत लाभकारी अभ्यास हैं।

वृदधौति

वृदधौति के भी तीन रूप हैं।

1. दण्डधौति   2. वमन धौति 3. वासौ धौति

हठयोगी के लिए वृदधौति बहुत ही आवश्यक है क्योंकि हमारा शरीर कितना भी स्वच्छ तथा बलिष्ठ क्यों न हो, जब तक हृदय पवित्र नहीं होगा तो योग साधना कभी सफल नहीं हो सकती। जो कोई भी मोक्ष

अथवा ब्रह्मज्ञान की प्राप्ति होना ज़रूरी है। हृदय पवित्र होगा तभी मोक्ष और सिद्धियों की प्राप्ति की जा सकती है।

1.   दण्डधौति – दण्ड से तात्पर्य दण्ड से तथा धौति स्वच्छता से है। दण्डधौति क्रिया करने के लिए सबसे पहले हल्दी वृक्ष अथवा बेल का डण्डा जिसकी मोटाई 1 से.मी. तथा लम्बाई 60 से.मी. ही लिया जाए। केले के वृक्ष अत्यंत मुलायम भाग चाकू से छिलकर साफ और चिकना किया जाता है उस लकड़ी को नरम करने के लिए जल अथवा दूध से भिगो दिया जाता है फिर उस पर मक्खन मल कर मुख के द्वारा पेट के भीतर किया जाता है। जब मुख के भीतर तीन चौथाई चला जाये उसे फिर धीरे–   धीरे घुमाया जाता है, इसके ही दण्डधौति क्रिया कहते हैं।

लाभ – हृदय रोग को नष्ट करने में समर्थ होता है। क्रिया, कफ, पित्त कलेष को भी नष्ट करने में समर्थ क्रिया है। फेफड़ों की क्षमता बढ़ती है, हृदय रोग में लाभकारी है, दमा के लिए बहुत लाभकारी है।

2.   वमन धौति – वमन धौति में कण्ड पर्यन्त जल पीते हैं और बाहर निकाल देते हैं। वमन धौति क्रिया प्रातः काल का समय सबसे बढ़िया समय है या भोजन करने के छह घंटे पश्चात् ठीक है। इस क्रिया को करने के लिए सबसे पहले जल को पेट से कण्ठ तक भर लिया जाता है। शुरूआत में धीरे-धीरे अभ्यास द्वारा कई सेर तक पानी पिया जा सकता है उसके बाद थोड़ा नीचे झुककर दो-तीन उँगलियों को मुख में डालकर जिव्हामूल।

नोट : खाली पेट किया जाने वाला कुंजलक्रिया दूसरा भोजन के उपरांत किये जाने वाली व्याघ्रक्रिया को दबाया जाता है जिससे तुरंत वमन होना शुरू हो जाता है सब पानी बाहर निकल जाता है इस क्रिया को करने का प्रातःकाल का समय सबसे अच्छा माना जाता है। अंगुलियों को पुनः

मुँह के भीतर ले जायें यह क्रिया तब तक दोहरायें जब तक पेट खाली न हो जाए इसका अभ्यास दोहराना चाहिए।

लाभ : कब्ज टूट जाती है पेट की सफाई हो जाती है, पेट मुलायम हो जाता है पित्त और कफ रोग उत्पन्न ही नहीं होते।

3.	वासौ धौति – धौती क्रिया और वासौ धौति का कर्म एक तरह से है उसे धौती क्रिया जैसे किया जाता है।

लाभ – कई प्रकार के रोगों को नष्ट कर देती है स्वास्थ्य में निरंतर सुधार आता जाता है।

4.	मूल शोधन धौति – जब तक रोगी स्वस्थ नहीं होगा वह योगाभ्यास नहीं कर सकता, धौति कड़ी की सबसे अन्तिम कड़ी है। इस क्रिया को करना बहुत आवश्यक है। हल्दी की अत्यंत मुलायम जड़ अथवा बाएँ हाथ की मध्यमा उँगली के द्वारा सीधे हाथ से पानी डालते हुए गुदा मूल को अच्छी तरह बार-बार साफ़ किया जाए। इससे मल के सूख जाने से उसका गुदा में ही रूक जाना समाप्त हो जाता है। सबसे ज़रूरी है शरीर के नीचे के अंगों को शुद्र एवं स्वच्छ रहना अत्यंत आवश्यक है। अपान वायु के कुचित होने पर अनेक रोग उत्पन्न हो जाते हैं जैसे वायु, बवासीर, भगंदर इत्यादि। हल्दी को अत्यंत गुणकारी माना गया है। मूल शोधन करना मलाशय या जड़ की सफाई पानी और हल्दी की एक छड़ी या मध्य उंगली का उपयोग करके मलाशय को धोना होता है।

लाभ – यह क्रिया खून को शुद्र कर देती है, जिससे किसी भी प्रकार का खाल रोग नहीं होता प्रत्येक मनुष्य के लिए मूलशोधन क्रिया बहुत आवश्यक है। शरीर को स्वस्थ रखना है तो इस क्रिया को करना आवश्यक है धौति क्रिया के प्रभाव से खाँसी, दमा, तिल्ली, कुष्ठ तथा अन्य कफ सम्बंधी रोग भी समाप्त हो जाते हैं।

वस्ति

षटकर्म दूसरे अंग – वस्ति

ये दो प्रकार की होती है।

1.   जल वस्ति

2.   शुष्क वस्ति

वस्ति क्रिया एक प्रकार का एनीमा है। अन्तर सिर्फ यह है कि एनीमा की भाँति पेट में पानी भरने के बजाए यह पानी में बैठकर तथा पृथ्वी पर बैठकर की जाती है।

1.   जल वस्ति – जल वस्ति करने का तरीका है कि आप एक बांस या किसी मुलायम रबड़ इत्यादि की नली जिसमें सबसे छोटी उँगली घुस जाये या इसकी लम्बाई छः से पाँच अंगुल हो। दोनो तरफ से उसे चिकनी कर लेना चाहिए उसके बाद किसी नदी, पानी के किनारे या टव वाला पानी हो वहां पर उत्कट आसन में बैठना चाहिए अपने पैरों की उँगलियों के बल बैठकर दोनों नितम्ब ऊपर की और उठाने चाहिए। उस नली को लगभग ४ अंगुल गुदा के अन्दर से लिया जाए। गुदा को अन्दर-बाहर करते हुए, जल को बार-बार खींचा और निकाला जाए। इसे वटी बस्ती भी कहा जाता है। ये एक बाँस की तरह पतली पाईप के माध्यम से किया जाता है। प्रक्रिया बिल्कुल वैसी ही होती है।

लाभ – इस जलवस्ति को करने से गुल्म, बात-पित्त, कफ से उत्पन्न अनेक उदर रोग नष्ट हो जाते हैं। शरीर स्वस्थ सुन्दर तथा बलिष्ट हो जाता है।

2.   शुष्क वस्ति／स्थल वस्ति।

इस क्रिया को करने के लिए प्रश्चिमोन्तान आसन लगाना चाहिए। प्रश्चिमोन्तान आसन का अर्थ है शरीर के पिछले भाग को ऊपर उठाना और तब गुदा को अन्दर-बाहर करके वायु को अन्दर

करना और बाहर निकालना।

षटकर्म के तीसरे अंग नेति क्रिया –

जैसे – सूत्र नेति, जल, दुग्ध, तेल अथवा घृत नेति।

1. सूत्र नेति – नाक साफ करने वाला योगाभ्यास है। सूत्रनेति को करने के लिए सर्वप्रथम एक दो हाथ लंबा मुलायम सूत्र का धागा लें उसे नासिका के एक छिद्र से धीरे-धीरे अन्दर करें तथा जब वह हल्क में आ जाए तो उसे अपनी दो उँगलियों से पकड़कर धीरे से बाहर निकाल लें। अब इसे आसानी से दोनों हाथों से दोनों सिरे पकड़कर चलाएँ फिर सारा निकाल लें और तब दूसरे छिद्र से यही क्रिया करें। इससे नाक, कान, कण्ठ तथा मस्तिष्क से सम्बंध रखने वाले रोग नष्ट हो जाते है। आजकल कई जगह पर सूत के डोरे की जगह रबड़ की बहुत पतली नली का भी प्रयोग किया जाता है। उसे शुरूआती अभ्यास में योगगुरू की देखरेख में इसका अभ्यास करें क्योंकि नरम धागे को नथुने में डालना मुँह के माध्यम से बाहर निकालना शुरूआती अभ्यास में अकेले नही करना चाहिए।

जल नेती – जल नेति एक योग क्रिया है जिसमें पानी से नाक की सफाई की जाती है। ऐसी वस्तु ली जाए जिसमें टोटी(नल) लगा हो जैसे कि चाय की केतली हो या ताँबे का लोटा जिसमें बारीक टोटी लगी हो, बच्च्वों को पिलाने वाली तुथई भी ले सकते हैं। उसमें जल, घृत, तेल अथवा दुग्ध भरकर नाक के एक छिद्र में उसकी टोंटी को कर दी जाये फिर सिर को ऊपर उठाकर जल को हलक में लाने की कोशिश करें। श्वास एकदम रोक लो। धीरे-धीरे जल मुँह से निकलने लगेगा। फिर दूसरे छिद्र से ऐसा ही करो। इसके बाद एक छिद्र से पानी डालो और सिर को एक ओर थोड़ा झुकाओ। पानी एक छिद्र से जाकर दूसरे छिद्र में से निकलने लगेगा। इसी प्रकार उलटकर करो। धीरे-धीरे अभ्यास से

यह सब क्रियाएं होने लगती हैं। इस क्रिया को शुरूआती अभ्यास में योगगुरू की देख-रेख में करना चाहिए।

लाभ - इससे नकसीर, सिरदर्द, जुकाम, नेत्रों की कमजोरी तथा सिर में गर्मी आदि रोगों के लाभ पहुंचते हैं।

नाक सम्बंधी बिमारियों से छुटकरा मिलता है जैसे कि सांस नली सम्बंधी, परेशानी जिसे पुरानी सर्दी, सांस लेती बार समस्या साथ आँख, गला और कान की समस्याओं को दूर करती हैं।

षटकर्म के चौथे - अंग लौलिकी अथवा नौलि कर्म समझने की चेष्टा है।

नौलि कर्म - नौलि कर्म की क्रिया को करने से पहले उड्डियान बन्ध का अभ्यास करना आवश्यक होता है। ये बंध खड़ें होकर और बैठकर दोनों प्रकार से किया जाता है। अपने पैरों में दो फुट का फासला रखकर खड़े हो जाओ झुककर दोनों हाथों को दोनों घुटनों पर रखो, घुटने भी थोड़ा मोड़ लो। अब श्वास को पूरा निकाल दो और पेट को अंदर जितना खींच सकते हो, खींचो। थोड़ी देर रूको। फिर ऐसा ही करो। खास बात का ध्यान रखना है कि इस क्रिया को शौचस्नानादि से निबटकर ही करना चाहिए। यही खड़े होकर उड्डियान बंध की क्रिया - बैठकर उड्डियान बन्ध करने की क्रिया इस प्रकार है। सर्वप्रथम पद्मासन लगाकर बैठ जाओ या सुखासन में अपने दोनों हाथों को घुटनों पर रखकर दबाओ। फिर श्वास को बाहर निकालकर उपुर्यक्त ढंग से करो। जब उड्डियान बन्ध सिद्ध हो जाये तो खड़े होकर नौलि क्रिया करो। इसमें दोनों नलों को जो पेट के दोनों और होते हैं दाएँ-बाएँ घुमाया जाता है। पहले पेट को अन्दर करो फिर जरा सा दबाव डालकर पेट के बीच के भाग को बाहर निकालकर स्थिर कर दो। तत्पश्चात् अपना सीधा हाथ, जाँघ पर दबाते हुए ऊपर को लाओ, तुम देखोगे कि बीच का भाग एक और चला जाएगा। उस हाथ को नीचे ले जाकर घुटने पर

रोक दो, फिर दूसरा हाथ ऊपर को लाओ तो बीच में आगे को निकले हुए नले दूसरी ओर को चले जाएंगे। इस प्रकार धीरे-धीरे दोनों हाथों को ऊपर नीचे बार-बार करते रहो। इससे नले भी इधर- उधर होते रहेंगे। कुछ दिनों बाद हाथों को ऊपर नीचे करना बन्द कर दो। केवल थोड़ा दबाव देने से ही नले दाएँ-बाएँ घूमने लगेंगे। यह नौलि क्रिया है। इस क्रिया के अभ्यास में उड्डियन बन्ध, मध्यान नौलि, वाम नौलि और दक्षिण नौलि क्रिया से होता है।

लाभ – नौलि क्रिया पेट की बिमारियों के लिए बहुत लाभदायक है। इस क्रिया से कुपथ्य, कब्ज तथा बात-पित्त कफ़ सम्बंधी रोग दूर हो जाते हैं पाचन अंग और छोटी आंत की सफाई की जाती है और पेट की आन्तरिक मांसपेसियों मालिश अच्छी हो जाती है।

त्राटक – संस्कृत त्राटक देखो टकटकी लगाओ, एक बिंदु जैसी एक छोटी वस्तु काला बिंदु या मोमबती को देखना त्राटक क्रिया को करने की विधि है कोई भी वस्तु अथवा कोई भी लक्ष्य उस समय तक बिना पलक झपकाए देखते रहें जब तक कि आँखों में आँसू ने गिरने लगें। जो हमारा मन होता है वह भी उसी लक्ष्य में ठहरा रहे, मन बिल्कुल भी विचलित नहीं होना चाहिए त्राटक के साथ मन का एकाग्र होने पर ही त्राटक क्रिया सिद्ध होती है। त्राटक क्रिया करने से बहुत लाभ प्राप्त होत हैं।

लाभ – आँखों में इतनी शक्ति आ जाती है जिसकी तरफ भी देख लिया वही चीज वश में हो जाती है। इससे पत्थरों में दरार तक पड़ जाती है। इसके अभ्यास से आँख और हार्ट से जुड़ी समस्याओं को दूर करने में मदद मिलती है। मन में शान्ति, दिमाग को आराम और शरीर में तनाव कम होता है। लोहे को भी दृष्टि मात्र से ही मोड़ा जा सकता है। दिव्य

दृष्टि प्रदान होती है नेत्रों के रोग दूर हो जाते हैं। सम्मोहन शक्ति बढ़ती है।

कपालभाति – कपालभाति योग में षटकर्म की एक क्रिया है संस्कृत में कपाल का अर्थ माथा या ललाट और भाति का अर्थ तेज है कपाल अर्थात् मस्तिष्क और भाति यानि स्वच्छता। कपालभाति से पहले नाड़ियों पर विचार करना ज़रूरी है क्योंकि कपालभाति कि ये क्रिया नाड़ियों से सम्बंधित है। नाड़ियों के द्वारा ही इसको जानना है जैसे कि नासिका के बाएँ छिद्र मं 'इड़ा' नाड़ी है, इसे हम चन्दनाड़ी, चन्द्र स्वर अथवा गंगा भी कहते हैं। ये हमें शीतल और शांति प्रधान करवाती है। दूसरी तरफ नासिका दाएँ छिद्र में 'पिंगला' नाड़ी है। इसे हम सूर्य नाडी, सूर्य स्वर तथा यमुना भी कहते हैं ये उष्ण (गरम) प्रधान तथा रजोगुणी है, इन दोनों के बीच 'सुषुम्ना' नाड़ी है जो सतोगुण प्रधान तथा सरस्वती भी कही जाती है। वातक्रम क्रिया के समय इड़ा नाड़ी अर्थात् बाई नासिका से श्वास को भरा जाए और दाई से बिना रोके निकाल दिया जाए। इसी प्रकार दाई नाड़ी पिंगला) से श्वास भरा जाए और बाईं से निकाल दिया जाए। इसमें शीघ्रता नहीं करनी चाहिए। इस क्रिया को अपनी शरीर की शक्ति के आवश्यकतानुसार करें धीरे-धीरे इसकी शुरूआत करें फिर धीरे-धीरे बढ़ाते जाएं। कम से कम 'पांच' मिनट अधिकतम 'तीस' मिनट का अभ्यास।

लाभ – इस क्रिया को करने से कफ दोष का निवारण होता है। शरीर की अनावश्यक चर्बी घटती है। अस्थमा (दमा) को रोग जड़ से खत्म हो जाता है। दिनभर तरोताज़ा बने रहते हैं।

व्युतक्रम कपलभाति – नाक के माध्यम से पानी को सूंघना और मुँह के नीचे जाने देना व्युतक्रम कपालभाति क्रिया में नासिका के दोनों छिद्रों से जल को खींचा जाता है और मुख के द्वारा निकाल दिया जाता है। फिर

मुख से जल भर कर नासिका से निकाल दिया जाता है।

लाभ – इस क्रिया को करने से कंठ और मुख भी शुद्र और स्वच्छ हो जाता है कफ़ से उत्पन्न दोष नहीं होते इनका निवारण हो जाता है।

शीतक्रमकपालभाति – पानी को मुँह के माध्यम से अंदर लिया जाता है और नाक के माध्यम से बाहर निकालना। इस क्रिया को आवाज़ करते हुए मुख से जल खींचा जाए और नासिका से निकाल दिया जाए।

लाभ – इस क्रिया को करने से शरीर शुद्र, स्वच्छ और स्वस्थ होता है। लंबे समय तक शरीर अत्यंत सुन्दर, बलिष्ठ रहता है। पाचन क्रिया, अल्सर, गैस एसीडिटी की समस्या, पेट में दर्द समस्या नहीं होती है।

हठयोग साधना की मुख्या धारा जो है शैव रही है आज भी इसका महत्व उतना ही ज्यादा है जितना पहले हुआ करता था।

हठयोग के कुछ आसन जैसे कि –

संस्कृत	हिन्दी अर्थ
1. भ्रदासन	सौभाग्य आसन
2. भुजंगासन	सर्प आसन
3. धनुरासन	धनुष आसन
4. गरूड़ासन	गरूड़ आसन
5. गोमुखासन	गाय के मुख जैसा आसन
6. गोरक्षासन	गौर रक्षक आसन
7. गुप्तासन	गुप्त आसन
8. कुक्कुटासन	मुर्खा आसन
9. कूर्मासन	कछुआ आसन
10. मकरासन	मगरमच्छ आसन
11. मण्डूकासन	मेंढक आसन

12.	मत्स्यासन	मछली आसन
13.	अर्ध मत्स्येन्द्रासन्	मत्स्येन्द्र आसन
14.	मयूरासन	मोर आसन
15.	मुक्तासन	मुक्त आसन
16.	पद्मासन	कमल आसन
17.	प्रश्चिमोत्तासन	बैठे हुए आगे की ओर झुकना
18.	संकटासन	
19.	शलभासन	टिड्डा आसन
20.	श्वासन	शव आसन
21.	सिद्धासन	सिद्ध आसन
22.	सिहांसन	शेर आसन
23.	सुखासन	सुख आसन
24.	स्वस्तिकासन	पवित्र आसन
25.	वृषासन	बैल आसन
26.	उष्ट्रासन	ऊँट आसन
27.	उत्कटासन	श्रेष्ठ आसन
28.	उत्तान कूर्मासन	उत्तान कछुआ आसन
29.	उत्तान मण्डूकासन	उत्तान मेंढक आसन
30.	वज्रासन	वज्र आसन
31.	वृक्षासन	वृक्ष आसन।

नोट – हठयोग का मतलब जबर्दस्ती योग करना नहीं है ये सहजता से भरा पड़ा है अगर हठ ही करना हो तो आलस भरे मन से करना चाहिए।

हठ 'ह' व 'ठ' से मिलकर बनता है 'ह' का मतलब पिंगला नाड़ी या सूर्य स्वर या दाईं नासिका से आने-जाने वाली सांस। 'ठ' बाईं नासिका से आने-जाने वाली सांस और इन्हीं दोनों स्वरों के मिलन की साधना को हठयोग कहते हैं।

क)   षटकर्म से शरीर का शोधन होता है।

ख)   आसन से मज़बूती आती है।

ग)   मुद्राओं से स्थिरता आती है।

घ)   प्रत्याहार से धैर्य आता है।

ड.)   प्राणायाम से हल्कापन आता है।

च)   ध्यान से आत्म साक्षात्कार प्राप्त होता है।

छ)   समाधि से साधक मुक्ति भाव।

योग जीवन के हर मार्ग को खोल देता है।

– डॉ. संजीवन शर्मा (योगाचार्य)

अध्याय – 4

प्राणायाम

प्राण का विस्तार ही प्राणायाम है। प्राणायाम में सिद्ध होने पर अनंत शक्ति का द्वार खुल जाता है।

"प्राणास्य आयामः इत प्राणायामः"

प्राण का विस्तार ही प्राणायाम है।

इसका अभ्यास जो प्रतिदिन करता है उसकी प्राण शक्ति में अत्याधिक वृद्धि होती है।

प्राणायाम क्या है ?

सरल भाषा में कहा जाये तो स्वभाविक शक्ति का नियमन करना, रोककर सम कर देना यही प्राणायाम है।

प्राणायाम दो शब्दों को मिलकर बनता है प्राण+आयाम, प्राण का अर्थ है 'जीवनशक्ति' और आयाम का अर्थ है विस्तार, फैलाव, विनियन, अवरोध या नियंत्रण।

प्राणायाम का सारा अर्थ हुआ प्राण अर्थात् जीवन शक्ति का विस्तार, उसका नियंत्रण भी दीधीकरण होता है। ये जो प्राण शक्ति है जो किसी न किसी स्तर पर सारे ब्रह्मांड में पाई जाती है। प्राण शब्द का विवेचन करे तो प्राण शब्द (प्र+अन+अच) का अर्थ गति, कम्पन, गमन, प्रकृष्टता।

विज्ञान के अनुसार – प्राणायाम जब करते हैं तो वायुमण्डल में फैली शुद्र वायु शरीर में जाती है और शरीर में ऑक्सीजन की अधिक मात्रा शरीर में प्रवेश करती है तो शरीर के अंदर दूषित तत्व/विजातीय द्रव्य बाहर निकल जाते हैं।

प्राणायाम का मुख्य आधार –

प्राणायाम का मुख्य आधार क्या ये जानना अधिक ज़रूरी है अपने प्राणों को नियंत्रित करना, अर्थात् लंबी श्वास को लेना, उसे अपने भीतर रोककर रखने और बाहर निकालकर रखने की विधि को प्राणायाम का मुख्य आधार कहा जाता है। श्वास-प्रश्वास, जीवन और प्राणायाम का मुख्य आधार है।

1.   पूरक – लंबी श्वास को भीतर खींचने की प्रक्रिया को 'पूरक' कहते हैं।

2.   रेचक – श्वास को बाहर निकालने की प्रक्रिया को रेचक कहते हैं।

3.   आभ्यान्तर कुम्भक/अन्तः कुम्भक – श्वास को भीतर खींचकर, भीतर ही रोकने रखने की प्रक्रिया को आभ्यन्तर कुम्भक/अन्तः कुम्भक कहते हैं।

ब्रह्मकुम्भक – श्वास को बाहर निकालने बाहर ही रोके रखने की प्रक्रिया को ब्रह्मकुम्भक कहते हैं।

लाभ – इन क्रियाओं को करने से व्यक्ति को लंबे-लंबे श्वास लेने/निकालने की आदत बन जाती है जिससे शरीर के भीतर के दोष बाहर निकल जाते हैं बाहर की ऊर्जा अन्दर प्रवेश करती है जीवन शक्ति को बढ़ाता है।

प्राण के पांच मुख्य अंग

1. प्राण   2. अपान   3. उदान   4. समान   5. व्यान

1.   प्राण – जब व्यक्ति श्वास लेता है तो यह शक्ति श्वास के साथ शरीर के अन्दर जाती है जिसे प्राण शक्ति कहते हैं।

2.   अपान – ये जो अपान शक्ति है इसे मुख, नाक अथवा गुदा आदि मार्गों के, द्वारा शरीर से बाहर निकाला जाता है।

3.   उदान- उदान शक्ति से व्यक्ति के शरीर की मांसपेसियां बहुत सक्रिय बन जाती हैं।

समान –   इस शक्ति के द्वारा व्यक्ति के शरीर के अन्य सभी शक्तियां सुचारू रूप से अपना-अपना कार्य करती रहती हैं।

व्यान – व्यान शक्ति नाभि और जठराग्नि को सदा संतुलित बनाए रखती है। सिर से पाँव तक रक्त परिभ्रमण की क्रिया प्रकृतिप्रदत्त प्राणदायी वरदान है। ऑक्सीजन के द्वारा हमारे रक्त की शुद्रि करता रहता है जिससे प्राणवायु के कारण हमारे फेफड़े फैलते और सिकुड़ते रहते हैं। शरीर शुद्र रक्त का प्रवाह निरंतर चलता है तो इससे नस-नाड़ियां और नाड़ी चक्र सचेत रहते हैं। जब हमारे शरीर के फेफड़े ठीक होंगे तो निश्चित ही दीर्घायु जीवन होगा।

लाभ – फेफड़े स्वस्थ रहते हैं। मन और बुद्धि ठीक रहती है। शरीर में उत्साह बना रहता है हमारे शरीर के अंदर बौद्धिक और आत्मिक शक्ति का विकास होता है।

प्राणायाम कौन कर सकता है

प्राणायाम कोई भी स्वस्थ व्यक्ति कर सकता है। उसके लिए हर व्यक्ति को नाक से लंबी और गहरी श्वास लेने की आदत डालनी चाहिए। अगर आप छोटे-छोटे श्वास लेते हैं तो फेफड़ों को पूरा व्यायाम नहीं मिल पाता है जिससे हमारे फेफड़े ऑक्सीजन का पूरी तरह लाभ नहीं उठा पाते जिससे ठीक ढंग से प्राणायाम नहीं हो पाता इसलिए प्राणायाम करने वाले हर व्यक्ति को गहरे और लंबे श्वास लेने चाहिए। गहरे श्वास पूरे दिन लेते रहना चाहिए रात्रि काल को सोने से पहले प्रातःकाल जागते समय गहरे सांस लेना बहुत फायदेमंद है। हर रोज इसका अभ्यास करना चाहिए।

जो व्यक्ति बिमार और वृद्ध व्यक्ति है जिसे प्राणायाम करने में परेशानी है उसे गहरे लंबे श्वास लेने चाहिए। इससे उन्हें अपने अंदर कई लाभकारी परिवर्तन महसूस होंगे। प्राणायाम की कई सैंकड़ों विधियां हैं। प्राणायाम को आज से ही जीवन का हिस्सा बनायें। प्राणायाम के लिए अच्छा समय प्रातःकाल का है पर संध्याकाल में भी इसका अभ्यास करते हैं मध्यकाल में भी अभ्यास कर सकते हैं।

प्राणायाम को करने का समय योगशास्त्रों में योगासन के बाद आसन है अगर कोई योगासन करके पहले प्राणायाम का अभ्यास कर लेता है तो भी उसको लाभ प्राप्त होता है। एक बात याद रखें की जब शरीर में प्राण समाप्त हो जाते हैं तो शरीर से बदबू आने लगती है केवल प्राण शरीर में होने की वजह से मल-शुद्रि होती है। प्रत्येक व्यक्ति को लंबे और गहरे श्वास लेने की आदत डालनी चाहिए अगर लंबी आयु और स्वस्थ जीवन चाहते हो तो समय को बर्बाद किये बिना इसका अभ्यास शुरू कर दें। एक अच्छा जीवन जीना चाहते हो तो आज से ही प्राणायाम को अभ्यास आरम्भ करे दें।

प्राणायाम करने के लिए कुछ बातों का ध्यान

प्राणायाम जब करते हैं तो कुछ बातों की सावधानी अत्याधिक ज़रूरी है प्राणायाम के अभ्यास करते समय कुछ बातों का ध्यान रखते हैं तो उससे कई लाभकारी फायदे मिलते हैं अगर अभ्यास असावधानीपूर्वक करते हो तो उससे हानि ही मिलती है।

1.   प्राणायाम का अभ्यास प्रातः काल में करना बहुत लाभकारी है शाम को चार से छह के बीच प्राणायाम का अभ्यास कर सकते हैं।

2.   प्राणायाम का अभ्यास खुले स्थान में करना चाहिए कमरे के अंदर अभ्यास कर रहे हो तो खिडकियां खुली होनी चाहिए जिससे शुद्ध

हवा आ रही हो अधिकतर से ज्यादा तेज हवा जहां चल रही हो वहां श्वसन क्रिया नहीं कर सकते।

3. प्राणायाम गर्भवती स्त्री, भूख से परेशान जो भूखा हो, बिमार रोगी को जो अपनी इन्द्रियों को वश में नहीं कर सकता ऐसे व्यक्ति को प्राणायाम नहीं करना चाहिए।

4. जब प्राणायाम का अभ्यास कर लेते हो तो सांस क्रिया का सामान्य करते हुए कुछ देर आराम करना जरूरी है।

5. प्राणायाम अभ्यास के 15 मिनट के बाद भोजन ग्रहण किया जा सकता है।

6. प्राणायाम अभ्यास के तुरन्त बाद स्नान नहीं करना चाहिए। कम से कम आधे घंटे के बाद स्नान करें या पहले स्नान कर लें फिर प्राणायाम का अभ्यास करें।

7. जब प्राणायाम अभ्यास की शुरूआत करते हैं तो सबसे पहले नाड़ी– शोधन प्राणायाम करना चाहिए जिससे शरीर में बहुत फायदे पहुंचते हैं।

8. चटपटा भोजन नहीं करना चाहिए मिर्च-मसाले ज्यादा नहीं होना चाहिए जितना सादा और स्वच्छ भोजन होगा उतना बढ़िया है।

9. प्राणायाम अभ्यास करने हों तो माँस-मदिरा पान और सिगरेट तंबाकू से दूर ही रहना उचित है।

10. प्राणायाम अभ्यास एक यौगिक विधि है जिससे शरीर स्वस्थ सुंदर बनता है शरीर लोच और ताजगी प्रदान करता है।

श्रीमद्भागवतगीता के अनुसार – अपने जुहवति प्राण प्राणेडपानं तथा परे प्राणापानगति रूद्ध्वा प्राणायामः परायणः (श्रीमद्भागवतगीता 4/29) अर्थात – अपान वायु में प्राणवायु का हवन, प्राणवायु में अपान वायु का हवन या प्राण व अपान की गति का निषेध प्राणायाम है।

प्राणायाम की परिभाषा

1. स्वामी विवेकानन्द के अनुसार – प्राणायाम क्या है ? शरीर स्थित जीवनशक्ति को वश में लाना। प्राण पर अधिकार प्राप्त करने के लिए हम पहले श्वास-प्रश्वास को संयत करना शुरू करते हैं क्योंकि यही प्राणजप का सबसे सख्त मार्ग है।

2. स्वामी शिवानन्द के अनुसार – प्राणायाम वह माध्यम है जिसके द्वारा योगी अपने छोटे से शरीर में समस्त ब्रह्मांड के जीवन को अनुभव को अनुभव करने का प्रयास करता है तथा सृष्टि की समस्त शक्तियाँ प्राप्त कर पूर्णता का प्रथम करता है।

3. आसन जप होने पर श्वास या बाहा वायु का आचमन तथा प्रश्वास या वायु का निःसारण, इन दोनों गतियों का जो विच्छेद है अर्थात् उभय भाव है, वही प्राणायाम है।

4. डॉ. संजीव योगाचार्य के अनुसार – प्राणायाम करने से शरीर में एक अलग ऊर्जा का संचार होता है प्राणायाम का निरंतर अभ्यास से ब्रह्मांड की अलौकिक शक्तियों से जुड़ाव होता है।

प्राणायाम करने से हमारे अंदर जो परिवर्तन होता है वह बहुमूल्य है मन पर नियंत्रण हो जाता है मानसिक स्थिरता, शांति तथा एकाग्रता विकसित करने की पद्धति है। जब प्राणायाम करते हो इससे ध्यान के अभ्यास में आसानी होती है प्राणायाम से शारीरिक, मानसिक, बौद्धिक एवं आध्यात्मिक शक्ति का विकास करना सम्भव हो जाता है।

प्राणायाम का अर्थ – प्राण या श्वसन को लंबा करना या फिर जीवनी को लंबा करना। प्राणायाम को योग का चौथा अंग माना गया है प्राणायाम दो शब्दों के मिलने से बना है ये दो शब्द संस्कृत व्याकरण के दो शब्दों 'प्राण' और 'आयाम' से मिलकर बना है। जिसमें प्राण संस्कृत में प्राण शब्द की व्युत्पत्ति 'प्र' उपसर्गपूर्वक 'अन' धातु से हुई

है। 'अन' धातु जीवनशक्ति का वाचक है। इस प्रकार 'प्राण' शब्द का अर्थ होता है चेतना शक्ति। सरल भाषा में कह सकते हैं कि प्राण को वश में करने की विधि को प्राणायाम कहते हैं।

प्राण या श्वास का आयाम या विस्तार ही प्राणायाम है प्राण वह शक्ति है जो हमारे शरीर को जीवित रखती है अगर प्राण गये तो शरीर का कोई आधार नहीं रहता ये हमारे मन को भी शक्ति प्रदान करती है, इसी से हमारे अंदर की जीवन शक्ति का उल्लेख होता है और आयाम हमें नियमित करता है प्राणायाम का अर्थ यह भी है कि अपनी जीवन शक्ति को नियंत्रित करना उसका सही इस्तेमाल करके लंबा जीवन जीना और खुशहाल व्यक्तित्व का विकास करना।

प्राणायाम के फायदे Benefits of Pranayama

प्राणायाम से हमें कई फायदे होते हैं जैसे कि इससे हमारे शरीर, मन और आत्मा का तालमेल सही बनता है। प्राणायाम करने से शरीर में अच्छी सेहत आती है मन की स्पष्टता सही रहती है। हमारे अंदर की प्राण शक्ति की मात्रा बढ़ती है। इससे गुणवत्ता का विकास भीतर होगा, प्राणायाम करने से इंसान शक्तिशाली बन जाता है उसके अंदर अच्छा उत्साहपूर्ण माहौल बना रहता है, हमारे शरीर की रूकी हुई नाड़ियां और चक्रों को खोल देता है। हमारी आत्मा को आत्मसाक्षात्कार अनुभूति प्रदान करवाता है। प्राणायाम अभ्यास करते हैं तो धीमी गहरी सांस लेते हैं मन को आराम मिलता है।

प्राणायाम के प्रकार

Types of Pranayama

1. भस्त्रिका प्राणायाम
2. कपालभाती प्राणायाम

3.   अनुलोम-विलोम प्राणायाम

4.   उज्जायी प्राणायाम

5.   सूर्यभेदी प्राणायाम

6.   नाड़ीशोधन प्राणायाम

7.   भ्रामरी प्राणायाम

8.   चन्द्रभेदी प्राणायाम

9.   शीतली प्राणायाम

10.   सीत्कारी प्राणायाम

11.   मूर्च्छा प्राणायाम

12.   पलाद्धिनी प्राणायाम

13.   केवली प्राणायाम

प्राणायाम का महत्व/नियम/स्थान/आसन/समय/कब किया जाये/मनका स्वभाव/मौसम/शारीरिक अवस्था/आहार-बिहार इन सबका अपना-अपना महत्त्व है। प्राणायाम किसी भी मौसम में किया जा सकता है पर वसंत और सर्दी के मौसम में प्राणायाम करना अधिक लाभकारी है जब प्राणायाम में सफलता मिलने शुरू हो जाये तो सारे मौसम लाभकारी हैं इन मौसमों में मन प्रसन्न और शांत भी रहता है। इसका अभ्यास करने से हमारे शरीर के अंदर अवगुणों को खत्म कर देता है मन शांत और कोमल बन जाता है जिससे शरीर शुद्ध और चिंतन करने योग्य बन जाता है। प्राणायाम करने से व्यक्ति अपनी सांसों पर नियंत्रण कर लेता है, जिससे व्यक्ति की बची हुई सांसों की संख्या उसकी आयु को बढ़ा देती है। प्राणायाम के अभ्यास के लिए अच्छा वातावरण होना बहुत ज़रूरी है प्राणायाम करने से पहले इन नियमों की तरफ ज्यादा ध्यान देने की ज़रूरत है जैसे कि समय, स्थान, प्राणायाम के लिए स्वच्छ व शांत वातारण, सांस लेने की सही क्रिया इन सभी

बातों का विशेष ध्यान रखना ज़रूरी है। प्राणायाम कौन से आसन में किया जा रहा यह भी ज़रूरी है। सिद्धासन, पदमासन, सुखासन, स्वास्तिकासन में बैठकर करना अधिक लाभकारी है। जब प्राणायाम करते हैं तो मन का स्वभाव शांत, स्वच्छ और मानसिक तनाव से दूर रहना चाहिए प्राणायाम करती बार शरीर स्वस्थ होना चाहिए किसी प्रकार की मानसिक व शारीरिक थकान न हो प्राणायाम के बाद सादा और स्वच्छ भोजन ग्रहण करना चाहिए। प्राणायाम करने वाले व्यक्ति को शोच, संतोष, तप, स्वाध्याय, ईश्वर पर विश्वास करने वाला और संयंमी होना चाहिए। हमारे जीवन में वृद्धि ओर आध्यात्मिक जागरूकता बढ़ जाती है। प्राणायाम एक शक्तिशाली तकनीक अपनी परिवर्तनकारी क्षमता के लिए जानी जाती है।

1.   **भस्त्रिका प्राणायाम** – भस्त्रिका योग और प्राणायाम में एक महत्त्वपूर्ण है भस्त्रिका का अर्थ "धौंकनी" होता है (लोहार की धौंकनी) जब श्वास-प्रश्वास में एक प्रकार की ध्वनि निकलती है जिसकी हम लोहार की धोकनी के स्वर से तुलना कर सकती हैं। जब लोहार धौंकनी द्वारा वायु भरते हैं उसी प्रकार से नासिका द्वारा वायु को उदर में भर शनैःशनैः पेट में चलाएं, जिसके कारण व्यक्ति शीत का भी सहज मुकाबला कर सकता है। प्राणायाम या सुखासन में बैठें। इस विधि में दोनों नास्तिक द्वार गहरी व पूरी शक्ति के साथ श्वास लें एवं बाहर भी पूरी शक्ति से श्वास को छोड़ें। इसमें सांस लेने और छोड़ने की एक तेज़ और जोरदार प्रक्रिया शामिल है। स्वास्थ्य को देखते हुए श्वास गति को कम, मध्य और तीव्र करना चाहिए। जब श्वास अंदर लेते हो तो चिंतन अच्छा करें और सांस को बाहर छोड़ती बार ऐसा विचार करें कि मन के विकार बाहर निकल रहे हैं। जो साधक कुण्डलिनी जागरण में लगा हुआ है उसे वज्रासन में बैठकर भस्त्रिका प्राणायाम करना चाहिए।

सावधानी :-

1.   अभ्यास करती बार किसी प्रकार की चिन्ता मुखमण्डल में न जाये तनाव नहीं होना चाहिए।

2.   जो व्यक्ति रक्तचाप एवं हृदय गति से पीड़ित है उसे तीव्र गति से अभ्यास नहीं करना चाहिए।

3.   जो शरीर के अन्दर थकान, आकुलता, परेशानी महसूस हो उसी समय प्राणायाम का अभ्यास रोक दें।

4.   भस्त्रिका प्राणायाम के अभ्यास के समय इस बात का ध्यान दें कि अभ्यास करती बार नासारन्ध्र, अर्थात् नथुने न फूले न सिकुड़ें।

5.   समय – रोगों के अनुसार ५ से १० मिनट तक करें।

लाभ – इस प्राणायाम के अभ्यास से शरीर की चमक और चेहरे का ओज बढ़ता है।

2.   भस्त्रिका प्राणायाम से फेफड़े मज़बूत और दमा एवं क्षय रोग का गमन होता है।

3.   इस अभ्यास में शरीर की रक्त-नाडियां स्वच्छ हो जाती हैं।

4.   ये हमारे कफ़ को निकालता है और कंठ रोगों में लाभ होता है।

5.   शरीर के विजातीय, विषैले तत्व का निष्कासन भस्त्रिका प्राणायाम करने से हो जाते हैं।

विशेष – ज्यादा लाभ उठाना हो तो इसे योग गुरू के सानिध्य में करें।

– जब तक हमारे शरीर में वायु है तब तक ही जीवन है। वायु का निकलना मृत्यु है इसलिए हमेशा वायु को वश में करना चाहिए।

– डॉ. संजीव योगाचार्य

2.   कपालभाती प्राणायाम – कपालभाति प्राणायाम की एक विधि है संस्कृत में कपाल का अर्थ होता है 'माथा या ललाट' और भाति का अर्थ है 'तेज' इस प्राणायाम का नियमित अभ्यास करने से

मुख पर आंतरिक प्रभाव से उत्पन्न तेज रहता है। कपालभाति प्राणायाम की उचित व्याख्या है। "चमकने वाला मस्तक" सिर के सामने वाले भाग को कपाल कहते हैं और भाति को अर्थ होता है – आग की भट्टी। इस प्राणायाम के अभ्यास से कपाल लाल हो जाता है, इसलिए इसे 'कपालभाति' नाम दिया है। इसके अभ्यास से मस्तिष्क स्वच्छ हो जाता है।

विधि – कपालभाति प्राणायाम करने से पहले सीधे आराम से बैठ जाएं फिर गहरी लंबी सांसें अन्दर की तरफ लें सांस को बाहर छोड़ती बार पेट को अंदर की ओर खींचें। अपने पेट को इस प्रकार से अंदर खींचे की वह रीढ़ की हड्डी को छू ले। जितना कर सकते हो उतना ही करें इस विधि को जैसे ही करते समय पेट की मांसपेसियों को ढीला छोड़ते हैं क्रिया के बाद तो सांस अपने आप ही फेफड़ों में पहुंच जाती है। इस अभ्यास को धीरे-धीरे बढ़ाते हुए तीन मिनट तक किया जा सकता है। एक क्रम में 50 बार से अधिक नहीं करना चाहिए।

लाभ –

1. इस प्राणायाम के अभ्यास से नाड़ियों की शुद्धिकरण होती है।

2. कफ़ से उत्पन्न सभी रोगों से मुक्ति मिलती है।

3. कपालभाति प्राणायाम पाचन क्रिया अच्छी हो जाती है चेहरे पर चमक स्मरणशक्ति विकसित होती है।

4. पेट की मांसपेसियां सक्रिय हो जाती हैं मुखमण्डल की आभा में वृद्धि होती है।

5. मन को शांत करता है आकर्षण बढ़ता है पेट की चर्बी अभ्यास करने से कम हो जाती है।

6. कपालभाति प्राणायाम के नियमित अभ्यास करने से अनावश्यक चर्बी घटती है।

सावधानी –

1.   कपालभाति ऐसे लोगों को नहीं करना चाहिए जिन्हें हर्निया मिर्गी, स्लिप डिस्क, कमर दर्द, स्टेंट के मरीज हैं जिसकी कुछ समय पूर्व की पेट की सर्जरी हुई है उन्हें कपालभाति प्राणायाम नहीं करना चाहिए।

2.   जो महिला गर्भावस्था से है या उसके तुरंत बाद इसका अभ्यास नहीं करना चाहिए।

3.   महिलाओं को मासिक धर्म के दौरान कपालभाति प्राणायाम का अभ्यास नहीं करना चाहिए। जो इंसान हाइपरटेंशन मरीज है उसे हमेशा किसी प्रशिक्षण के उसकी देखरेख में अभ्यास करना चाहिए।

नोट – कपालभाति प्राणायाम एक बार में 35 से लेकर 100 बार करें।

3.   अनुलोम विलोम प्राणायाम

अनुलोम का अर्थ है सीधा, विलोम का अर्थ है उल्टा। इस प्राणायाम में सीधा अर्थ है नासिका या नाक का दाहिना छिद्र।

उल्टा का सीधा अर्थ है – नाक का बायां छिद्र। अनुलोम-विलोम प्राणायाम में नाक को दाएं छिद्र से सांस खींचते हैं, तो बायीं नाक के छिद्र से सांस बाहर निकालते हैं, इसे नाड़ी शोधक प्राणायाम भी कहते हैं।

विधि – अनुलोम विलोम प्राणायाम शुरू करने से पहले अपनी सुविधानुसार पद्मासन, सिद्धासन, स्वास्तिकासन अथवा सुखासन में बैठ जायें फिर वाहिने हाथ को ऊपर उठाकर सिर के पास ले आयें दाहिने हाथ के अंगूठे से नाक के दाहिने नथुने, अर्थात् पिंगला नाड़ी को तथा अनामिका व मध्यमा अंगुलियों के दायें स्वर, अर्थात् इड़ा नाड़ी को बंद करना चाहिए। दाहिनी नासिका से अंगुठे को हटा दें और दायीं नासिका

से सांस को बाहर निकालें। इस तरह दायीं नाक को बंद करके बायीं नासिका खोलकर सांस को बाहर निकालें।

समय – इस प्राणायाम को 5 से 15 मिनट तक कर सकते हैं।

लाभ –

1.   अनुलोम – विलोम प्राणायाम से फेफड़े मजबूत बनते हैं। नस-नाड़ियों की शुद्रि हो जाती है पूरा शरीर स्वस्थ, तेजोमय एवं बलिष्ठ बन जाता है।

2.   इस प्राणायाम से एलर्जी और सभी प्रकार के चर्म समस्याएं खत्म हो जाती हैं सर्दी जुकाम, नज़ला, खांसी, दमा तथा समस्त कफरोग, मूत्ररोग, धातुरोग, अम्लपित, शीलपित, गठिया, आमवात, सन्धिवात व स्नायु-दौर्बल्य वात, पित्त और कफ प्रकार के दोष नष्ट हो जाते हैं।

3.   इस प्राणायाम के अभ्यास से शरीर में रक्त का संचार सुधरता है। रक्तचाप को काबू में रखता है। हृदयरोगियों के लिए बहुत उपयोगी है।

4.   इस प्राणायाम करने से शरीर की चर्बी घटती है रक्त की अनियमिताएं, जैसे कॉलेस्ट्रोल, आइग्लिसराइटडस, एच.डी.एल. ठीक हो जाते हैं।

5.   इस प्राणायाम के अभ्यास से तन,मन, विचार तथा संस्कार सब शुद्ध हो जाते हैं। इसे करने से वृद्धावस्था में स्वस्थ ओर निरोग रहने में मदद मिलती है।

सावधानी –

1.   अनुलोम – विलोम प्राणायाम का अभ्यास हमेशा खाली पेट करें।

2.   भोजन ग्रहण करने के बाद इसका अभ्यास न करें 4 से 5 घंटे बाद इसका अभ्यास करें।

3.	जो शुगर, ब्लड प्रेशर या गर्भवती महिलाएँ हैं इस प्राणायाम को करते समय सांस को ज्यादा देर तक न रोक रखें।

विशेष – बायीं नाड़ी को चन्द (इडा, पिंगला) नाड़ी और दायीं नाड़ी को सूर्य (पीन्गला, यमुना) नाड़ी कहते हैं।

## 4.	उज्जायी प्राणायाम

'उज्जायी' शब्द का अर्थ होता है – विजयी या जीतने वाला। इस प्राणायाम के अभ्यास से वायु को जीता जाता है इस प्राणायाम के द्वारा श्वास-तंत्र की पूर्णतः शुद्धि होती है। फुफ्फुस पूरी तरह से फैलता है। छाती का भाग ऊपर उठ जाता है। इसे "सागर श्वास" भी कहा जाता है।

विधि –

1.	उज्जायी प्राणायाम को खड़े होकर, बैठकर और लेटकर किया जाता है। मुख का संयमन करके दोनों नासिका द्वारों से धीरे-धीरे वायु खींचें। अपनी जीभ को नाली की तरह बनाकर होठों के बीच से हल्का सा बाहर निकालें अपनी दोनों नासिका छिद्रों से साँस को अंदर की और खींचें इतना खींचे की हवा फेफड़ों में भर जाए। बिना आकुलता के कुछ क्षण कुंभक करें। तत्पश्चात् बाएँ नासिका द्वार से रेचक करें विशेष ध्यान दें कि जिस समय श्वास भीतर खींचें उसी समय छाती फुलाएं। (इसे प्राकृतिक तरीके से नियंत्रित करें।

समय – इस क्रिया को 10 से 12 मिनट तक करें।

2.	उज्जायी प्राणायाम को खड़े होकर करें – खड़ें होकर प्राणायाम करने की अवस्था दोनों एडत्री आपस में मिली हो और दोनों पंजे फैले हुए हों। जीभ को नाली की तरह बनाकर होंठों के बीच से हल्का सा बाहर निकालें। बाहर निकली हुई जीभ से अन्दर की वायु को धीरे-धीरे बाहर निकालें फिर दोनों नासिकाओं से धीरे-धीरे गहरी श्वास लें

कुम्भक करें (साँस को अन्दर रोक कर उसके बाद शरीर को थोड़ा ढीला छोड़कर श्वास को धीरे-धीरे बाहर निकालें ये क्रिया खड़े होकर उज्जायी प्राणायाम की है।

समय - इस क्रिया को 10 से 12 बार करें।

3.   उज्जायी प्राणायाम को लेटकर - समतल जमीन पर दरी/योगा मैट बिछाकर उस पर सीधे लेट जाएं दोनों पैरों को सटाकर रखें शरीर को पूरा ढीला छोड़ दें धीरे-धीरे लंबी गहरी श्वास लें फिर श्वास को जितना हो सके उतनी देर तक अन्दर रोके रखें (कुम्भक करें) फिर अपने शरीर को ढीला छोड़कर श्वास को धीरे-धीरे बाहर निकाल दें।

समय - इस क्रिया को 15 से 20 बार करें।

लाभ -

1.   फेफड़ों तथा हृदय के विकार दूर हो जाते हैं। इस प्राणायाम के नियमित अभ्यास से कफ रोग, अजीर्ण, गैस की समस्या दूर होती है।

2.   पीड़ा रहित व्यक्तियों के लिए उज्जायी प्राणायाम बहुत लाभदायक है एकाग्रता बढ़ाकर स्मरणशक्ति तेज़ होती है। प्रदूषित वातारण से आक्सीजन प्राप्त करने की उत्तम विधि प्राप्त की जाती है।

3.   श्लेष्मरोग को दूर कर देता है श्वास की दुर्गन्ध से मुक्ति दिला देता है उज्जायी प्राणायाम।

4.   मानसिक तनाव और चिन्ताओं से मुक्त करके स्थिर चितंता प्रदान करवाता है उज्जायी प्राणायाम और आमवात, क्षयरोग, कास, ज्वर, प्लीहा, दुष्ट वायु आदि रोगों का नाश हो जाता है निरंतर अभ्यास करने से।

5.   उज्जयायी प्राणायाम कुण्डलिनी शक्ति को जागृत करने में सहायता करता है। पीठ दर्द से परेशान व्यक्तियों को इसका अभ्यास बहुत लाभदायक है।

सावधानी –

1.   उज्ज्यायी प्राणायाम को हमेशा खाली पेट करना चाहिए। इसके अभ्यास की अवधी एक साथ नहीं बढ़ानी चाहिए।

2.   सिरदर्द व चक्कर आने पर इस अभ्यास को नहीं करना चाहिए सांसे गले की नली को छुकर जानी चाहिए।

3.   इस अभ्यास का करती बार ज्यादा जोर लगाकर आवाज़ न करें, अन्यथा गले में खराश हो जाती है ध्यान दें कि उज्जायी प्राणायाम का अभ्यास साफ-स्वच्छ हवा बहाव वाले स्थान पर ही करें।

4.   सूर्य भेदी प्राणायाम – इसमें पूरक दायी नासिका से करते हैं। दायीं नासिका सूर्य नाड़ी से जुड़ी मानी गई है। इसे ही सूर्य स्वर कहते हैं। इस कारण इसका नाम सूर्यभेदी प्राणायाम है और शरीर में सूर्य के समान गर्मी पैदा करने वाली श्वासोच्छास क्रिया को सूर्यभेदी प्राणायाम कहते हैं।

विधि – सर्वप्रथम किसी भी आसन में बैठकर शरीर को सीधा और शिथिल रखें फिर मुख का संयमन करके दोनों नासिका द्वारों से धीरे-धीरे वायु खींचे। बायें नासाछिद को बंद करें, दाहिने नासाछिद से खूब गहरा श्वास भीतर खींचें। इसके बाद नाक के दोनों छिद्र बंद करके पहले जालंधर बंध और फिर मूलबंध लगायें और कुम्भक करें। कुम्भक की स्थिति में धीरे-धीरे इतना समय बढ़ायें कि शरीर के रोमछिद्रों से पसीना निकलने लगे। सांस छोड़ने से पहले दोनों बंधों को खोलें और नाक के दाएं छिद्र को बंद करके बाएं छिद्र से सांस को तेजी से बाहर निकालें। श्वास प्रश्वास की गति को अलग करना प्राणायाम है।

लाभ –

1.   सूर्यभेदी प्राणायाम के अभ्यास पाचन तंत्र मजबूत होता है शरीर के वातरोग, आंतों के रोग तथा नाक के विकार दूर होते हैं।

2.	इस प्राणायाम से कुष्ठरोग के रोगणु भी इस प्राणायाम के द्वारा रक्त से बाहर हो जाते हैं त्वचा विकार ठीक हो जाती है।

3.	सूर्यशक्ति बढ़ाकर उसे हमारे सहसार चक्र तक पहुंचाने में सहायता करता है।

4.	चेहरे का तेज बढ़ता है किसी भी प्रकार की झुरियां नहीं रहती हैं और शरीर में चर्मरोग से पूर्णतः मुक्त हो जाते हैं।

5.	सूर्यभेदी प्राणायाम से व्यक्ति की आयु और शारीरिक बल बढ़ता है।

सावधानी –

1.	सूर्यभेदी प्राणायाम हमेशा खाली पेट करना चाहिए।

2.	अभ्यास की अवधि एकदम से नहीं बढ़ानी चाहिए इसका अभ्यास साफ-स्वच्छ, हवा वाले स्थान पर करना चाहिए।

3.	उच्च रक्तचाप से पीड़ित जो है और जिनको बहुत गुस्सा आता हो उनको ये प्राणायाम नहीं करना चाहिए ।

## 4.	नाड़ीशोधन प्राणायाम –

नाड़ीशोधन प्राणायाम का अर्थ है 'नाड़ी' शब्द का अर्थ है 'मार्ग' या शक्ति का प्रवाह और 'शोधन' का अर्थ है 'शुद्र करना। जिसका पूरा अर्थ हुआ वह अभ्यास जिससे नाड़ियों का शुद्रिकरण हो। ये चारों संध्याओं में किया जाने वाला प्राणायाम है।

विधि – आराम से दोनों पैरों को मोड़कर जमीन पर बैठना चाहिए। जो रीढ़ की हड्डी होती है उसे सीधा रखें। कंधों को आराम की मुद्रा में रखें। दाएं हाथ की तर्जनी और मध्यमा उंगली (middle finger) को माथे पर दोनों भौहों (eyebrows) के बीच रखना चाहिए। फिर अनामिका उंगली और छोटी उंगली को बाएं नाक की नासिका द्वार पर रखें और अंगूठे को दायीं नासिका का द्वार पर रखें। छोटी उंगली और

अनामिका उंगली का इस्तेमाल बायीं नासिका द्वार को खोलने और बंद करने एवं अंगूठे का इस्तेमाल दायीं नासिका द्वार के लिए किया जाए। अंगूठे से दायीं नासिका द्वार को बंद करें और बायीं नासिका से धीरे-धीरे श्वास लें। कुछ देर तक सांस को रोकें फिर आराम से दायीं नासिका से श्वास छोड़ दें। इस क्रिया को बायीं नासिका से दोहरायें बायीं नासिका को अंगूठे से दबाएं और दायीं नासिका से धीरे-धीरे श्वास लें और कुछ देर तक श्वास को रोककर रखने के बाद बायीं नासिका से श्वास छोड़ें इसके बाद बारी-बारी दोनों नासिका से श्वास लेने और छोड़ने का अभ्यास करते रहें कम से कम 8 से 9 राउंड में क्रिया करें। इसके नियमित अभ्यास से सभी नाड़ियों का शुद्धिकरण हो जाता है।

लाभ –

1.	नाड़ी शोधन प्राणायाम के अभ्यास करने से एकाग्रता बढ़ती है मस्तिष्क तेज होता है।

2.	अभ्यास करते समय अपनी सांस पर ध्यान केंद्रित करने से मन शांत रहता है।

3.	शरीर को अलग तरह से ऊर्जा प्राप्त होती है।

4.	इसके अभ्यास से शरीर की सभी नाड़ियों की सफाई हो जाती है। हृदय, फेफड़े व मस्तिष्क के स्नायु को बल मिलता है।

5.	नाड़ी शोधन प्राणायाम से तनाव, क्रोध, चिंता, चिड़चिड़ापन, बेचैनी, हाई ब्लड प्रेशर, माइग्रेन, नींद न आना आदि मन मस्तिष्क के विकारों से लाभ मिलता है।

सावधानी –

1.	नाड़ी शोधन प्राणायाम के अभ्यास के समय सांस इतनी धीमी गति से भरें और निकालें कि यदि नाक के पास रूई हो तो वह भी न

हिले इस पर ध्यान दें।

2.   जब तक नाड़ी साफ व स्वच्छ नहीं होगी तब तक इस प्राणायाम में सफलता नहीं मिलेगी।

3.   इस का अभ्यास करती बार श्वास लेने और छोड़ने के समय तनिक भी आवाज़ नहीं आनी चाहिए।

4.   भ्रामरी प्राणायाम – संस्कृत भाषा में भंवरे को भ्रमर कहते हैं, भ्रमर का अर्थ 'भौंरा' होता है जब रेचक करते समय जो ध्वनि निकलती है वह 'भौंरें' के समान गुंजायमान होती है इसलिए इसे भ्रामरी प्राणायाम कहा जाता है।

विधि – भ्रामरी प्राणायाम करने से पहले सर्वप्रथम आसन शुद्ध और स्वच्छ जगह होना बहुत जरूरी है सुखासन, पद्मासन, वज्रासन में बैठ जाएं रीढ़ की हड्डी सीधी होनी चाहिए, कान को अंगूठे या तर्जनी अंगुली से बंद कर लें। आँखें बंद कर ले नाक से गहरी सांस अन्दर भरें। मुंह बंद रखें। दोनों नथुनों को हलका सा दबाते हुए धीरे-धीरे श्वास को भीतर खींचें। दांतों को आपस में हल्का सा स्पर्श करें जब श्वास को बाहर निकाला जाये, तो श्वास के स्पर्श से दांतों के बीच से जो ध्वनि निकले, उसके द्वारा दांतों से कंपन हो जाये, फिर से सांस को नाक से गहरी सांस लेकर अंदर भरें और ध्वनि के साथ सांस को बाहर निकालें। विशेष ध्यान रखें कि अभ्यास करती बार श्वास लेने और छोड़ते वक्त लय ना टूटे।

लाभ –

1.   भ्रामरी प्राणायाम के अभ्यास करने से माइग्रेन, नाक सम्बंधी एलर्जी तथा सिरदर्द आदि में आराम मिलता है।

2.   गले को ताकत मिलती है आत्मविश्वास बढ़ता है बढ़े हुए जवर को कम करने में सहायक सिद्ध हुआ है।

3.	इसे अभ्यास से मानसिक रोग, चिड़चिड़ापन, क्रोध, आवेग व तनाव दूर हो जाता है। थायरॉइड से ग्रस्त लोगों को इस प्राणायाम से लाभ पहुंचता है।

4.	इस प्राणायाम के अभ्यास से उच्च या निम्नरक्तचाप ठीक होता है, स्वर मधुर हो जाता है आवाज़ में निर्मलता आ जाती है।

5.	अनिद्रा रोगों के लिए बहुत फायदेमंद है स्मरणशक्ति बढ़ जाती है ध्यान केंद्रित की शक्ति भी बढ़ जाती है। ध्यान केंद्रित की शक्ति भी बढ़ जाती है इससे पाचन संस्थान लीवर और किडनी की मसाज होती है।

सावधानी –

1.	इसका अभ्यास करती बार मुँह बंद रखें, दांतों को आपस में न मिलाएं।

2.	आँखों पर दबाव न डालें इसका अभ्यास हमेशा खाली पेट सुबह का समय करना ठीक रहता है।

3.	इस प्राणायाम का अभ्यास लेटकर नहीं करना चाहिए जब इसको करते हैं तो कई बार दूसरे शब्द निकलने लगते हैं इसका ध्यान रखना चाहिए। उच्च रक्तचाप हृदय रोगी, हर्निया, अल्सर, मिर्गी स्ट्रोक, गर्भवती महिलाओं को इसका अभ्यास नहीं करना चाहिए।

## 8.	चन्द्रभेदी प्राणायाम –

इस प्राणायाम को करने से शरीर में मौजूद 'इड़ा' नाड़ी है वह शुद्ध होती है जिससे हमारे शरीर के अन्दर कई बिमारियां ठीक हो जाती है इसको करने से चन्द्र नाड़ी क्रियाशील हो जाती है इसलिए इसको चन्द्रभेदी प्राणायाम कहा जाता है। ये सूर्यभेदी नाड़ी प्राणायाम से बिल्कुल विपरीत होती है।

विधि – सुखासन, पद्मासन, सिंहासन या वज्रासन में से किसी भी एक

आसन में बैठ जाये। गर्दन, रीढ़ की हड्डी को सीधे रखें अपने बायें हाथ को बायें घुटने पर ही रखें और दायें हाथ के अंगूटे से दाएं नाक के छेद को बंद कर दें बायीं नाक से लंबी और गहरी सांस को भरें और हाथ की अंगुलियों से बायें नाक के छेद को बंद कर दें। फिर दाहिने नथुने से धीरे–धीरे सांस छोड़ें और इस क्रिया को 5 से 10 मिनट तक करना चाहिए।

लाभ –

1.   इस प्राणायाम के नियमित अभ्यास से मानसिक तनाव दूर हो जाता है मन शांत रहता है।

2.   ये हमारे पित्त को कम करता है पित्त के कारण होने वाले कष्ट दूर हो जाते हैं।

3.   शरीर के समस्त नाड़ी मंडल में शीतलता का संचार होता है चर्म रोग में बहुत लाभकारी है।

4.   इस प्राणायाम के अभ्यास से पेट की गर्मी दूर हो जाती है मुँह के छाँलों में बहुत फायदेमंद है।

5.   इसके अभ्यास से दिल की बिमारी दूर हो जाती है पित्त रोग में आराम   मिलता है।

सावधानी –

1.   इस प्राणायाम का अभ्यास निम्न रक्तचाप वालों को नहीं करना चाहिए।

2.   सर्दी के मौसम में इसका अभ्यास कदापि न करें।

3.   एक ही दिन में सूर्यभेदन प्राणायाम और चंद्र भेदन प्राणायाम नहीं करना चाहिए।

9.   शीतली प्राणायाम –

"शीतली" शब्द का अर्थ है "ठंडा करने वाला", यानि वह

प्रक्रिया जो हमारे शरीर को शांत कर देती है शीतली शब्द का मूल रूप "शीतल" शब्द से लिया गया है इस प्राणायाम के अभ्यास से शरीर के अन्दर शीतलता आती है इसलिए इसका नाम शीतली प्राणायाम पड़ा है, सुखदायक पड़ा है।

विधि – इस क्रिया को करती बार सर्वप्रथम पद्मासन, वज्रासन अथवा सुखासन में से किसी भी एक आसन में बैठ जायें हाथों को घुटनों में न रखते हुए जांघों पर टिका दें जीभ और मुँह को इस प्रकार आकृति दें कि पूरक किया करते समय श्वास को भीतर खींचते समय एक नली सी बन जाये, श्वास को खींचें फिर भीतर कुम्भक करें जितनी देर कर सकते हैं फिर बाहर श्वास का निकालें। जब श्वास को अन्दर खींचें तो सीटी सी बजने लगे उस समय छाती फूल जायेगी तब कुम्भक करेंगे फिर दोनों नथुनों से श्वास को बाहर निकाल दें। शीतली प्राणायाम को पाँच मिनट तक करने की अवधी है विश्राम करके फिर से अभ्यास कर सकते हैं।

लाभ –

1.   शीतली प्राणायाम के अभ्यास से शरीर के पित्त-विकार दूर हो जाते हैं। मन प्रसन्न रहता है।

2.   इस अभ्यास से उच्च या निम्न रक्तचाप ठीक रहता है रक्त शुद्ध करता है।

3.   प्यास बुझाता है मानसिक, शारीरिक अथवा वैचारिक उत्तेजनाएं शांत होती हैं।

4.   शरीर में ज्वर बह रहा हो तो इसके अभ्यास से काफी हद तक फायदा पहुंचता है ये विष अथवा संक्रांमक कीटाणुओं के प्रभाव की रोकथाम करने में काफी उपयोगी है इसका अभ्यास।

5.   ये हमारे यकृत और प्लीहा को सक्रिय बनाता है।

सावधानी –

1. जिसको कब्ज हो उसको इसका अभ्यास नहीं करना चाहिए।
2. निम्न रक्तचाप वाले इससे दूरी बनाये रखें।
3. अधिक कफ वाले रोगी अभ्यास न करें।

10. सीतकारी प्राणायाम

सीतकारी प्राणायाम 'शीतकारी का अर्थ होता है ठंडक मतलब ऐसी चीज जो हमारे शरीर और मन को ठंडक पहुंचाये, इस प्राणायाम को करने से शरीर में शीतलता आती है इसलिए इस –सीतकारी प्राणायाम कहा जाता है।

विधि – सीतकारी प्राणायाम करने के लिए सुखासना, पद्मासन अथवा वज्रासन में बैठ जाएं। नीचे के दांतों को ऊपर जबड़े के दांतों पर रख दें अब दांतों के पीछे जीभ को लगाएं और अपने मुँह को थोड़ा सा खोलें ताकि सांसों को मुख के अन्दर लाया जा सके फिर धीरे से मुँह से सांस को अंदर की और रोक कर रखें फिर बाद में नाक से सांस को अंदर की और रोक कर रखें फिर बाद मं नाक से निकालें ये क्रिया अपनी क्षमता के अनुसार करनी चाहिए।

लाभ

1. पेट में जलन के लिए सीतकारी प्राणायाम बहुत फायदेमंद है।
2. शीतली के सभी लाभ मिलते हैं दन्तरोग नाक, गला, मुंह व जीभ के रोग दूर होते हैं।
3. सीतकारी प्राणायाम के अभ्यास से शरीर में ऑक्सीजन की कमी नहीं रहती है, शरीर की गरमी घट जाती है।
4. उच्च रक्तचाप को सामान्य कर देता है प्यास भी शांत रहती है।
5. इसके अभ्यास से भूख-प्यास ना लगने की समस्या दूर हो जाती

है यह रक्त को शुद्ध कर देता है।

सावधानी –

1. सीतकारी प्राणायाम का निम्न रक्तचाप वाले न करें।

2. जिस व्यक्ति को मुँह में कफ व टॉन्सिल की समस्या हो उसे इसका अभ्यास करना चाहिए।

3. जो व्यक्ति बात-प्रकृति वाला हो व अभ्यास न करे सर्दी के मौसम में इसका अभ्यास कम करना चाहिए।?

11. मुच्छी प्राणायाम

मुच्छी प्राणायाम संस्कृत भाषा में मुर्छा का अर्थ होता है मानसिक गतिविधियां के निलंबन की अवस्था, सांसारिक स्थितियों अथवा वातावरण से कुछ देर के लिए अलग रहना ताकि अपने अन्दर शारीरिक और मानसिक तनाव दूर हो सके खुद को कुछ देर के लिए मुर्छित कर लेना इसलिए इसको मुच्छी प्राणायाम कहा गया है।

विधि – पद्मासन या सिद्धासन में बैठ जायें आखों को बंद कर लेना चाहिए सिर को को झुकाएं आगे या पीछे दोनों नासिका छिद्र से सांस लें, अलकुम्भक लगाएं मानसिक चिन्ता त्याग दें फिर धीरे-धीरे सांस छोड़ते हुए सिर को सीधा करें। इस क्रिया को कम से कम पाँच बार करना चाहिए। मन से सभी प्रकार के विकारों और विचारों को निकाल दें।

लाभ –

1. ये ध्यान के लिए बहुत बढ़िया प्राणायाम है सिरदर्द सम्बंधित रोगों के लिए लाभकारी है।

2. सांसारिक दुनिया से कुछ समय दूर रहने के लिए उत्तम है इसके नियमित अभ्यास आत्मिक स्तर पर पहुंचाने में मदद होती है।

3. इसके अभ्यास से नेत्र-ज्योति स्मरणशक्ति बढ़ती है कुण्डलिनी

और ध्यान में बहुत फायदेमंद है।

4.   क्रोध व चिन्ता दूर करने में इसका अभ्यास बहुत उपयोगी है मृत्यु का भय नहीं रहता।

5.   यह अभ्यास हमारी प्राण ऊर्जा में बढ़ोतरी करता है शरीर में स्फूर्ति लाता है।

सावधानी –

1.   हृदय या फेफड़े से पीड़ित व्यक्ति इसका अभ्यास न करें।

2.   इसका अभ्यास उच्च रक्तचाप, हृदयरोगी, मिर्गी, चक्कर आना मानसिक रूप से पीड़ित को नहीं करना चाहिए।

3.   इसका अभ्यास हमेशा किसी विशेषज्ञ के मार्गदर्शन पर करना जरूरी है।

विशेष – मूर्च्छा प्राणायाम को उन लोगों द्वारा किया जाता है जो अन्य प्राणायाम करने में माहिर हो।

12.   प्लाविनी प्राणायाम – जब इस प्राणायाम का अभ्यास करते हैं तो पेट शरीर गुब्बारे की तरह फुलकर हल्का होता है ऐसी स्थिति का संस्कृत भाषा में प्लाविनी कहते हैं। इसी कारण इसका नाम प्लाविनी प्राणायाम पड़ा है। वज्रासन या सिद्रासन या शवासन झुकी हुई मुद्रा और खड़े होकर भी इसका अभ्यास किया जाता है।

विधि – इस प्राणायाम के अभ्यास के समय किसी भी सुविधाजनक आसन में बैठ जाये अपने मन को शांत और रीढ़ की हड्डी को सीधा रखें, फिर धीरे-   धीरे दोनों नथुनों से इतना श्वास भीतर खींचें कि फेफड़े कुम्भक करें फिर धीरे-धीरे श्वास को दोनों नथुनों से बाहर निकालें। इसका अभ्यास कई दिनों तक भोजन के बिना रहने में सक्षम बना देता है। प्रत्येक सप्ताह समय थोड़ा-थोड़ा अभ्यास में बढ़ाते जायें।

लाभ –

1.	इस प्राणायाम के अभ्यास से प्राणशक्ति शुद्धि, आयु में वृद्धि होती है। तैराकों को थकान से बचाता है।

2.	कब्ज दूर हो जाती है शरीर की आतें स्वस्थ होती हैं मन स्थिर व शांत रहता है।

3.	स्मरणशक्ति को बढ़ाता है प्राण केन्द्र को उत्तेजना प्राप्त होती है।

4.	जब ये प्राणायाम का अभ्यास सफल हो जाता है तो इंसान कई दिनों तक भूखा भी रह सकता है।

5.	कुंडलिनी शक्ति को जागृत करने में सहायता मिलती है।

सावधानी –

1.	भोजन के बाद इसका अभ्यास नहीं करना चाहिए।

2.	किसी विशेषज्ञ शिक्षक की सहायता से इसका अभ्यास शुरु करना चाहिए।

3.	अपनी सांस रोकने की क्षमता से ज्यादा न करें।

**13.	केवली प्राणायाम** – सर्वप्रथम साफ और अच्छे वातारण में सुखासन या सिद्धासन में बैठें, दोनों नाक के छिद्रों से वायु को धीरे-धीरे अंदर खींचकर फेफड़े समेत पेट में पूर्ण रूप से भर लो अपनी क्षमता के अनुसार सांस को रोकें फिर धीरे-धीरे सांस छोड़ें।

विधि – केवली प्राणायाम के अभ्यास करते समय केवल पूरक और रोचक क्रियाएं की जाती है याद रखें इसमें कुम्भक क्रिया नहीं की जाती सांस को भीतर खींचना फिर सांस बाहर निकाल देना केवली प्राणायाम है।

जिस अवस्था में हैं उसी अवस्था में साँस को रोक देना ये दूसरी विधि है चाहे सांस अन्दर जा रही है या बाहर निकल रही हो उसी अवस्था में सांस को रोक देना केवली प्राणायाम है। इसे केवली कुम्भक

या केवली प्राणायाम भी कहते हैं।

लाभ –

1.   इस प्राणायाम के अभ्यास से आयु बढ़ती है।

2.   ध्यान में दृढ़ता प्रदान होती है।

3.   इस प्राणायाम से एकाग्रता बढ़ती है साथ में इसके अभ्यास से असमंजस दूर होती है। कब्ज की शिकायत दूर हो जाती है।

सावधानी –

1.   इसका अभ्यास किसी योग गुरू की देख-रेख में करना चाहिए।

2.   सांस की क्षमता अनुसार अंदर खींचना चाहिए।

प्राणायाम करने से शरीर और दिमाग के बीच संबंध अधिक मजबूत बनता है। प्रत्येक व्यक्ति को प्राणायाम करना और इसे अपने जीवन की दिनचर्या का हिस्सा बनाना चाहिए।

– डॉ. संजीवन योगाचार्य

## अध्याय – 5

कुण्डलिनी योग

मेरूदंड के नीचे एक ऊर्जा संग्रहित है जागृत होने पर आत्मज्ञान की प्राप्ति होती है।

ॐ भूर्भुवः स्वः।
तत्सवितुर्वरेण्यं भर्गो देवस्य धीमहि।
धियो योनः प्रचोदयात्।

अर्थ – हे प्राण, पवित्रता तथा आनंद के होने वाले प्रभु, तुम सर्वज्ञ, सफल जगत के उत्पादक हो। हम आपके उस उत्तम, पापविनाशक ज्ञानस्वरूप तेज का ध्यान करते हैं, जो हमारी बुद्धि को प्रकाशित करता है। हे पिता, हमारी बुद्धि कभी भी आपसे विमुख न हो, वह सदा ही सत कार्यों में प्रेरित होती रहे।

सत्य ही सनातन है और सनातन ही सत्य है कुंडलिनी योग शक्तिशाली और खतरनाक दोनों हैं इसको विशेषज्ञ और सद्गुरू के मार्गदर्शन पर इसका अभ्यास करना चाहिए।

– डॉ. संजीवन योगाचार्य

कुण्डलिनी योग

मेरूदण्ड के नीचे एक ऊर्जा संग्रहित होती है जागृत होने पर आत्मज्ञान की प्राप्ति होती है इसको जानना और जगाना दोनों जीवन में महत्त्वपूर्ण हैं। कुण्डलिनी योग का अर्थ है चित्र मिलन में लीन हो जाना, प्राण संचार करना, ब्रह्म के ज्ञान में लीन हो जाना।

चित्र का अपने स्वरूप में विलीन होना या चित्त की निरूद्ध अवस्था कुण्डलिनी योग के अन्तर्गत आता है। साधक के चित्र में जब चलते, बैठते, सोते और भोजन करते समय हर समय ब्रह्म का ध्यान

में रहना इसी को कुण्डलिनी योग कहते हैं। जब सद्गुरू का सानिध्य प्राप्त होता है योग और ध्यान के कई मार्ग के अभ्यास से इसे अनुभव किया जाता है।

ये जो हमारा शरीर है पांच महाभूत से बना है।

1. पृथ्वी, जल, अग्नि, वायु, आकाश

ये एक सनातन सत्य है कि जो जन्म लेता है वह मृत्यु को भी प्राप्त होगा ही होगा। यह पांचों तत्व हमारे शरीर में पांच ज्ञानेद्रियों के रूप में विद्यमान हैं जैसे कि –

1.	आकाश का गुण – श्रवण (शब्द) जो हम कान से सुनते हैं इसे आकाश तत्व होने की वजह से हम संसार की सभी आवाजों को सुन सकते हैं और देख रहे हैं।

2.	वायु का गुण – स्पर्श, 'स्पर्श' को हम त्वचा से अनुभव करते हैं।

3.	अग्नि का गुण – 'प्रकाश' का गुण आंखों से देख सकते हैं।

4.	जल का गुण – स्वाद, 'स्वाद' का पता जिव्हा से मालूम चलता है।

हमारी पांच कर्मेंद्रियां हैं।

## 1.	मुख, हाथ, पांव, लिंग, गुदा

ये जो हमारी पांच कर्मेंद्रियां और ज्ञानेद्रियां, शरीर के संस्थान, ग्रंथियां 24 तत्वों से हमारे शरीर का संचालन करती हैं इसको जानना सबसे जरूरी है इन सब पर जो शासन करता है वह है हमारा 'मन' पर शासन हमारी 'बुद्धि' करती है। बुद्धि पर शासन अंहकार उन सबसे ऊपर हमारी जीवात्मा होती है।

कुडलिनी शक्ति क्या है –

शरीर के मेरूदंड में सुषुम्ना नाड़ी होती है जो सुषुम्ना नाड़ी का सीधा

संबंध मस्तिष्क से और शरीर में फैले नाड़ी-सूत्रों से है ये सुषुम्ना नाड़ी सिर के पीछे गर्दन के ऊपरी भाग लघु मस्तिष्क से निकलकर रीढ़ के बीच में से होकर गुदा-द्वार तक जाती हैं गुदा-द्वार में 'मूलाधार चक्र' है जहां सुप्त पड़ी 'सर्पिणी' 'कुण्डलिनी' होती है जैसे हम कुण्डलिनी योग की शिक्षा का अभ्यास करते हैं ये धीरे-धीरे जागृत होकर मस्तिष्क में सहासर चक्र में पहुंच कर हमारी आत्मा, आत्म साक्षात्कार की अनुभूति प्राप्त करती है यह परमात्मा से जाकर मिलती है। यही कुंडलिनी साधना है। इसके नियमित अभ्यास से कुंडलिनी ऊर्जा को जागृत किया जाता है।

कुंडलिनी योग से लाभ
कुंडलिनी शक्ति जब जागृत होती है तब उसके कई लाभ हमें जीवन में प्राप्त होते हैं।

1.   कुंडलिनी योग का मार्ग वह मार्ग है जो हमें स्वयं को समझने और दूसरों को पहचानने व घर परिवार समाज और इस ब्रह्मांड को समझने का मार्ग है।

2.   ये हमारे जीवन में अंधकार को दूर करने का माध्यम है।

3.   इसेस हमारे भीतर और बाहर दोनों ओर से परम शांति प्रेम और आनंद स्थापना करने का सच्चा मार्ग मिलता है।

4.   आत्मसाक्षात्कार मिलने के बाद के मार्ग को बताता है इससे हमें शांत और संतुष्ट दोनों तरह की अनुभूति प्राप्त होती है।

5.   अपने शरीर मन, बुद्धि, कमेन्द्रियों व ज्ञानेन्द्रियों को विकसित करने का मार्ग मिलता है। किस तरह से उनका प्रयोग करना है।

6.   व्यक्ति के व्यक्तित्व में सुधार है।

7.   इसके अभ्यास से आत्मविश्वास बढ़ता है।

शक्ति कुंडलिनी का स्वरूप

कुंडलिनी शक्ति से पहले कुंडलिनी शब्द को जानना जरूरी है कुंडलिनी शब्द बना है कुंड से और यह कुंड ही ऊर्जा का स्त्रोत है। इसी से क्रियाएं चलित होती हैं। कुंड का अर्थ है जहां ठहराव हो।

कुंडलिनी विज्ञान के नाम से योग विज्ञान की उच्चतम शाखा है कई विद्वानों ने इसे सरल विधि से समझाया जिससे हर कोई इसके बारे में समझ सके। आज दिनतक कुंडलिनी जागरण के अनेक उपाय समय-समय पर विकसित होते रहे आगे भी होते रहेंगे, अगर आप सच में इसका मीठा फल चखना चाहते हो तो इसका अध्ययन योगय गुरू के निर्देश में करें।

शास्त्रों में कुंडलिनी – प्राणवायु के आभास से चक्रों के मध्य रहने वाले देवता जागते हैं और महामाया कुंडलिनी कैलाश पति शिव से जा मिलती है।

2.   **योग कुंडलिन्योपनिषद के अनुसार** – साधक को कुण्डलीभूत शक्ति को संचालित करना चाहिए। मूलाधार से स्फूर्ति-तरंग उठकर भूमध्य में पहुंचे और दिव्य नाद की अनुभूति कराने लगे तभी कुण्डलिनी शक्ति जागृत व संचालित समझे।

3.   **घेरण्ड संहितानुसार** – सर्वप्रथम मूलबंध के अभ्यास द्वारा मूलधार चक्र सिद्ध होता है। आलस्य का त्याग करके अभ्यास मं मौन रहते हुए अभ्यास करना चाहिए।

4.   **ध्यानबिंदु उपनिषदानुसार** – कुंडलिनी अग्नि, मन, तथा प्रेरित प्राणवायु के सम्मिलित योग से वह जागृत होती है।

5.   **कुंडलिनी शक्ति** के जागृत होने से हमारी आत्मा का परमात्मा

के साथ और हमें आत्मसाक्षात्कार की अनुभूति प्रदान होती है।

हमारी जो योग साधना है उसका मुख्य उद्देश्य अपने जीवनमुक्त स्थिति का प्राप्त करना है। इस संसार में जितने भी प्राणी है उन सबसे उच्च श्रेणी मनुष्य की है, ऐसा इसलिए क्योंकि मनुष्य को विवेक और ज्ञान के रूप में ऐसी शक्तियां प्राप्त हुई हैं जिनसे वह चाहे जितना ऊंचे शिखर पर पहुंच सके। मनुष्य को जितना भी कठिन कार्य मिल जाये वह अपनी अतरंग शक्ति से कर सकता है। धन बल, शरीर बल तथा बुद्धिबल से भी सर्वश्रेष्ठ जो है वह आत्मबल है। यह आत्मबल ही सर्वश्रेष्ठ है इसके आगे सारे बल फेल हो जाते हैं इस बल को प्राप्त करने का योग साधन ही मार्ग है।

आज दिन तक जिस किसी ने भी ध्येय की प्राप्ति करने के लिए अपनी निर्बलताओं अथवा त्रुटियों को समझकर उनको दूर करने के लिए योगमार्ग को अपनाते हैं कि धीरे-धीरे निर्बलता को सफलता में बदल देते हैं। वह सांसारिक क्षेत्र में तो ऊँचे उठने के साथ ही आध्यात्मिक क्षेत्र में ऊँचे उठ जाते हैं। वह अपने साथ-साथ अन्य सैंकड़ों व्यक्तियों का मार्गदर्शन करते जाते हैं।

हमारे योग शास्त्र में अध्यात्म-विधा का जो मार्ग है वे शीघ्र प्रगति करके कुछ बहुत महत्त्वपूर्ण शक्तियां प्राप्त कर लेने की जो विधियां अथवा योग शाखाएं हैं उन सबमें ‘कुंडलिनी योग’ का अपना विशेष स्थान है। ‘कुंडलिनी योग’ विधा को अभ्यास करके उसको जागृत करके एक ऐसे स्थान पर पहुंच जाता है जहाँ से वह सांसारिक और आध्यात्मिक दोनों गतिविधि को देखने लग जाता है। हमारे समस्त योग साधनाओं का आधार ‘कुंडलिनी योग’ है। कुंडली’ ही हमारी समस्त योग साधनाओं को आधार है जब हमारी कुंडली जागृत हो जाती है तब हमारी सम्पूर्ण षटचक्र और ग्रथियां खुल जाती है। कुंडलिनी शक्ति

मूलाधार में शक्ति रूप स्थिर होती है जैसे ही जागृत होती है तब सब प्रकार की शक्तियां, विधा और अंत में मुक्ति प्राप्त कराने का साधन होती हैं हर 'प्राणी' में कुंडलिनी शक्ति विराजमान होती हैं। इतनी महत्वपूर्ण होने के बावजूद लोग इस पर ध्यान नहीं देते सिर्फ सांसारिक मोह माया में ही अपना जीवन व्यतीत करके चले जाते हैं। जब कुंडलिनी शक्ति को मनुष्य जागृत करता है तो उसकी प्रतिभा का विकास हो जाता है। मूलाधार चक्र में कुंडलिनी का निवास माना गया है। ये कुंडलाकार है उसका स्वरूप प्रसुप्त 'सर्पिणी' के समान है।

यह एक प्रचण्ड विश्वव्यापी शक्ति है जब ये शक्ति नियंत्रण में जा जाती है तो इसके सहारे शरीर की ऐच्छिक और अनैच्छिक गतिविधियों पर इच्छानुसार नियंत्रण प्राप्त किया जा सकता है ये एक चेतन और महान सामर्थ्यवान है विज्ञान की भाषा में इसे चुम्बकीय विद्युत अथवा जीवन शक्ति भी कहा जाता है।

कुंडलिनी शक्ति को जागृत करने के कई आध्यात्मिक रास्ते है किसी आध्यात्मिक गुरू की देखरेख में इसका अभ्यास करना चाहिए कुंडलिनी शक्ति जब जागृत होती है तो ये हमें पूर्ण रूप से आध्यात्मिक प्राप्ति की ओर ले जाती है।

कुंडलिनी जीवन का आधार

कुंडलिनी हमारे जीवन चेतना का आधार है इसी शक्ति से तेजस्विता मिलती है व्यक्ति की कुंडलिनी शक्ति जितनी मात्रा में स्पन्दन हो जाती है उतना ही प्रभाव क्षेत्र, उस मनुष्य का होता है और इसी आधार पर जीवन में लोगों को सुखः-दुख, आदर सम्मान, लोक प्रतिष्ठा आदि मिलती है इसलिए ये हमारे व्यवहारिक जीवन में भी बहुत महत्त्वपूर्ण स्थान रखती है जीवन में ऐसे कई व्यक्ति जिनमें एक श्वास प्रकार के

चमत्कारी गुणों को देखते हैं वे सब किसी न किसी चक्र से प्रभावित रहते हैं कुंडलिनी शक्ति व्यक्ति को अपने मूल का परिचय देती है।

कुंडलिनी योग आसन

जो शुरूआती दौर में कुंडलिनी योग का अभ्यास करते हैं उन्हें सर्वप्रथम कुंडलिनी योग आसन का अभ्यास करना चाहिए जो कुंडलिनी योग में कुंडलिनी शक्ति को जागृत करने के लिए ध्यान में बहुत कायदेमंद रहता है।

कुंडलिनी योग आसन इस प्रकार से है।

1. धनुर्धर मुद्रा
2. धनुष मुद्रा
3. ब्रेथ आफ फ़ायर
4. बाल मुद्रा
5. ऊँट मुद्रा
6. कोबरा मुद्रा
7. अंहकार उन्मूलक
8. कंधा मोड
9. स्पाइनल फलेक्स
10. अधोमुख श्वासन का एक रूपांतर

कुंडलिनी योग में ध्यान के सात चक्र

सात चक्रों को संक्षिप्त वर्णन

1. मूलाधार चक्र
2. स्वाधिष्ठान चक्र
3. अनाहत चक्र
4. विशुद्धि चक्र

5.	आज्ञा चक्र

6.	सहास्त्रार चक्र

7.	मूलाधार चक्र – मूल जड़, आधार नींव ये मानव चक्रों में सबसे पहला चक्र है, ये चक्र पशु और मानव चेतना के मध्य सीमा निर्धारित करता है। इस चक्र से हमारे व्यक्तित्व विकास की नींव पड़ती है। मूलाधार चक्र से उत्साह, स्फूर्ति और विकास की सकारात्मक उपलब्धियां प्राप्त होती हैं। हमारे सप्त चक्रों में से मूलाधार चक्र एकदिव्य चक्र है। स्थान – मूलाधार चक्र मेरूदंड की अंतिम हड्डी या गुदाद्वार के मुख्य के पास स्थित होता है। गुप्तांग और गुण के बीच अवस्थित होता है। विधि – इस चक्र में चार पंखुड़ियां होती हैं अर्थात् इस पर स्थित चार नाड़ियां आपस में मिलकर इसके आकार की रचना करती हैं भोग, निद्रा और संभोग पर संयम रखते हुए इस चक्र पर लगातार ध्यान लगाने से यह चक्र जागृत होता है साक्षी भाव से यम और नियम का पालन करना चाहिए। जब मूलाधार चक्र जागृत होता है तो मनुष्य के स्वभाव में परिवर्तन आना शुरू हो जाता है। मन के अंदर आनन्द का भाव आना शुरू हो जाता है। कुंडलिनी शक्ति को जागृत करने के लिए उसकी शुरूआत मूलाधार चक्र से ही होती है ये एक नींव है जिसे पार करके आगे का रास्ता शुरू होता है।

लाभ –

1.	मूलाधार चक्र से जीवन में उत्साह, उमंग बनी रहती है।

2.	शरीर में क्रांति, तेज व ओज की वृद्धि से हमारा मेरूदंड सशक्त हो जाता है।

3.	इस चक्र के जागृत होने से रक्त-विकार, काम-विकार, त्वचा विकार, नेत्र विकार, मूत्र प्रदेश के विकार इत्यादि नहीं होते हैं।

सावधानी –

1.	इस मूलाधार चक्र का धैर्यपूर्वक गुरू-निर्देशन में नित्य प्रति अभ्यास करना चाहिए।

2.	ध्यान मूलाधार चक्र में पूरा लगाना चाहिए।

विशेष – इस चक्र का रंग लाल है ये शक्ति का रंग माना जाता है।

स्वाधिष्ठान चक्र- स्वाधिष्ठान चक्र तंत्र और योग साधना की चक्र संकल्पना का दूसरा चक्र है। स्व का अर्थ है आत्मा, स्थान, जगह स्वाधिष्ठान चक्र गूर्दे और जननांग क्षेत्र के आसपास स्थित हे। यह रचनात्मकता, आनंद, लिंग, प्रजनन, नियंत्रण और नैतिकता की ऊर्जा को नियंत्रित करता है। इसी में चेतना की शुद्र, मानव चेतना की और उत्क्रांति का प्रारम्भ। स्वाधिष्ठान चक्र की जागृति स्पष्टता और व्यक्तित्व में विकास लाती है।

स्थान – ये चक्र त्रिकास्थि (पेड़ के पिछले भाग की पसजी) के निचले दौर में स्थित होता है। ये मूलाधार चक्र से लगभग तीन से.मी. ऊपर स्थित होता है।

विधि – स्वाधिष्ठान चक्र को जागृत करने से पहले अपनी चेतना को नकारात्मक गुणों से शुद्र कर लेना चाहिए। इसमें नकारात्मक गुणों पर विजय प्राप्त करनी होती है। जो है क्रोध, घृणा, वैमनस्य, क्रूरता अभिलाषा और गर्व ये गुण हमारे विकास को रोके रखते हैं। स्वाधिष्ठान चक्र की सगुण या निर्गुण ज्योति-स्वरूप आत्मा को नासिका के अग्रभाग पर दृष्टि करके ध्यान करने से साधक आनंद की अवस्था का प्राप्त करता है।

लाभ –

1.	शरीर निरोगी होता है किसी प्रकार का भय नहीं रहता।

2.	उदारता और सम्पन्नता का विकास होता है।

3.	इस चक्र के ध्यान से प्रजनन सम्बंधी अंग विकसित और सुचारू हो जाते हैं।

सावधानी –

1.	ये चक्र विकार ग्रस्त हैं तो उपरोक्त अंगों पर इसका प्रभाव पड़ता है।

2.	किसी योग्य गुरू की देखरेख में इसका अभ्यास करें।

विशेष – स्वाधिष्ठान का रंग संतरी है यह सकारात्मक गुणों का प्रतीक है।

## 3.	मणिपूरक चक्र (नाभि चक्र)

मणिपूरक चक्र तंत्र और योग साधना की चक्र की संकल्पना का तीसरा चक्र है। मणि का अर्थ है गहना और पुर का अर्थ है स्थान। इसका आधार तत्व अग्नि होने के कारण इसे 'अग्नि' या सूर्य केन्द्र भी कहते हैं।

स्थान – यह नाभि के पीछे स्थित होता है।

विधि – मणिपूर चक्र कमल के साथ दस पंखुड़ियों के प्रतिकात्मक रूप प्रदर्शित होता है। अर्थात् दस नाड़ियों का मिलन होता है। मणिपुर चक्र जहां होता है वहां ध्यान लगाना चाहिए जब ऐसा करते हैं तो व्यक्ति मजबूत तथा आत्मविश्वापूर्ण हो जाता है वह अपने लक्ष्यों को पूरा करने लग जाता है यह सूर्य का (ताप) केंद्र है पर ध्यान लगाने से व्यक्ति के जीवन की रक्षा होती है।

लाभ –

1.	इस चक्र पर ध्यान करने से मधुमेह नहीं होता है।

2.	पाचन तंत्र, डायफ्राम, बड़ी आंत, छोटी आंत एवं सम्पूर्ण उदर–प्रदेश को लाभ मिलता है।

3. मणिपुर चक्र के सक्रिय होने से नकारात्मक ऊर्जाओं से मुक्ति मिलती है और उसकी स्फूर्ति में शुद्धता और शक्ति प्रदान होती है।

सावधानी –

1. इस चक्र के विकार ग्रस्त होने से पाचन तंत्र से सम्बंधित रोग होते हैं।

2. शरीर आलस्य, सुस्ती और निराशा, मानसिक विकार उत्पन्न, हो सकता है ये चक्र विकार ग्रस्त हो जाये।

विशेष – इस चक्र का रंग पीला है।

3. अनाहत – ये चक्र हृदय चक्र भी कहलाता है। अनाहत चक्र तंत्र और योग साधना की चक्र संकल्पना का चौथा चक्र है। अनाहत का अर्थ है शाश्वत।

स्थान – यह चक्र हृदय के पास होता है इसलिए हृदय पर संयत करने और ध्यान लगाने से ये चक्र जागृत हो जाता है जब इस पर ध्यान लगाते हो तो सुषमना नाड़ी इस चक्र को भेदकर गमन करने लगती है।

लाभ –

1. इस चक्र को जागृत होने से दया, करुणा, क्षमा, विवेक व आत्मिक आनंद की शक्ति प्राप्त होती है।

2. व्यक्ति आत्मविश्वासी, सुरक्षित, चारित्रिक रूप से जिम्मेबार एवं भावनात्मक रूप से संतुलित व्यक्ति बन जाता है।

3. व्यक्ति के अन्दर शरीर त्यागने की शक्ति प्राप्त हो जाती है।

सावधानी –

1. इस चक्र के विकार ग्रस्त से हृदय रोग हो सकता है।

2. अनाहत चक्र के विकार ग्रस्त से दमा रोग, मानसिक व्याधियां आदि हो सकती हैं।

विशेष – अनाहत चक्र का प्रतीक चिन्ह बारह पंखुड़ियों वाला कमल है।

5.   विशुद्रि चक्र – विशुद्रि चक्र या विशुद्रि चक्र कण्ठ के पीछे होता है। यह चक्र उच्चतम अध्यात्मिक अनुभूति देता है यह चक्र हमारे शरीर का पांचवा चक्र है इसे गले का चक्र भी कहते हैं।

विष – जहर, अशुद्धता, शुद्रि – अवशिष्ट निकालना।

स्थान – विशुद्रि चक्र कंठ में स्थित होता है।

विधि – विशुद्रि चक्र के लिए सर्वप्रथम आराम से बैठ जाएं रीढ़ (मेरूदंड) को बिल्कुल सीधा रखें। अपने ध्यान को गले के आधार क्षेत्र पर से लेकर सर्वाइकल वर्टिब्रा तक केंद्रित करें अपने दोनों हाथों के अंगूठों को छूते हुए एक वृत बनायें उंगलियों को क्रास करे आपस में, गहरी श्वास लें और छोड़ें हाथों की उंगलियों को ढीले आकृति लिए हुए आपने हाथों को फिर गले तक उठाएं। इस प्रक्रिया को आठ से दस श्वास लें और दोहराएं। विशुद्रि चक्र जगाने को लिए जालंधर बंध और ध्यान साधना दो सरल उपाय है।

लाभ –

1.   इस चक्र के ध्यान से मन आकाश की तरह शुद्र हो जाते है।

2.   विशुद्रि चक्र के ध्यान से भूख-प्यास के बिना कई दिनों तक रहा जा सकता है।

3.   इस चक्र के ध्यान से भूख-प्यास के बिना कई दिनों तक रहा जा सकता है।

सावधानी –

1.   विशुद्रि चक्र के विकार ग्रस्त होने से कंठ विकार हो सकता है।

2.   स्मरण शक्ति का क्षय, कई मानसिक विकार हो सकते है इसलिए गुरु की देखरेख में इसका ध्यान करें।

विशेष – विशुद्रि चक्र का रंग बैंगनी है इसमें हमारी चेतना पांचवे स्तर पर पहुंच जाती है।

6. छठा मूल चक्र है। ध्यान से आज्ञा चक्र का आभास होता है आग्या का अर्थ है आदेश ।

स्थान – आज्ञा चक्र मस्तक के मध्य में, भौहों के बीच स्थित है। इस कारण इसे "तीसरा नेत्र" भी कहते हैं।

विधि – आज्ञा चक्र तब जागृत होने लगता है जब भुकुरी के मध्य ध्यान लगाते हुए साक्षी भाव से रहने से यह चक्र जागृत होने लगता हे। जब ध्यान में गोले दिखना शुरू होते हैं तो इस चक्र को जागने के लक्षण है। यही पर तीनों मुख्य नाड़ियां (इड़ा, पिंगला, सुषुम्मा) का विकल्प भी होता है।

लाभ –

1. आज्ञा चक्र के जागृत से साधक दिव्य ज्ञानी, दूसरों के मनोभावों को समझने की शक्ति आ जाती है।

2. शरीर में विशेष चुम्बकीय ऊर्जा का निर्माण होने लगता है।

3. इस चक्र के जागृत से विचारों में दृढ़ता और दृष्टि में चमक पैदा हो जाती, तीनों कालों (वर्तमान, भूतकाल, भविष्य) की समझ आ जाती है दिव्य दर्शनिकता आ जाती है।

सावधानी –

1. ये चक्र क्षतिग्रस्त हो जाये तो मानसिक बिमारियों का भय रहता है।

2. गुरू की देखरेख में इस चक्र का ध्यान करना चाहिए।

विशेष – ध्यान करते समय रीढ़ की हड्डी और सिर एक सीध में हो ये चक्र मानसिक दृढ़ता और क्षमा भाव देता है, सफेद, नीले या गहरे नीले रंग से मेल खाता है।

7. सहस्त्रार चक्र – सहस्त्रार चक्र को "हजार पंखुड़ियों वाले कमल" "ब्रह्म रन्ध्र" (ईश्वर का द्वार) या लय किरणों का केन्द्र कहा जाता है।

सहस्त्रार – हजार, अनंत, असंख्य सहस्त्रार चक्र भिन्न-भिन्न रंग वाली 1000 पंखुड़ियों वाले कमल के समान है।

स्थान – सहस्त्रार चक्र हमारी खोपड़ी के ऊपरी भाग में स्थित होता है जहाँ तीनों अस्थियाँ (ललाट, पार्श्विका, लौकिक) एक दूसरे को काटती हैं।

विधि – सहस्त्रार चक्र को जागृत करने की विधि ये है कि मूलाधार से होते हुए सहस्त्रार चक्र पहुंचना लगातार ध्यान करते हुए यह चक्र जागृत हो जाता है।

लाभ –

1. व्यक्ति अपने सभी कर्मों से मुक्त हो जाता है जब सहस्त्रार चक्र जागृत हो जाता है।

2. आत्मा ब्रह्मांड की चेतना से जुड़ जाती हैं।

3. ये चक्र जागृत होते ही योग के उद्देश्य का प्रतिनिधित्व करता है जब आत्मसाक्षात्कार की अनुभूति मिलती है।

सावधानी –

1. योग्य गुरू के सन्मुख रहते हुए चक्र का ध्यान करें।

2. अगर ये चक्र विकार ग्रस्त हो जाये तो उससे शारीरिक और मानसिक अवस्था का ज्ञान नहीं रहता।

विशेष – इस चक्र के जागृत होने से परमात्मा के होने का अहसास होता है सहस्त्रार बैंगनी रंग का प्रतिनिधित्व करता है इसका प्रतीक कमल एक हजार पंखुड़ियां है।

कुंडलिनी शक्ति के चमत्कार

ये जो हमारी प्राण शक्ति केंद्र कुंडलिनी को अंग्रेजी भाषा में 'Serport Power' कहते हैं। विज्ञान कभी इसको नहीं मानता लेकिन कुंडलिनी शक्ति सुषुम्ना नाड़ी में नाभि के निचले हिस्से में सोई हुई अवस्था में रहती है।

कुंडलिनी शक्ति का यही चमत्कार माना जाता है इससे सभी नाड़ियों का संचालन होता है। कुंडलिनी को ध्यान के द्वारा जागृत किया जाता तो सातों चक्र को जागृत करते हुए सहस्त्रार चक्र से आगे हो जाती है आत्मा को परमात्मा के साथ जोड़ती है कुंडलिनी हमें आत्म साक्षात्कार की अनुभूति करवाती है हमारे भाव, शरीर और विचार को कुंडलिनी ही प्रभावित करती है। यह ७२ हजार नाड़ियों को शुद्ध कर देती है इससे हम योग क्रिया से अपनी कुंडलिनी शक्ति को जागृत करके दिव्य शक्ति प्राप्त कर लेते हैं।

जब कुंडलिनी शक्ति जागृत होने लगती है तो विभिन्न मुद्राएँ, प्राणायाम या आसन आदि क्रियाएं अपने आप होने लगती हैं जब यह शक्ति जागृत हो जाती है जीवन में अनेक चमत्कार होने लगते हैं। इसके निरंतर अभ्यास से कुछ शक्तियां अपने आप प्राप्त हो जाती हैं। कुंडलिनी शक्ति सुषुम्ना नाड़ी से होते हुए सहस्त्रार में जाकर समाधि की स्थिति प्राप्त कर लेती है।

कुंडलिनी योग की स्वास्थय में भूमिका

कुंडलिनी योग की स्वास्थय में भूमिका है इसी से हमारे अंदर ऊर्जा का संचार होता है योग हमारे जीवन का विज्ञान है यह हमारे दिनचर्या का हिस्सा होना चाहिए ये बहुत महत्वपूर्ण, जिससे हमारा स्वास्थय ठीक रहेगा। कुंडलिनी योग तो हमारे शरीर, मन और

भावनाओं में संतुलित करने का साधन है, योग शरीर से आरम्भ मानसिक और भावनात्मक स्तर की और अग्रसर होता है। जब कुंडलिनी मूलाधार चक्र से जागृत होकर सहस्त्रार तक पहुंचती है तो वह हमारे शरीर के अंदर उत्पन्न होने वाले रोगों को समाप्त करती जाती है जैसे कुंडलिनी योग चक्रों को जागृत करता है उस चक्र में किसी भी प्रकार का रोग हो वह ठीक हो जाता है। शारीरिक और मानसिक दोनों तरह से शरीर को स्वस्थ रखने में अपनी अहम भूमिका निभाती है। क्रोध, अंहकार, चिंता का तो नामों निशान ही खत्म हो जाता है।

किसी की प्राण शक्ति कमजोर हो उसके लिए कुंडलिनी योग का अभ्यास बहुत फायदेमंद होता है शरीर के अंदर फेफड़े तक विकसित हो जाते हैं, भौतिक शरीर, मन, प्राणशक्ति इन तीनों का मिक्षण है हमारा शरीर इसे कुंडलिनी योग के अभ्यास से ठीक रहता है इससे स्वास्थय बिल्कुल ठीक रहता है हमें जानकारी अपने आप महसूस हो जाती है शरीर के अंदर क्या चल रहा है। स्वास्थ्य कैसा है सभी कार्य करने चाहिए जिससे स्वास्थ्य ठीक रहे। शरीर के सात चक्रों में कुंडलिनी ऊर्जा पैदा कर देती है जिससे पूरा शरीर स्वस्थ रहता है।

कुंडलिनी शक्ति आसन

कुंडलिनी शक्ति आसन कहां पर होता है इसका जानना बहुत आवश्यक है शरीर की रीढ़ की हड्डी के आखिरी हिस्से के चारों और साढ़े तीन आँटे लगाकर कुंडली मानो सोए हुए सांप की तरह सोई रहती है इसलिए इसे हम 'कुंडलिनी' कहते हैं। जब कुंडलिनी जागृत होती है तो ये मूलाधार से सीधे ऊपर की और उठते हुए सहस्त्रार चक्र

में मिलने को व्याकुल हो जाती है। उसको नियंत्रण के साथ रखना ही बहुत जरूरी हो जाता है। कुंडलिनी के द्वारा योग करवाया है जिससे मनुष्य के अस्वस्थ अंग भी स्वस्थ हो जाते हैं एक बात का ध्यान रखें की साधक का जो अंग बिमार और कमजोर होता है उसे ध्यानवस्था से ठीक किया जा सकता है। कुंडलिनी योग में जो क्रियाएं हैं वह है दाएँ, बायें वाले आसन, हाथों को शरीर से क्रियाएँ बंध, मुद्रा प्राणायाम की क्रियाएँ ये हमें करनी चाहिए। जिससे सोई हुई कुंडलिनी जागृत हो हमारे सहस्त्रार चक्र में पहुंचकर आत्मा को परमात्मा के दर्शन हों।

इस क्रिया को करके शारीरिक क्षमता और शक्ति का विकास होता है। इसमें कई प्राणायाम हैं जिसे करना चाहिए लगातार ऐसी क्रियाओं का अभ्यास करते रहना चाहिए। बंध भी इस क्रिया के साथ करने चाहिए किसी योग्य गुरू के मार्गदर्शन से कुंडलिनी योग करना चाहिए।

कुंडलिनी योग एनर्जी बढ़ाने के लाभ

जब आप कुंडलिनी योग का अभ्यास प्रतिदिन करते हो तो इससे कई लाभ मिलते हैं सबसे पहले जेसे ही अभ्यास प्रतिदिन शुरू हो जाता है आपके अंदर तनाव खत्म हो जाता है। इस योग से शरीर के अंदर ताकत आती है। शारीरिक और मानसिक रूप से लाभ मिलता है शरीर के अंदर लचीलापन आता है।

स्वस्थ शरीर में स्वस्थ आत्मा का विकास होता है इसलिए कुंडलिनी योग का अभ्यास प्रतिदिन करने से किसी भी कार्य को करने से आत्मविश्वास की वृद्धि होती है।

ध्यान मूलं गुरोरमूर्तिः पूजामूलं गुरोरः पदम्।
मन्त्रमूलं गुरोवाक्यं मोक्षमूलं गुरोः कृपा।।

अर्थ – ध्यान का आधार है गुरू की मूर्ति

पूजा का आधार गुरू के चरण हैं

मंत्र का मूल गुरू का शब्द है

मुक्ति का कारण गुरू की दया है।

जय गुरूदेव जय बागेश्वर धाम

अध्याय – 6
आसनों के अभ्यास

योग का तीसरा अंग आसन है।

चित्त को स्थिर रखने वाले तथा सुख देने वाले बैठने के प्रकार को आसन कहते हैं।

स्थिरसुखमासनम्

स्थिर सुखम् आसनम्

आसन का अर्थ है स्थिर और आरामदायक मुद्रा योग वह प्रकाश है जो एक बार जला दिया जाए तो कभी कम नहीं होता। जितना अच्छा आप अभ्यास करेंगे लौ उतनी ही उज्जवल होगी।

आसन कौन लोग कर सकते हैं –

शरीर की तैयारी में आसन का प्रमुख स्थान है। यम और नियम के बाद जो सबसे जरूरी योग में आता है वो आसन ही है। जितने प्रकार के जीवों की जातियां हैं आसनों का उल्लेख भी उतना ही है इन सब आसनों के रचियता भगवान शिव ही हैं।

आसन क्या है –

आसन वह क्रिया है जिस स्थिति में शरीर को सुखपूर्वक स्थिर रखा जा सके उसे ही आसन कहते हैं। कहा भी गया है "स्थिर सुखम् आसनम्" जब हम आसनों पर अधिकार प्राप्त कर लेते हैं तो शरीर पर मन का पूरा नियंत्रण स्थापित हो जाता है। आसन के अभ्यास करने से हमारे शरीर का रूधिराभिसरण अच्छा रहता है। हमारे शरीर की सम्पूर्ण आंतडियों की गति ठीक प्रकार से होती है शरीर का स्वास्थ्य ठीक रहता है। हमारे स्नायुओं में बल बढ़ता है।

जो स्थिर भी हो और सुखदायक अर्थात् आरामदायक भी हो, वह आसन है। दुर्बल शरीर वालों को आसन से बहुत लाभ मिलता है। जो स्त्रियां गर्भधारण के पश्चात् विशेष प्रकार का आसन करती हैं उन्हें प्रसूति के कष्ट नहीं होते। ऐसे कई आसन हैं जो केवल पुरूषों के लिए हैं स्त्रियों के कई आसन हैं जो केवल स्त्रियों के लिए हैं। आसन कई तरह से किये जाते हैं जैसे कि कुछ बैठकर, कुछ लेटकर तथा कुछ सिर नीचे और पांव ऊपर करके किये जाते हैं।

आसनों की शुरूआत से पूर्व सावधानी –

आसनों को सीखने या उसके अभ्यास से पहले कुछ विशेष बातों को ध्यान रखना जरूरी है क्योंकि सावधानी न बरती जाये तो आसन लाभदायक होने के बजाये हानिकारक भी हो जाते हैं। आसनों को हमेशा सही विधि से करना चाहिए।

1. शौच क्रिया एवं स्नान से निवृत होने के बाद ही योगासन का अभ्यास करना चाहिए तथा घंटे पश्चात स्नान करें।

2. मौसम को देखते हुए वस्त्र पहनने चाहिए योगासन को समतल भूमि में करना चाहिए।

3. योगासन का अभ्यास बाहर खुले एवं हवादार कमरे में करना चाहिए।

4. अभ्यास करती बार ध्यान रखें कि आपको शुद्ध वायु मिल रही है कि नहीं।

5. जब आसन करते हैं तो इस बात का विशेष ध्यान रखें कि आसन के अभ्यास के समय अनावश्यक जोर न लगाएँ।

6. शुरूआत में माँसपेशियों को बड़ी पाएंगे। निरंतर अभ्यास से आप अपने शरीर में लचीलापन महसूस करने लगेंगे आसनों को हमेशा

आरामदायक करें, कठिनाई में आसन न करें।

7.   मासिक धर्म, गर्भावस्था, बुखार, गंभीर रोग आदि के दौरान आसन बिल्कुल न करें।

8.   बज्रासन को छोड़कर वाकि सारे आसन खाली पेट करने चाहिए।

9.   जब आसनों का अभ्यास करते हैं तो उस समय आहार उतना ही लें जितना पचा सको।

10.   आसन के प्रारम्भ और अंत में आराम जरूर करें, आसनों को विधिपूर्वक ही करना चाहिए।

11.   प्रत्येक आसनों को दोनों और से करें, उसका पूरक अभ्यास भी निरंतर करते रहें।

12.   इस बात का ध्यान रखें कि आसन के अभ्यास के दौरान किसी प्रकार की पीड़ा होती है तो योग चिकित्यक को जरूर दिखायें।

13.   वातों में वायु की समस्या, अत्यधिक उष्णता या रक्त अत्यधिक अशुद्ध हो तो सिर के बल किए जाने वाले आसन नहीं करने चाहिए।

14.   योगासन के अभ्यास से पहले शरीर में विकासक क्रिया का अभ्यास कर लें उसके बाद आसनों का अभ्यास शुरू करें।

ध्यान दें - आसनां का अभ्यास किसी योग गुरू या योग चिकित्सक की देख-रेख में करें।

योगाभ्यास स्व-अर्थ की क्रिया है जैसा करेंगे वैसा लाभ मिलेगा।

वस्त्र - आसन को करती बार अपने वस्त्रों पर जरूर ध्यान दें कौन से वस्त्र किस मौसम के हिसाब से आसन के अभ्यास के समय पहनने हैं ये अतिरिक्त जरूरी है। आसन करती बार चुस्त कपड़े बिल्कुल न पहने। हमेशा ढीले, आरामदायक, सूती एवं अपनी सुविधाजनक वस्त्रों

को पहनें, आसन करती बार योगा मैट, कंबल और दरी का प्रयोग कर सकते हैं।

समय – योगाभ्यास के लिए प्रातः सूर्योदय के समय सबसे अच्छा माना जाता है क्योंकि जैसे ही सूर्य निकलता है उसकी ऊर्जा हमें नई ताकत देती है ये ऊर्जा हमारे जीवन को संचार प्रदान करवाती है उस समय व्यक्ति तनाव मुक्त भी रहता है। आसनों के अभ्यास का समय अपने अपने शरीर की परिस्थितियों को देखकर करना चाहिए। एक बात का ध्यान रखें कि निश्चित समय और निश्चित स्थान पर अभ्यास अधिक प्रभावशाली होता है। आसनों के अभ्यास से पहले यौगिक सूक्ष्म व्यायाम कर लें।

सूर्य नमस्कार – सूर्य नमस्कार योगासनों में सर्वश्रेष्ठ है। जो लोग प्रतिदिन सूर्य नमस्कार करते हैं, उनकी आयु, प्रज्ञा बल वीर्य और तेज बढ़ता है।

सूर्य नमस्कार योगासनों की प्राथमिक सीढ़ी है। सूर्यनमस्कार का सबसे अच्छा समय प्रातः सूर्योदय काल है प्रातः काल में समय न लगे तो सूर्यास्त से कुछ पहले इस क्रिया को किया जा सकता है। सूर्य नमस्कार ‘नौ’ क्रियाएं हैं तीन क्रियाओं का पुनरावर्तन करने पर ‘बारह’ नमस्कार पूरे हो जाते हैं। सरल होने के कारण इसको बच्चे, बूढ़े, स्त्रियां ओर अत्यंत निर्बल व्यक्ति भी कर सकता है सूर्य नमस्कार करने से फुर्ती और शीघ्रता लाने से ही शीघ्र फल मिलता है। सूर्य नमस्कार स्त्री, पुरूष, बाल, युवा तथा वृद्धा सभी के लिए लाभदायक है।

1. **प्रार्थना मुद्रा/प्राणामासन/नमस्कारमन**

विधि – प्रार्थना की मुद्रा में खड़े हो जायें, जैसे कि दोनों भुलाएं कोहनियां पर से मोड़कर दोनों हाथ छाती के सामने लाएं दूसरों को नमस्कार करने में जोड़े जाते हैं उसके पूरे शरीर को शिथिल कर दें एवं आगे के अभ्यास के लिए तैयार हो जायें।

लाभ – ये हमारे शरीर का रक्त संचार सामान्य करता है। एकाग्रता एवं शांति प्रदान करता है।

2. **हस्तउत्तानासन –**

विधि – गहरी साँस भरते हुए दोनों हाथों को दोनो कंधों के ऊपर उठाते हुए अधिक से अधिक ऊँचाई तक सीधे ले जाएं। इस स्थिति में दोनों हथेलियां सीधी खुली ताकि इनकी अँगुलियाँ परस्पर मिली रहनी चाहिए और ऊपरी धड़ को यथासंभव पीछे झुकाएँ। ये शरीर की अतिरिक्त चर्बी को कम करता है। जिससे पाचन तंत्र ठीक होता है, कंधों और भुजाओं की मांसपेशियों का व्यायाम होता है।

3. **हस्त पादासन/पाद हस्तासन**

विधि – सामने की ओर झुकते हुए दोनों हाथों को सामने की ओर धीरे-धीरे साँस छोड़ते हुए नीचे लाएं तथा हाथों की अँगुलियों से पाँवों की अँगुलियों को छुने का प्रयास करें। एक बात ध्यान में रखें कि ऐसा करते समय घुटने मुड़ने नहीं चाहिए।

4. **एक पाद प्रसारणासन/**
   अश्व संचालनासन

विधि – बाएँ पैर को जितना आगे ले जायें और दाएँ पैर को पीछे की और तान दें। शरीर का पूरा भार दोनों हाथों के पंजों पर रखें फिर पीठ को थोड़ा नीचे दबाकर दायें पाँव के घुटने तथा पंजे से पृथ्वी का स्पर्श करें। इसी क्रिया को साँस भरते दायें पैर से दोहरायें, दाएँ पैर को आगे ले जायें बायाँ पैर को पीछे की और फैला दें।

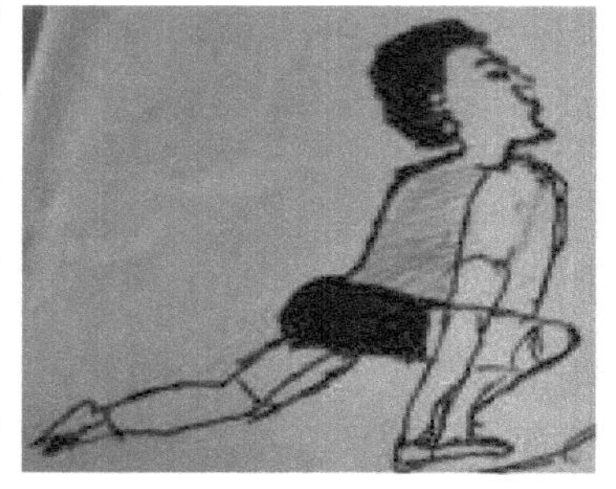

लाभ – मेरूदण्ड में लोच पैदा होती है। रक्त पाचन-तंत्र में रक्त का संचार बढ़ता है पाचन तंत्र ठीक प्रकार से काम करता है।

5. पर्वतासन / भूधरासन

विधि – इस आसन में शरीर का वज़न दोनों हाथों पर स्थिर करते हुए दाएँ पैर को सीधा करके पंजे को बाएँ पंजों के पास रखें। फिर दोनों हाथों का सिर के सामने की ओर जमीन पर रखें। अँगुलियाँ बाहर की

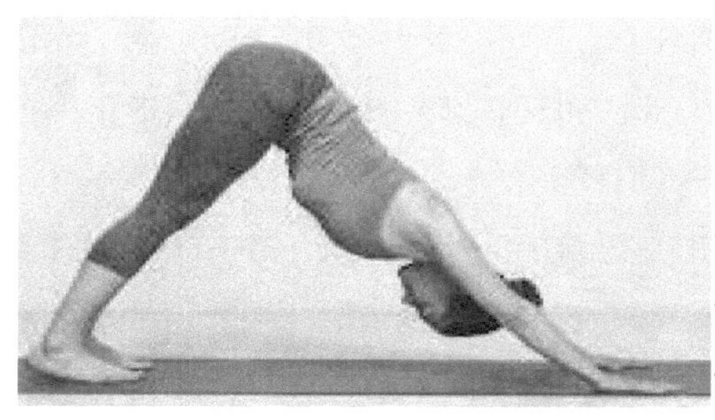

और रहें। नितम्ब-भाग को अधिकाधिक ऊँख उठाने का प्रयास करें। शरीर में कड़ापन बना रहे तथा घुटने कहीं से झुकने न पाएं।

लाभ – जब सिर सामने की तरफ झुका होता है तो उससे रक्त संचार बढ़ जाता है चेहरे पर ताज़गी आती है आँखों में रोशनी बढ़ती है बालों का झड़ना रूक जाता है हाथों और पैरों का अच्छा व्यायाम होता है। मेरूदंड सशक्त बनता है शरीर में लचीलापन बढ़ता है।

(106)

6.   प्रणिपातासन/अष्टांग नमस्कारासन

विधि – इस स्थिति में घुटने मोड़ते हुए शरीर को जमीन की तरफ हाथों के बल सम्पूर्ण शरीर को तौलते हुए कुहनियों को मोड़ें तथा शरीर को भूमि के समतल ले आयें। इस स्थिति में सम्पूर्ण शरीर तथा दोनों हाथों के पंज्जे को स्पर्श करें, कुहनियां ऊपर उठी रहेंगी। ध्यान रखें कि हाथ के पंज्जों से लेकर कुहनियों तक का भाग तना हुआ रहना चाहिए।

लाभ – फेफड़ों और छाती को शक्ति देता है पैरों और हाथों की माँसपेशियों में बल प्रदान करता है।

7.   भुजंगासन

विधि – दोनों हाथों को सीधा रखें। शरीर के अगले हिस्से – छाती, सिर, कमर के भाग को ऊपर उठाते हुए सिर तथा गर्दन को पीछे की तरफ झुकाएँ ये स्थिति भुजंगासन की है।

लाभ – रक्त संचार को बढ़ाता है कब्ज को हटाता है। फेफड़ों को सुचारू करता है। ऐसे रोगियों के लिए लाभकारी जो बोकाइटिस सर्वाइकल, स्पोंडेलाइटिस, स्लिपडिस्क से ग्रस्त है।

8.   भूधरासन पर्वतासन

विशेष विधि – ये जो स्थिति है ठीक पाँच नं० की ही पुनरावृति है।

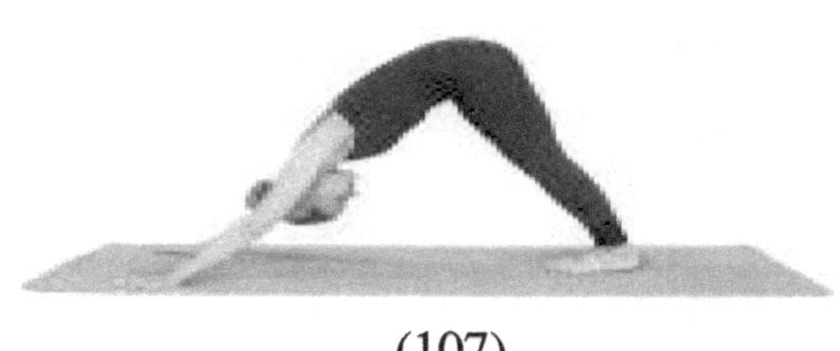

लाभ – हाथ पैरों के स्नायुओं एवं मांसपेशियों को नई ऊर्जा प्रदान करती है जो लाभ पाँच नं० वाली स्थिति है वह सभी लाभ मिलते हैं।

9. एक पाद प्रसारणासन

विधि – यह स्थिति ठीक क्रमांक चार की आंशिक पुनरावृति है। क्रमांक चार के सभी लाभ इसमें मिलते हैं।

10. पाद हस्तासन हस्त पदासन

विधि – ये स्थिति क्रमांक तीन की पुर्नरावृति है।

लाभ – क्रमांक के तीन के सभी लाभ इसमें मिलते हैं।

11. हस्त उत्तानासन

विशेष विधि – ये स्थिति क्रमांक दो की आंशिक पुर्नरावृति है।

लाभ – स्थिति क्रमांक दो के लाभ प्राप्त होते हैं।

12. प्रार्थना मुद्र/प्राणमासन/नमस्कारसन

विशेष विधि – ये स्थिति क्रमांक 'एक' की पुर्नरावृति है। ये सूर्य नमस्कार जैसे जिस पैर को पीछे किया वैसे ही दूसरे पैरों को पीछे करके किया जाता है इस 24 आसनों के समूह के एक आवृत्ति कहते हैं।

लाभ – स्थिति क्रमांक 'एक' के सभी लाभ होते हैं सूर्य नमस्कार तेजवान, समस्त बिमारी का नाश करता है, मानसिक शांति देता है, स्मरण शक्ति को बढ़ाता है प्राण शक्ति को बढ़ाता है, शारीरिक और मानसिक दोनों स्तरों पर ऊर्जा संतुलित होती है। कुंडलिनी जागरण में इसका अधिक महत्व है।

आदित्यस्य नमस्कारामृ ये कुर्वन्ति दिने दिने।

आयुः प्रज्ञा बलं वीर्यं तेजस्तेषं च जायते।।

जो लोग प्रतिदिन सूर्यनमस्कार करते हैं उनकी आयु, प्रज्ञा, बल, वीर्य और तेज बढ़ता है।

बैठकर किये जाने वाले आसन

सिद्धासन – यह ऋषि-मुनियों का प्रिय आसन है इसी कारण इस आसन को सिद्धासन कहा जाता है। सभी सिद्धियों को प्रदान करने वाला है।

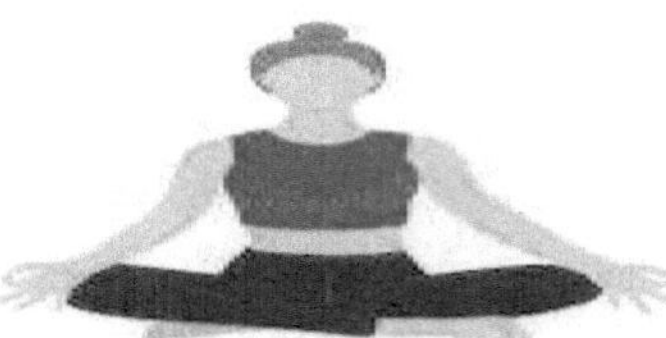

विधि – सर्वप्रथम सुखासन में बैठ जाएँ। बाएँ पैर मोड़कर एड़ी को दोनों जंघाओं के मिलन स्थल पर टिका दें एड़ी सटाकर रखें। दाएँ पैर को मोड़ें और बाएँ पैर की उँगलियों पर टिकाएं। हथेलियां घुटने पर रखें अथवा एक के ऊपर एक रखकर नाभि से नीचे पेट को पास रखकर ज्ञान मुद्रा बनाएं। अपनी दृष्टि को भूमध्य में रखें।

सावधानी – जिस किसी को साइटिका, तीव्र कमर दर्द या घुटनों की तीव्रवेदना है वह ध्यानपूर्वक इसका अभ्यास करें। गुदा रोगों बबासीर से पीड़ित रोगी न करें।

लाभ –

1. ये आसन हमारी शारीरिक और मानसिक स्थिरता को बढ़ाता है।

2. मन को शांति प्रदान करता है।

3. घुटनों और जोड़ों के दर्द को दूर करता है।

4. बुद्धि का विकास होता है।

5. मानसिक तनावों से छुटकारा मिलता है।

गोमुखासन

इस आसन को करते समय आकृति गाय के मुंह जैसा आकार बनाती है इसलिए इसे गोमुखसन कहते हैं। गौमुखासन तीन शब्दों की संधि से बना है। गौ (गाय)+मुख (चहरा)+आसन

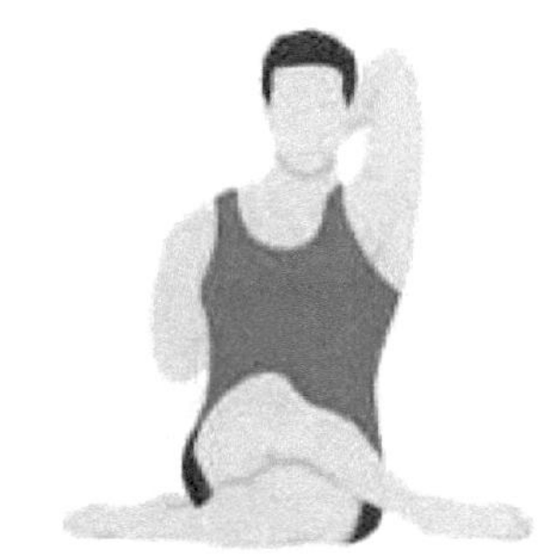

विधि – इस प्रकार जमीन पर घुटने टेक कर बैठे जैसे कि पाँव को मोड़कर दायीं जाँघ पर से लाते हुए, बाँयें पाँव की एड़ी को दायीं जाँघ के बाजू में रखें। बाँयें पाँव का पंज्जा पृथ्वी का स्पर्श करता रहे। इससे दोनों घुटने लगभग एक-दूसरे पर आ जाएंगे। शरीर को एकदम सीधा रखें। दाँयें पाँव का तलबा बाँयीं जांघ की सन्धि के पास उसे स्पर्श करता रहे। उसके बाँयें हाथ और दाँयें हाथ की तर्जनी उँगली को पीठ के पीछे ले जाकर एक-दूसरे को पकड़ ले फिर उसी प्रकार दूसरी तरफ करें दोनों हाथों को एक-दूसरे के समीप ले जाकर छूने का प्रयत्न करना चाहिए।

लाभ –

1. हाथों तथा बाँहों की स्नायुएं सुदृढ़ होती हैं।

2. बात रोग, गठिया बात, पीठ का दर्द, स्वप्नदोष, प्रमेह, मधुमेह, अपच, प्रदर रोग दूर होते हैं।

३. यह गुर्दे के विषाक्त द्रव्यों को बाहर निकाल कर, रूके हुए पेशाब को बाहर लाता है।

4. पाचन शक्ति को बढ़ा कर भूख मिटाता है।

5. इस आसन के अभ्यास से छाती चौड़ी होती है तथा मूल-बंध स्वयं ही लग जाता है।

आसन का समय – कम से कम एक मिनट से दो मिनट आसन का अभ्यास करें।

सावधानी – मेरूदण्ड को बिल्कुल सीधा रखें। गर्दन दर्द, कमर दर्द वाले इसे न करें।

वक्रासन

संस्कृत भाषा के वक्र का अर्थ है "मोड़ना" (टेढ़ा) इसलिए इस आसन को वक्रासन कहते हैं। वक्र संस्कृत का शब्द है, वक्र का अर्थ 'टेढ़ा' है आसन के करने पर मेरूदण्ड सीधा होता है शरीर पूरा टेढ़ा हो जाता है

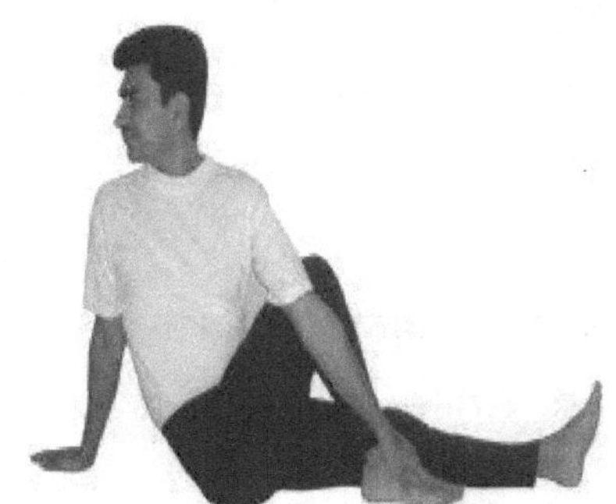

विधि – सर्वप्रथम जमीन पर बैठ जाये दोनों पैरों को सामने फैलाकर बैठ जाए दायां पैर मोड़कर उसे पेट तक ऊपर लाएं दायां पैर बाँयें पैर के ऊपर से ले जाकर उसे जमीन पर बाँये पैर की जांघ के पास लगाकर रखें दाएँ हाथ में इस प्रकार की बायां हाथ दायें घुटने के समीप से होता हुआ जाये। दायें हाथ को कमर के पीछे ले जाकर हथेलियां जमीन से टिका दें। ये स्थिति वक्रासन की क्रिया है फिर इसे दूसरी तरह से दोहराएं।

लाभ –

1. इसका असर कमर और पेट के भागों में पड़ता है।

2. कमर और पेट के सभी अंगों की ग्रथियों को सक्रिय कर देता है।

3. इससे कब्ज, पेट की तकलीफ बबासीर पीठ का दर्द, गर्दन का कड़ा होना ठीक हो जाता है।

4.	पीठ की रीढ़ की तकलीफ को ठीक करता है। लीवर, किडनी, पेनक्रियाज प्रभावित होते हैं जिससे अंग निरोगी रहते हैं।

5.	पुरूषों में अण्डग्रंथि पर अच्छा प्रभाव पड़ता है। हर्निया के रोगियों को भी आसन से लाभ मिलता है।

आसन का समय – इस आसन को 'छह' बार तक करें। प्रत्येक ओर से तीन-तीन बार करें।

सावधानी – 'छह' बार से अधिक न करें रीढ़ की हड्डी में कठिनाई हो तो इस आसन को न करें। पेट और कमर के रोगी योग गुरू की सलाह लें।

अर्धमत्स्येन्द्रासन

ये एक महत्वपूर्ण आसन है। इस आसन को करने से रासायन निर्माण का संतुलन बना रहता है।

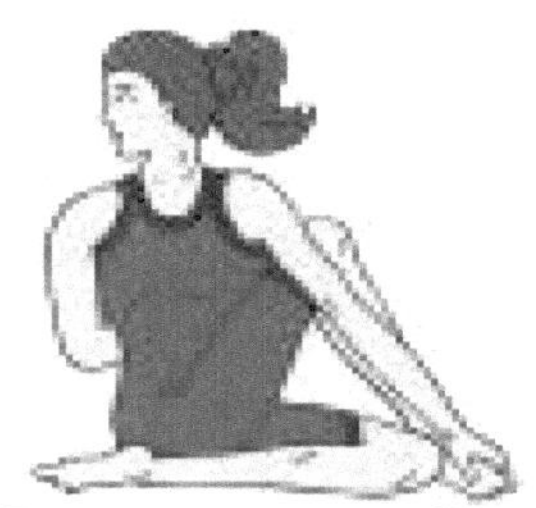

विधि – इस आसन को करने के लिए सर्वप्रथम दोनों पाँवों को फैलाकर बैठें फिर बायें पाँव को मोड़कर दायें पांव के बाहर, जाँघ से सटाकर रखें तथा दायें पाँव को मोड़कर दायीं एड़ी से मुद्रा तथा मूत्राशय के मध्य भाग वाले कोमल स्थान दबायें। अब बायें घुटने की टेक लगाएं, दायें कंधे को अड़ाकर, दायें हाथ से बायें पाँव का अँगूठा पकड़ें तथा बायें हाथ को पीठ के पीछे की ओर घुमाकर, दायीं जंघा-संधि का स्पर्श करें। ठोढ़ी को कंधे की सीध में, सिर बायीं ओर दाती तनी हुई सीधी रखें। ये क्रिया अर्द्र-मत्स्येन्द्रासन की है। फिर इस क्रिया को दूसरी तरफ से करें।

लाभ –

1.	युवावस्था अधिक समय तक बनी रहती है।

2.	पेट स्नायुओं, मांसपेशियों और नाजुक अंगों को हल्की मालिश

देता है।

3. ये शरीर में रक्त संचार को नियंत्रित करता है।

4. ये आसन पेट, हाथ, पाँव, गर्दन, कमर तथा वस्ति प्रदेश के लिए लाभदायक है।

5. शरीर को लचीला बना देता है। शर्करा (सुगर) नियंत्रित रहता है।

आसन का समय – 'छह' से अधिक बार न करें।

सावधानी – ज्यादा बार करने से कमर और पेट में तकलीफ उत्पन्न होने का भय रहता है।

योगमुद्रा

इस आसन की विशेषता यह है कि रीढ़ की हड्डी और उदर दोनों की बहुत बढ़ियां कसरत हो जाती है इस आसन को पदमासन या वज्रासन पैरों को पीछे करके फिर बाएँ हाथ की कलाई को दायें हाथ की हथेली से पीठ के पीछे ले जाकर पकड़ ले।

धीरे-धीरे झुककर माथे को भूमि में लगाएं इसे ही योगमुद्रा कहते हैं।

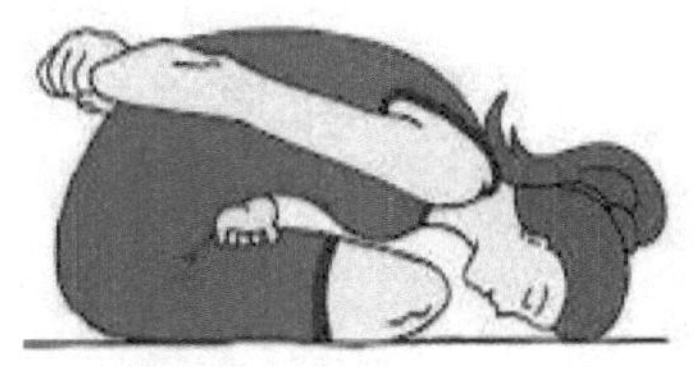

विधि – सर्वप्रथम टांगें फैलाकर फर्श पर बैठ जाइए। फिर दाहिनी टांग को घुटने पर से मोडिकर और हाथों से दाहिने पैर के पंजे को उठाकर बाईं जंघा की जड़ में जमा दीजिए। पद्मासन की स्थिति में घुटनों को फर्श में लगाए रखने की कोशिश करें। धीरे-धीरे मस्तिष्क को फर्श के साथ लगाना है विशेष ध्यान रखें जब मस्तिष्क फर्श पर धीरे-धीरे नीचे जमायें साँस छोड़ते जायें फर्श पर लगते ही सांस पूरी छोड़ चुके हो। दो-चार दिन के अभ्यास से ये व्यायाम सिद्ध हो जाता है।

लाभ –

1. कमर झुकने से रीढ़ की हड्डी तथा स्नायु एवं कमर को लाभ पहुंचता है।
2. कब्ज इससे दूर होती है।
3. फेफड़ों तथा श्वसन नली की शाखाओं को सक्रिय बनाता है।
4. यौन शक्ति को बढ़ाता है।
5. पाचन संस्थान ठीक रहता है।

आसन का समय – सप्ताह में इसे अधिक से अधिक चार बार अभ्यास करना चाहिए, जो नया है उसे सप्ताह में दो बार अभ्यास करना चाहिए।

सावधानी – चार से अधिक बार इस आसन को अभ्यास करते हो तो मेरूदण्ड में तकलीफ होने की आशंका बनी रहती है।

उष्ट्रासन

इस आसन को करते समय शरीर की स्थिति ऊंट जैसी हो जाती है अतः इस आसन को उष्टासन कहते हैं। घुटने के बल बैठकर पीछे झुकने वाला आसन है। यह नाम संस्कृत के शब्द उस्ट्र जिसका अर्थ है ऊँट।

विधि – सर्वप्रथम वज्रासन की स्थिति में बैठ जाए और घुटनों के बल खड़े हो जाएं फिर पीछे की तरफ़ झुकते हुए दाहिने हाथ से दाहिनी एड़ी एवं ठीक उसी प्रकार बाएँ हाथ से बाएँ एड़ी को 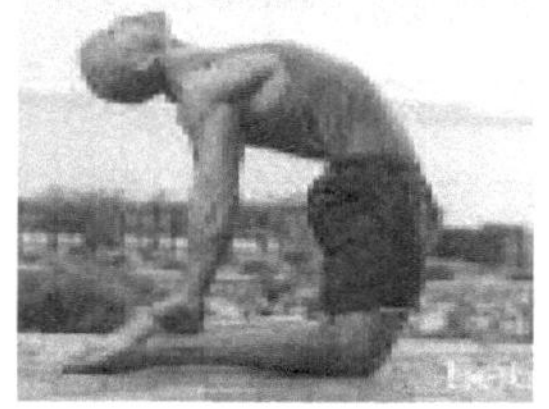 पकड़े सिर को पीछे झुकाएँ, नाभि, उद्दर प्रवेश शरीर के आगे वाले भाग को उभारे आगे की तरफ साथ में मेरूदण्ड को अधिक से अधिक पीछे झुकाएं, एड़ियों को पकड़ते हुए श्वास लें इसे उष्टासन कहते हैं।

लाभ –

1. इस आसन से मोटापा कम होता है।
2. दमा के रोगियों के लिए ये रामबाण है कब्ज को दूर करने का भी रामबाण है।
3. पीठ दर्द, कमर दर्द दूर होता है ये आसन स्त्री रोगों में विशेष लाभप्रद है।
4. बुढ़ापे को दूर करता है जीवन शक्ति को बढ़ाता है।
5. शरीर में लचक को बढ़ाता है।

आसन का समय – 10-15 सेकेंड चार से पांच बार करें।

सावधानी – इस आसन को करते समय शरीर को अधिक खिंचाव नहीं देना चाहिए।

वज्रासन

इस आसन में दोनों जांघों और दोनों पिंडलियाँ इनके ऊपर-नीचे बराबर करके दोनों पांवों के तलवों को गुदा के दोनों और बराबर बैठना चाहिए इसी का नाम वज्रासन कहलाता है।

विधि – इस आसन को करने के लिए सर्वप्रथम दोनों पाँवों के घुटने मोड़कर पीछे की ओर ले जाएं। उनके तलबे आकाश की ओर हो। पाँव का दायाँ अंगूठा बायें पांव के तलवे पर रहे तथा दोनों एड़ियां गुदा द्वार के नीचे रहे घुटने परस्पर मिले हों। कमर का ऊपरी भाग एकदम सीधा हो गर्दन भी सीधी हो। दोनों हाथों को दोनों घुटनों पर जमा लें। हाथों की अँगुलियाँ भी परस्पर मिली रहनी चाहिए। अब दृष्टि की नाक के अग्रभाग पर टिकाकर सामान्य श्वास लें। ये क्रिया वज्रासन कहलाती है।

लाभ –

1. इस आसन से पैर दर्द और पैर के रोग दूर होते हैं।

2. जो वज्रासन का अभ्यास प्रतिदिन करेगा वह बुढ़ापे की अवस्था में भी वज्र के समान होगा।

3. हर्निया और बवासीर में लाभदायक है।

4. इस आसन से पाचन शक्ति बढ़ती है।

5. कब्ज दूर होती है। कमर और पैरों को बात रोग दूर होता है।

आसन का समय – इस आसन में अधिक से अधिक 15 मिनट तक बैठना चाहिए, एक दिन में तीन से चार बार करें। पाँच बार से अधिक न करें।

सावधानी – इस बात का विशेष ध्यान रखें कि ज्यादा बार इस आसन करने से मांसपेशियों में कठिनाई महसूस होने लगती है। तब आराम की आवश्यकता होती है।

पश्चिमात्तासन

हाथों और पैर को एक दिशा में सामने की तरफ अर्थात् पश्चिम की तरफ फैलाने के कारण इस आसन का नाश पश्चिमोत्तासन है। ये संस्कृत के मूल शब्दों से बना है 'पश्चिम' जिसका अर्थ 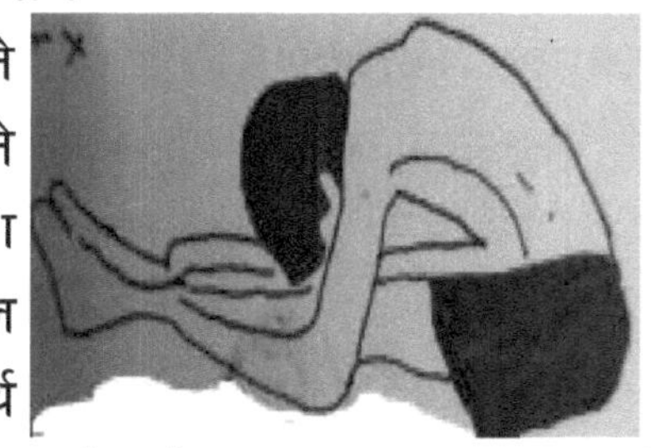 है पीछे या पश्चिम दिशा और तीव्र खिंचाव है और आसन जिसका अर्थ है बैठने का तरीका।

विधि – इस आसन को करने के लिए सर्वप्रथम जमीन पर बैठकर पैर सामने की तरफ फैलायें, दोनों टाँगें क साथ जुड़ी हुई होनी चाहिए, फिर सामने की तरफ झुकते हुए दोनों हाथों की अँगुलियों से दोनों पैर के अंगूठों को छूने की कोशिश करें की सिर कों घुटनों से स्पर्श करवाएं इस

आसन को आराम से करें।

नोट – कमर के निचले हिस्से के लिए रामबाण योगासन है।

लाभ –

1.	कब्ज को दूर करने का ये रामबाण आसन है।

2.	पैरों की मांसपेशियां मजबूत होती हैं

3.	इस आसन के अभ्यास से गठिया, जांघों का एवं पिंडलियों का दर्द दूर होता है।

4.	सभी आयु वालों के लिए ये आसन अति उत्तम है।

5.	कद लंबा होता है इस आसन से, गठिया जांघों का एवं पिंडलियों का दर्द समाप्त हो जाता है।

सावधानी – ये आसन गर्भवती स्त्रियों को नहीं करना चाहिए, जो रोगी कमर दर्द, साइटिका से पीड़ित है उसे भी ये आसन जबरदस्ती नहीं करना चाहिए।

जानुशीर्षासन

इस आसन में सिर को जांघों पर रखते हैं इसलिए इसे 'जानुशीर्षासन' कहते हैं।

विधि – इस आसन को सर्वप्रथम करने के लिए सीधे होकर बैठ जाइए, दोनों टांगों

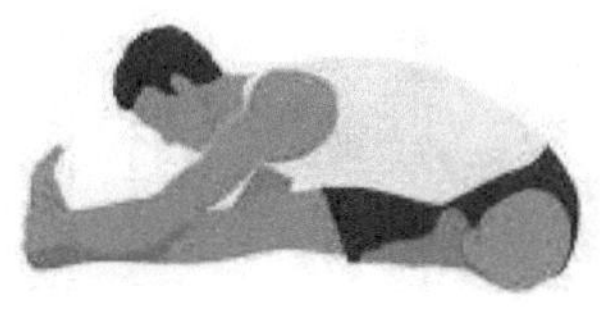

को सामने की और सीधी फैला दीजिए, घुटनों और एड़ियों को मिला दीजिए दोनों हाथों से पकड़कर बाईं टांग को घुटने से मोडें अब दाएं पैर के अंगूठे को दोनों हाथों अनामिका उँगलियों से पकड़ें फिर सिर को धीरे-धीरे घुटने से लगाएं ये अवस्था जानुशीर्षासन की है। साँस अंदर लेते हुए रीढत्र की हड्डी को लंबा करने की कोशिश करनी चाहिए।

लाभ –

1.	मेरूदण्ड एवं पीठ के अंगों में खिंचाव उत्पन्न कर रक्त संचार

सुचारू करता है।

2.   कमर और टांगों में रक्त सप्लाई का संचार होता है।

3.   पीठ और गर्दन का दर्द दूर हो जाता है।

4.   पाचन शक्ति बढ़ती है पेट की मांसपेशियां सक्रिय कर देता है।

5.   फेफड़े और हृदय अच्छी तरह कार्य करते हैं।

आसन का समय – इस आसन को प्रतिदिन कम से कम चार से पाँच बार करना चाहिए। इस आसन का 4 से 8 सेकेंड तक करना चाहिए।

सावधानी – इस आसन तेजी से एकदम न करें इसे धीरे-धीरे करें सिर जितना झुकाया जाए उतना झुकाएं जबरदस्ती सिर को नीचा करने की कोशिश न करें धीरे-धीरे अभ्यास को बढ़ाते जाएं। स्लिप डिस्क, साइटिका, हैमस्ट्रिंग इंजरी या हर्निया से पीड़ित किसी भी व्यक्ति को जानूशीर्षासन का अभ्यास नहीं करना चाहिए।

सुप्तवज्रासन

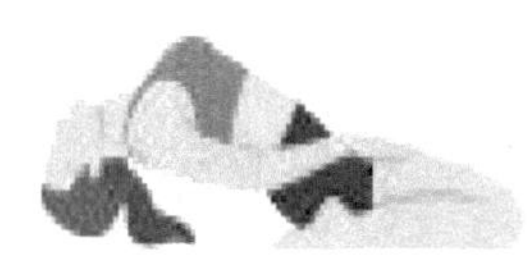

इस आसन में व्यक्ति दोनों पैर मोड़कर बैठता है और फिर इसी दशा में जमीन पर लेटना होता है इसलिए इसे सुप्तवज्रासन कहते हैं। सुप्त का अर्थ होता है सोया हुआ अर्थात् वज्रासन की स्थिति में सोया हुआ। इस आसन का अभ्यास करती बार पीठ के बल लेटना होता है।

विधि – इस आसन को लगाने के लिए सर्वप्रथम वज्रासन लगाएं फिर धीरे-धीरे कोहनियों के सहारे पीछे की तरफ झुकते जाएं एवं भूमि पर चित्त लेट जाएँ फिर पीठ के भाग का थोड़ा हिस्सा ऊपर उठाएं उसके बाद गर्दन को जांघों या सीने पर रख लें। यह स्थिति सुप्त वज्रासन है।

आसन का समय – इस आसन को दो से तीन मिनट तक करें।

लाभ –

1.	उदर प्रदेश, मेरूदण्ड, पक्ष स्थल को संपूर्ण रूप से लाभ मिलता है। किडनी, लीवर और अग्नाशय जैसे आंतरिक अंगों में रक्त संचार ठीक से बना रहता है।

2.	चेहरे पर निखार आता है

3.	कब्ज को दूर करता है

4.	रीढ़ की हड्डी व सीना इस आसन को करने से मजबूत होता है।

5.	जंघाएं, पिंडली इस आसन से मजबूत होती है। महिलाओं के स्वास्थ्य के लिए बहुत अच्छा व्यायाम है।

आसन का समय – इस आसन को दो और तीन मिनट तक करना चाहिए।

सावधानी – जब मूल अवस्था में आने के बाद पैरों को फैलाएं अगर ऐसा नहीं करोगे तो घुटने के जोड़ खिसकने का खतरा बना रहता है। जो व्यक्ति साइटिका, कमर दर्द, घुटने का दर्द, और स्लिप डिस्क से परेशान हैं ऐसे व्यक्तियों को धैर्यपूर्वक करना चाहिए।

नोट – इस आसन (सुप्त वज्रासन) को करने से वज्रासन, मत्स्यासन, पर्यंकासन, उत्तानमण्डूकासन के लगभग सभी प्राप्त होते हैं।

पद्मासन

जब इस आसन को करते हैं तब स्थिति कमल के समान दिखाई देती है इसलिए इसे 'पद्मासन' कहते हैं। जब स्वस्थ होते हैं तो इस आसन में आप शांति या सुख का अनुभव या बोध करना और आलौकिक ज्ञान प्राप्त कर सकते हैं।

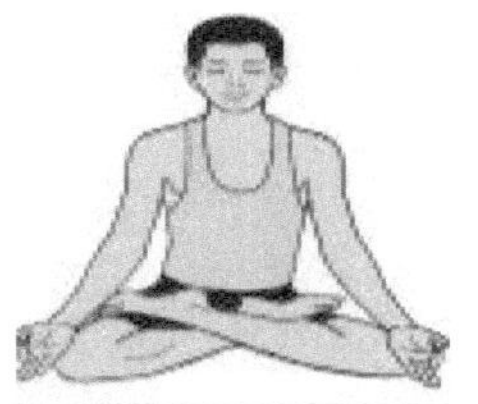

विधि – इस आसन को करने के लिए सर्वप्रथम सुखासन में बैठ जाएं, फिर बाएँ पैर के पंजे को उठाकर दाहिनी जाँघ पर रखें व दाहिने पैर

के पंजे को उठाकर बाएँ पैर की जाँघ पर रखें। रीढ़ की हड्डी सीधी होनी चाहिए, जमीन के साथ घुटने सटे हुए हों, दोनों हाथों को पैरों के घुटनों से सटाकर सीधा रखें। ये स्थिति पद्मासन की है। ध्यान, समाधि आदि में बैठने वाले आसनों में मेरूदण्ड, कटिभाग और सिर को सीधा रखना चाहिए।

लाभ –

1. इस आसन से शारीरिक और मानसिक स्थिरता का विकास होता है।

2. पांवों की नस-नाड़ियां शुद्ध होती हैं रक्त का संचार ठीक रहता है।

3. इस आसन से जोड़ों की अकड़न दूर हो जाती है।

4. जीवन शक्ति में वृद्धि होती है। ब्रह्मचर्य पालन में सहायक है।

5. इस आसन से दमा, अनिद्रा, हिस्टोरिया जैसे रोग दूर हो जाते हैं।

आसन के समय – पांच से पन्द्रह मिनट दोहरा सकते हैं। पांच मिनट तक करने से पाचन शक्ति को लाभ मिलता है। भूख अच्छी लगती है। सुबह के समय ये आसन करने से ज्यादा लाभकारी है।

सावधानी – जिन व्यक्तियों की जंघाएं मोटी होती है जो पद्मासन नहीं कर सकते उन्हें अर्धपद्मासन करना चाहिए।

नोट – इस आसन के अभ्यास से वुद्धि बढ़ती एवं सात्विक होती है। चित्त में स्थिरता आनी है स्मरण शक्ति और विचार शक्ति भी बढ़ती है।

उत्थित पद्मासन दोलासन

इस आसन का उच्च नाम दोलासन भी है, ये लाभ इसलिए पड़ा क्योंकि इसमें हाथों के सहारे एक झूला-सा बना जाता है, इसलिए इसे

उत्थित पद्मासन कहते हैं। उत्थित पद्मासन दो शब्द मिलाकर बना है। उत्थित का मतलब होता है उठा हुआ ऐसा आसन जिसमें ऊपर उठे पद्मासन किया जाए।

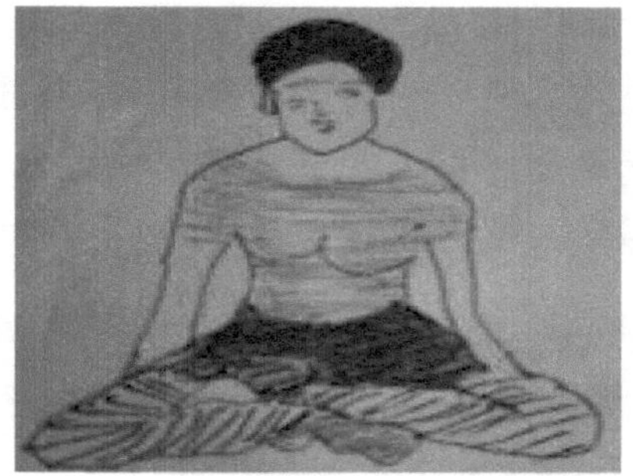

विधि – इस आसन को करने के लिए सर्वप्रथम पद्मासन लगाकर बैठ जायें, उसके बाद अपने दाएँ हाथ को दायें पैर की तरफ और बाएं हाथ बाएं पैर की तरफ कर हाथों की हथेलियों को जमीन पर टिका दें, दोनों हाथ जाँघ की बगल में ही हों ये स्थिति पूरी उत्थित पद्मासन/दोलासन की हो जाती है।

लाभ –

1.   हाथों और पैरों की मांसपेशियाँ मज़बूत होती हैं।

2.   उदर सम्बंधी रोगों के लिए लाभकारी हैं।

3.   हाथों को सुन्न होना अकड़ना आदि समस्याएं समाप्त हो जाती हैं।

4.   कब्ज से परेशान हैं तो इस आसन से फायदा पहुंचेगा

5.   किडनी की समस्या वालों के लिए बहुत लाभकारी अभ्यास है।

आसन का समय – इस आसन को दो या तीन बार हर रोज करना चाहिए।

सावधानी – इस आसन को करते समय शरीर सीधा तथा झूलाकार होना अति आवश्यक है। घुटने में दर्द है तो इस आसन को न करें।

पादांगुष्टासन

पादांगुष्ठ का अर्थ है पैर का अंगूठा यह आसन पंजे के बल पर किया जाता है इस आसन में पंजे के अंगूठे अथव पैर पर किये जाने वाली

क्रिया को पादांगुष्ठासन कहते है।

विधि – इस आसन को करने के लिए सर्वप्रथम जमीन पर पंजों के बल बैठ जायें एक पैर को उठाकर दूसरे पैर की जाँघ पर रख लें और एक पंजे के बल पर रहें ठीक प्रकार से आसन की स्थिति में हो जायें तो दोनों हाथों को कमर पर रख लें, धीरे-धीरे 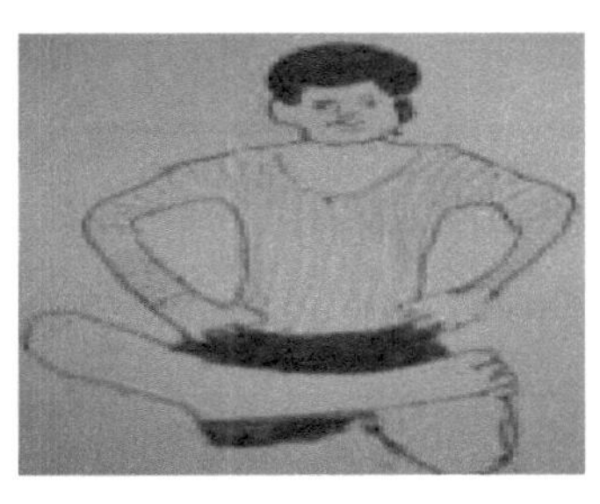 संतुलन बनायें शरीर को सीधा रखें फिर इसी क्रिया को दूसरे पैर से करें।

लाभ –

1.   इस आसन को करने से स्वप्नदोष दूर करने में विशेष सहायता मिलती है।

2.   इसके अभ्यास से वीर्य सम्बंधी विकार दूर होते हैं।

3.   समस्त पैरों की मांसपेशियों को मजबूती देता है।

4.   पैरों का कांपना बंद हो जाता है।

5.   ब्रह्मचर्य का पालन करने वालों के लिए यह उपयुक्त आसन है।

आसन का समय – यह उर्पयुक्त आसन है।

सावधानी – किसी प्रकार का जाँघों को कष्ट हो तो उसे आराम से चार बार करें।

आकर्ण धनुपासन

इस आसन को जब करते हैं तो शरीर की स्थिति देखने में इस प्रकार 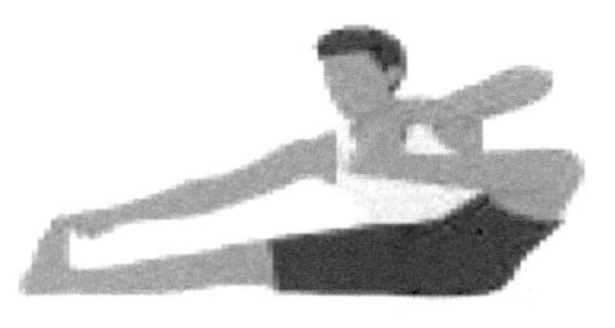 लगती है जैसे कि धनुष पर बाण चढ़ाकर उसकी प्रत्यंचा कान तक खिंचने पर होती है इसलिए इसे "आकर्ण धनुषासन" कहते हैं। आज के आधुनिक युग में इसे आर्चर पोज,

बो एंड एरो पोज या शूटिंग बो पोज में भी कहा जाता है।

विधि – इस आसन को करने के लिए सर्वप्रथम दोनों पैरों को सामने की और फैलायें फिर दाहिने हाथ से बाएँ पैर के अंगूठे को पकड़ें। ध्यान रखें की घुटना जमीन से उठना न हीं चाहिए फिर बाएँ हाथ से दाहिने पैर का अंगूठा पकड़कर कान के समीप लायें। पीठ, गर्दन, सिर सीधा तना हुआ रहे ये "आकर्ण धनुषासन है।

लाभ –

1. जो बैठकर काम करते हैं उनके लिए ये आसन रामबाण है।

2. इस आसन से जाँघ, पिंडली, घुटना, पंजे आदि सभी अंगों को स्थिरता मिलती है।

3. मेरूदण्ड का लाभ मिलता है कमर व कंधों की मांसपेशियों को मजबूत बनाती है।

4. पैरों का कंपन बिल्कुल बंद हो जाता है। सांस संबंधी और फेफड़ों की पसलियों में आराम मिलता है।

5. फेफड़ों को शक्तिशाली बनाता है आत्मविश्वास में वृद्धि करता है। पुराने कब्ज को ठीक करने में मदद मिलती है।

आसन का समय – प्रतिदिन इसे चार से पाँच किया जा सकता है।

सावधानी –

1. इस आसन को करती बार विशेष ध्यान दें कि पैर को कान के पास लें जाना है। हाई ब्लेडप्रेशर वाले इसका अभ्यास न करें। हायरिया बिमारी से पीड़ित भी न करें।

2. जो साईटिका, स्लिपडिस्क के रोगी हैं वे इस आसन को न करें।

कुष्कुटासन

इस आसन को जब करते हैं तब सारा शरीर हाथों की उंगलियों तथा हथेलियों के बल पर होता है। इसके अभ्यास से हाथों की उंगलियां

और हथेलियां मजबूत होने लगती हैं इसलिए इसे 'कुक्कुटासन' कहते हैं। यह बिना बैठे किया जाने वाला सबसे पुराने आसनों में से एक है।

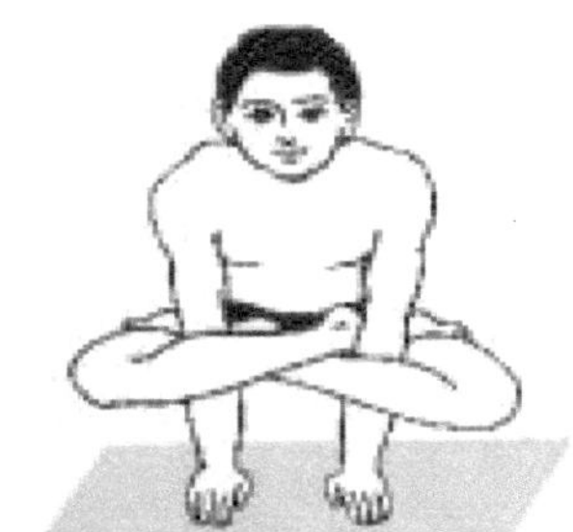

विधि – इस आसन को करने के लिए सर्वप्रथम पद्मासन में बैठ जायें फिर हाथों की पिंडलियों और जांघों के बीच में से धीरे-धीरे निकालें। हथेलियों को जमीन पर रखें हाथों की अंगुलियों को सामने की तरफ रखें। शरीर को धीरे-धीरे हाथ के पंजों पर वजन दें और ऊपर उठाएं। जितना हो सके उतना उठाएं जितना हो सके रूकें फिर वापस मूल स्थिति में वापिस आएं। पैरों को बदलकर अभ्यास करें। इसे कुक्कुटासन कहते हैं। आधुनिक योग में इसे एक हाथ-संतुलन आसन कहते है।

लाभ –

1. इस आसन से हाथ के पंजे, कोहनी और कंधे मजबूत बन जाते हैं।

2. इस आसन से शरीर मजबूत हो जाता है।

3. मांसपेशियां मजबूत बनती हैं। हृदय को स्वस्थ रखता है।

4. शरीर में चर्बी नहीं रहती, थकावट दूर होती है। पाचन क्रिया में सुधार होता है।

5. पीठ और कंधों का दर्द दूर हो जाता है।

आसन का समय – दो बार प्रतिदिन इस आसन को करना चाहिए। पंद्रह सेकेण्ड के अन्तराल के बाद इस आसन को कर सकते हैं।

सावधानी – मुँह से श्वसन क्रिया न करे आसन करती बार शरीर को आगे-पीछे न हिलायें। अपनी क्षमता के अनुसार जितनी देर तक चाहे कर सकते हैं इस आसन का अभ्यास।

चतुष्कोणासन

इस आसन को करते समय साधक के शरीर की आकृति रेखागणित के चतुष्कोण की तरह बन जाती है इसी कारण से इस आसन को 'चतुष्कोणासन' कहते हैं।

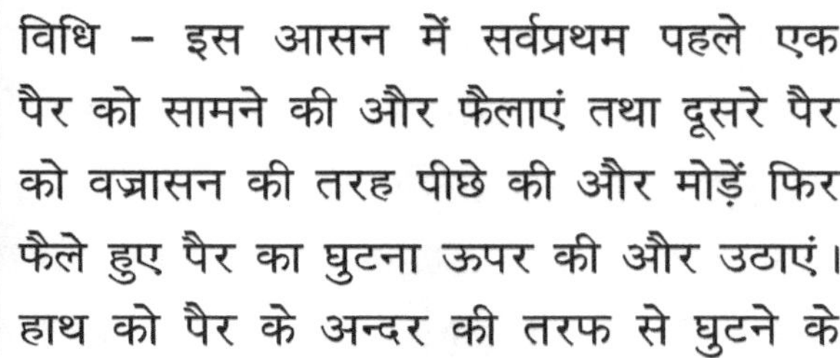

विधि – इस आसन में सर्वप्रथम पहले एक पैर को सामने की और फैलाएं तथा दूसरे पैर को वज्रासन की तरह पीछे की और मोड़ें फिर फैले हुए पैर का घुटना ऊपर की और उठाएं। हाथ को पैर के अन्दर की तरफ से घुटने के नीचे से बाहर की और इस प्रकार निकालें कि कोहनी घुटने, टखने को ऊपर उठा लें। फिर पाद तल को कोहनी से दबाए और छाती के पास लाएं फिर घुटना जब शुन्य पर स्थित हो जाएगा। इसी और के हाथ को धीरे-धीरे ऊपर उठाएं हथेली को गर्दन के पीछे टिका लें। चार से छः सेकेण्ड इसी स्थिति में फिर वापिस धीरे-धीरे आराम की स्थिति में आयें।

आसन का समय – इस आसन को दायीं और बायीं तरफ से एक बार करें। चार से छः सेकेण्ड तक आसन की क्रिया स्थित होने तक।

लाभ –

1.   हाथ, पैर, गर्दन का अच्छा व्यायाम हो जाता है।

2.   घुटने, गर्दन, और हाथ, पैर के जोड़ स्वस्थ और पुष्ट बनते हैं।

3.   पाचन व गैर बनने वाली क्रिया से छुटकारा मिल जाता है इस आसन के अभ्यास करने से।

4.   मांसपेशियां लचीली व सुडौल बनती हैं। शरीर को लचीला बना देता है।

5.   पाचन शक्ति में फायदा पहुंचता है।

सावधानी – हाथों में खिंचाव रहे, हाथों का बंधन न टूटने पाये।

पर्वतासन

पर्वतासन जब करते हैं तो ऐसा लगता है जैसे कि किसी भार अपने हाथों में संभाल रखा है। पर्वत का हम बोलचाल भाषा, 'पहाड़' भी कहते हैं इसलिए इसे 'पर्वतासन' कहते हैं। इसे माउंटेन पोज भी कहते हैं शरीर की मुद्रा पर्वत के समान हो जाती है।

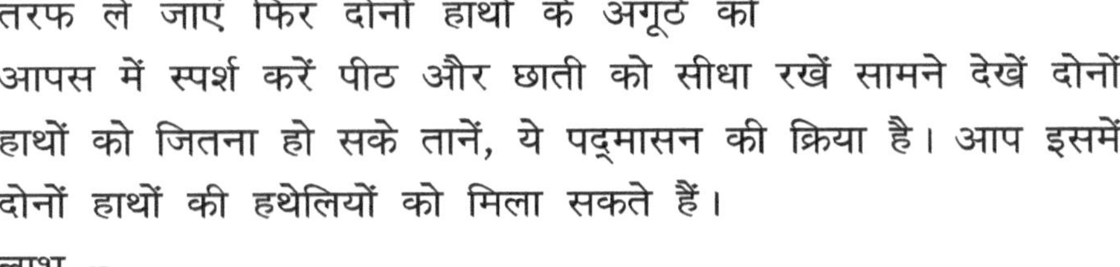

विधि – इस आसन को करने के लिए सर्वप्रथम 'पद्मासन' में बैठ जाएं दोनों हाथों को ऊपर की तरफ ले जाएं फिर दोनों हाथों के अंगूठे को आपस में स्पर्श करें पीठ और छाती को सीधा रखें सामने देखें दोनों हाथों को जितना हो सके तानें, ये पद्मासन की क्रिया है। आप इसमें दोनों हाथों की हथेलियों को मिला सकते हैं।

लाभ –

1.   हाथों का काँपना बंद हो जाता है मांसपेशियां मजबूत बनती हैं।

2.   इस आसन को करने से पेट के कीड़े साफ हो जात हैं।

3.   मेरूदण्ड के लिए लाभदायक हैं फेफड़े मजबूत बनते हैं।

4.   सीना चौड़ा हो जाता है।

5.   साँस के रोग समाप्त हो जाते हैं।

आसन का स्वरूप – प्रतिदिन इसे एक बार अवश्य करना चाहिए, इस आसन का अभ्यास दस बार दोहरा सकते हैं।

सावधानी – जब इस आसन का अभ्यास करते हैं तो ये ध्यान आवश्यक रखना चाहिए कि शरीर तना हुआ रहे। रीढ़ की हड्डी में दर्द, गर्दन, कंधे या हाथों में दर्द वाले व्यक्ति यह आसन न करें। डायरिया और अस्थमा वाले भी इस आसन को न करें।

सिंहासन

इस आसन में आकृति सिंह के समान होती है इसलिए इसे सिंहासन कहते हैं और इस आसन में बाहर निकली हुई जीभ के साथ चेहरा दहाड़ते हुए शेर की भयंकर छबि होती है।

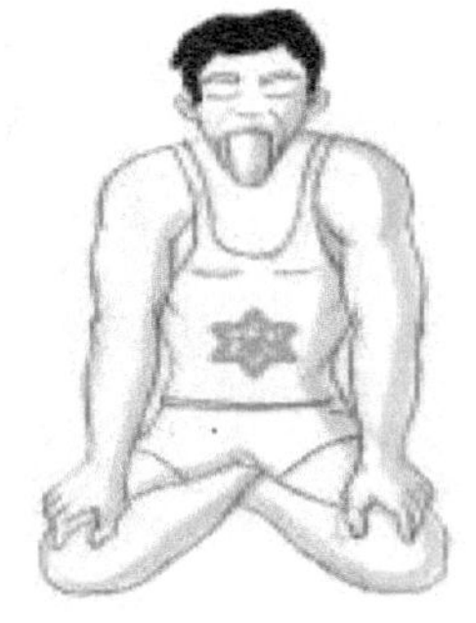

विधि – इस आसन को करने के लिए सर्वप्रथम वज्रासन की स्थिति में बैठ जायें, गर्दन बिल्कुल सीधी रखें दोनों हाथों को दोनों जांघों पर हाथों को और पंजे को फैलाएं दोनों हाथों को दोनों घुटनों के बीच इस तरह रखें की दोनों हाथों की उंगलियां आपके शरीर की तरफ हों, सामने देखें जीभ को बाहर निकालें भीतर से जोर से गर्जना करें जिस तरह सिंह करता है ये स्थिति सिंहासन की है।

लाभ –

1. जिस किसी को तुतलाने की समस्या है वह प्रतिदिन इसका अभ्यास करें तो तुतलाना बंद हो जाता है कंठ मधुर होता है।
2. इस आसन से ब्रह्मचर्य की रखा होती है।
3. अमाशय, छोटी आंत, बड़ी आंत यकृत तिल्ली, गुर्दे पित्ते अपना कार्य ठीक प्रकार से करने लगते हैं।
4. तनाव और दबाव को दूर करने में मदद करता है।
5. नेत्र, कान, नासिका, जीभ, तालु और दातों के पूर्णरूप से बल प्राप्त होता है।

आसन का समय – इस आसन को प्रतिदिन छः से आठ सेकेण्ड तक करें।

सावधानी – जो शरीर है वो पंजों के बल टिका होना चाहिए।

हंसासन

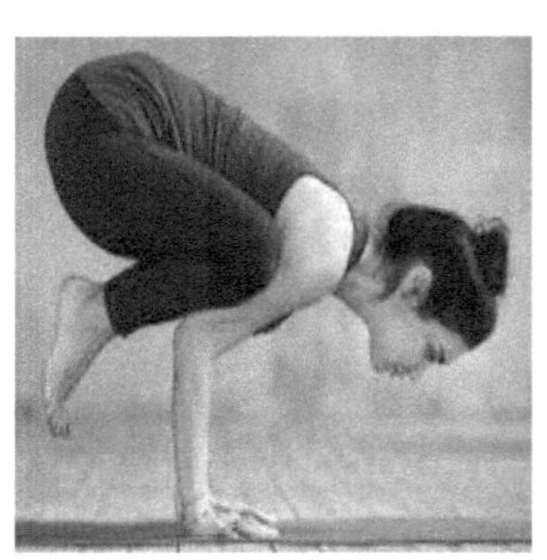

इस आसन को करती बार ऐसा लगता है जैसे सारा शरीर हंस पक्षी की तरह हस्तो बल पर तुला हुआ सा हो, इसलिए इसको हंसासन कहते हैं। अभ्यास करती बार शरीर की स्थिति हंस के समान हो जाती है।

विधि – सर्वप्रथम जमीन पर घुटनों के बल बैठ जाइए और अपने दोनों हाथों के पंजों को सामने की ओर जमीन पर रखें हाथों की अंगुलियां सामने की फैली हुई रहें। हाथों को फैलना 10 इंच का होना चाहिए। कुंडलियों की सहायता से घुटनों को बाहर की ओर दबाएं फिर धीरे-धीरे सांस अंदर की ओर खींचें। शरीर के पिछले भाग को ऊपर की ओर उठाएं ध्यान रखें कि शरीर का भार दोनों हाथों को पंजों पर तथा कुहनियों पर रहना चाहिए। इसे हंसासन कहते हैं शुरूआती अभ्यास में इस आसन को करने में बहुत कठिनाई आती है।

लाभ –

1. बाजुओं पर मजबूती आती है सीना मजबूत हो जाता है।

2. गर्दन का मोटापन कमजोर होता है

3. मूत्र में कोई रूकावट नहीं रहती।

4. फेफड़े शुख्ध हो जाते हैं मोटापा कम हो जाता है कमर का दर्द, पीठ का दर्द दूर हो जाता है।

5. शरीर एकदम चुस्त हो जाता है आलस्य कभी पास नहीं आता।

आसन का समय – प्रतिदिन दो बार कर सकते हैं दस सेकेण्ड तक आसन में रूक सकते हैं।

सावधानी – शरीर का जो पिछला हिस्सा है ये उठना चाहिए शरीर का

भार हाथों के पंजों पर हो। पेप्टिक अलसर अधिक अमलता, हर्निया या उच्च रक्तचाप के रोगियों को यह आसन नहीं करना चाहिए।

कच्छपासन या कूर्मासन

इस आसन को करती बार शरीर की स्थिति कछुए के समान हो जाती है इसलिए इसे कच्छपासन/कुर्मासन कहते हैं। आधुनिक योग में एक

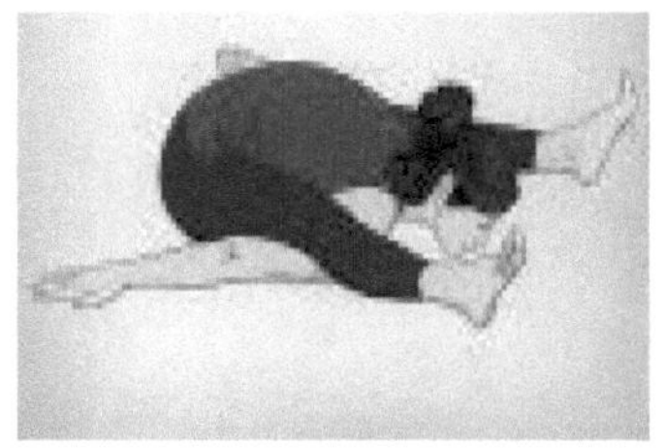

आगे की ओर झुकने वाला है यह नाम संस्कृत के कूर्म-कूर्म, 'कछुआ' या कछुआ और आसन से आया है।

विधि – इस आसन को करने के लिए सर्वप्रथम जमीन पर बैठकर घुटनों को मोड़ें पैरों को पीछे की ओर ले जाएं हाथों की मुट्ठियां बांध ले उन्हें घुटनें पर रखे अपनी सांस को अंदर की ओर खींचे माथे को नीचे झुकाएं सांस को तबतक रोकें जब तक संभव हो सके फिर सांस को धीरे-धीरे छोड़ते हुए पूर्व स्थिति में आ जाए। ये 'कच्छपासन' है।

लाभ –

1. कंधों के लिए बहुत फायदेमंद है।

2. हृदय और गुर्दे ज्यादा अच्छे कार्य करने लगते हैं।

3. शरीर के साफ खून का संचालन होता है।

4. आंत उतरने की बिमारी दूर हो जाती है नजदीक नहीं आती।

5. शरीर का संतुलन बनता है।

आसन का समय – इस आसन को प्रतिदिन एक बार जरूर करें।

सावधानी – जब इस आसन को करते हैं तो स्वभाविक श्वसन क्रिया नहीं होनी चाहिए। साईटिका, हाल में हुई सर्जरी, हनियेटेड डिस्क, क्रोनिक पीठ दर्द, कंधे, हाथ या कूल्हों में चोट, वात रोग, जिनका स्वास्थ्य समस्याएं हैं उन्हें इस आसन से बचना चाहिए या योग गुरू से परामर्श करना चाहिए।

Part - 2

आसनों का अभ्यास

अर्धवक्र आसन

इस आसन को करते समय शरीर रेखांकित के अर्धकृत आकार का कोण बनाता है इसलिए इसे अर्धचक्र आसन कहा जाता है। शरीर आसन करती बार अर्धवृत्त आकार का बनता है।

विधि – इस आसन को करने से पहले सर्वप्रथम जमीन पर बैठ जाएं दोनों पैरों को फैला दें फिर एक पैर को जमीन पर फैलाकर रखें और दूसरे पैर को घुटने के पास मोड़कर थोड़ा पीछे की और खींचें और मुड़े हुए पैर की एढ़ी को घुटने तथा टखने के मध्य में ले जाएं। उसे फैले हुए पैर से मिलाकर दूसरे पैर पर रखें। मुड़े हुए पैर का घुटना ऊपर की और रहेगा। फैले हुए पैर का हाथ उसी और समानान्तर करके रखें। अगर फैले हुए पैर को पकड़ न सकें तो उसे छूने का प्रयत्न करें और दूसरे हाथ को उठाकर उसकी हथेली को कमर पर रखें। मुड़े हुए पैर वाला हाथ पैर को छूने की कोशिश करें घुटने को बाजू के अंदर ले जाकर पैर को छूने की कोशिश करें फिर इस आसन को करने से प्रभाव पड़ता है।

लाभ –

1. कमर और पेट पर इस आसन को करने से प्रभाव पड़ता है।

2. पीठ व गर्दन का दर्द ठीक हो जाता है।

3. शरीर के सभी भागों तथा अंगों तक ग्रंथियों को सक्रिय कर देता है।

4. स्त्रियों में डिम्ब ग्रंथि और पुरूषों अण्डग्रंथि पर प्रभाव पड़ता है।

5. पेट की बिमारी, कब्ज बवासीर, पीठ दर्द, गर्दन का कड़ापन

तथा रीढ़ की तकलीफों को दूर कर देता है।

6.   शरीर में लचीलापन आता है।

7.   पूरे शरीर में रक्त संचार को ठीक कर देता है।

आसन का समय – इस आसन को छः बार से अधिक न करें बारी-बारी इस आसन को करें छः से आठ सेकेण्ड से अधिक न करें।

सावधानी –

1.   इस आसन को करते समय सिर, गर्दन और पीठ बिल्कुल सीधे रखें।

योगगुरू के सलाह लें गर्दन और सिर में समस्या है फिर इसका अभ्यास शुरू करें।

मत्स्येन्द्र आसन

इस आसन को करते समय शरीर को मछली की तरह मोड़ना पड़ता है इसलिए इसे "मत्स्येन्द्र आसन" कहते हैं मछलियों के भगवान की मुद्रा हठ योग और आधुनिक योग में व्यायाम के रूप में बैठे हुए घुमावदार आसन है।

विधि – सर्वप्रथम दोनों पैरों को फैलाकर बैठ जाएं। बाएं पैर की एड़ी को   मूलाधार के सीवनी स्थान पर लाएं। दाएँ पैर को मोड़ें और दाहिने टखने को बाएँ घुटने के ऊपर रखें। दाएँ घुटने पर बाईं बगल देते हुए दाहिनी तरफ घूमें और जितना मुड़ सकते हैं मुड़ें। ध्यान रखें बाएँ हाथ से दाहिने पैर के अंगूठे को पकड़ें, इसी क्रिया को पैर बदल कर करें, ये मत्स्येन्द्र आसन है। सामान्य रूप से सांस लेते रहें।

लाभ –

1.   मोटापे को कम कर देता है।

2. मधुमेह और हर्निया रोग वालों के लिए बहुत लाभदायक है

3. कब्ज के लिए रामबाण से कम नहीं है।

4. मेरूदण्ड को मजबूत बनाता है।

5. सैंकड़ों रोगों और नाड़ियों को ठीक करने की क्षमता रखता है।

6. ब्लड सर्कुलेशन को बेहतर बनाता है।

7. पाचन क्रिया को ठीक कर देता है तनाव को दूर कर देता है।

आसन का समय – पाँच से दस सेंकेण्ड तक आसन की स्थिति में रूकें। धीरे-धीरे अभ्यास नियमित होने पर समय को बढ़ाएं।

सावधानी –

1. जिनको पेट का अल्सर, मेरूदण्ड संबंधी चोट, गर्भवती महिलायें, महिलायें, स्लिप डिस्क, साईटिका रोग से पीड़ित इस आसन को न करें।

2. छाती व गले में ज्यादा दर्द या कोई अन्य रोग हो तो यह आसन न करें।

1. शीघ्रता से गर्दन को न मोड़ें मोच आने का भय रहता है।

सुखासन

सुख का अर्थ प्रसन्नता है। पालथी मारकर बैठते हैं इस वजह से इसे "सुखासन" कहते हैं शरीर सुख पूर्व महसूस करें।

विधि – इस आसन में जमीन पर आराम से बैठ जायें घुटने को मोड़कर पालथी लगाकर बैठे हाथों को सीधे करके या गोद पर रखें मेरूदण्ड ग्रीवा व सिर सीधा होना चाहिए।

लाभ –

1. भोजन जब करते हैं उस समय ये उत्कृष्ट आसन है।

2. जो पदमासन में ध्यान नहीं लगा पाते उनके लिए ये आसन

हितकारी है।

3.   ध्यान करने के सर्वोत्तम आसन है।

4.   इस आसन को करने से मन की शांति, शारीरिक स्फूर्ति और शरीर को निरोगी रखने में मिलता है।

5.   ध्यान करने के लिए उत्कृष्ट आसन है।

आसन का समय – जितना हो सके उतना इस आसन में बैठ सकते हैं।

सावधानी – आसन को करती बार ये ध्यान रखना जरूरी है कि शरीर आगे, पीछे झुका हुआ न हो बिल्कुल सीधा रहे।

मंडूक आसन

इस आसन को जब लगाते हैं उस समय पैरों की स्थिति ऐसी लगती है जैसे मैंढक के पीछे पैर हो इसलिए इसे मंडूक आसन कहते हैं। शरीर की स्थिति की तरह लगती है।

विधि – इस आसन को करने के लिए सर्वप्रथम जमीन पर कोई मुलायम तह वाला कपड़ा बिछा लें, पैरों को सुप्तवज्रासन की स्थिति में बैठ जाएं फिर दाएं पैर पर अधिक भार डालकर बाएं पैर पर भार कम कर दें उससे बाएं पैर के कूल्हे को बाएं और ले जा सकेंगे फिर शरीर का भार बायीं और देकर दाएं पैर को छुड़ाकर कूल्हों को दायीं और कर लें। बायां पैर बायीं और दायां पैर दायीं और मुड़ा। हथेलियों को जमीन पर शरीर के भार संभालने के लिए छोड़ दें जब शरीर को कोई तकलीफ होने लगे तो उसे वहीं छोड़ दें। जब कोई परेशानी न हो आगे की क्रिया शुरू करें जहां तक हो सके घुटनों को दूर-दूर करें शरीर करे सीधा तानें।

वज्रासन में बैठकर हाथों की मुट्ठी बंद करके अंगूठे बाहर की तरफ रखें, मुट्ठी को नाभि चक्र में ले जाकर अन्दर की तरफ दबायें।

लाभ –

1. जांघों, कूल्हों, पेट के भागों का भार घटाने में बहुत लाभदायक है।

2. मांसपेशियां तथा शरीर के निचले भागों में स्नापुओं को सुड़ौल बनाने में सक्षम है।

3. यौन क्षमता बढ़ जाती है।

4. प्रजनन संस्थान को ठीक करता है।

5. शरीर के लिए बहुत अच्छा आसन है।

आसन का समय – शुरूआत में इस आसन को सप्ताह में केवल दो बार करें फिर धीरे-धीरे प्रतिदिन चार बार इसका अभ्यास करें। पांच से दस मिनट शुरूआती समय में इसका अभ्यास किया जा सकता है।

सावधानी –

1. शरीर की स्थिति बिल्कुल सीधी होनी चाहिए सामने की और दृष्टि होनी
   चाहिए।

2. पीठ पर तेज दर्द हो तो आसन को न करें।

3. नाभि में कोई समस्या हो तो इस आसन को न करें।

जब जवानी में कदम रखते हैं उस समय ये आसन बहुत उपयोगी है, इसलिए इसे 'ब्रह्मचर्यासन' कहते हैं। ब्रह्मचर्यासन से तेजस्व व बुद्धि का विकास होता है। अभ्यास से अखण्ड ब्रह्मचर्या की सिद्धि होती है।

विधि – इस आसन को करने के लिए सर्वप्रथम जमीन पर घुटनों के बल सीधे बैठ जाएं फिर बायें पैर को दायीं तरफ और बाएं पैर को बायीं तरफ फैला दे तथा हाथों की हथेलियों को घुटनों पर रखें ताकि

नितम्ब तथा गुदा का भाग जमीन से स्पर्श करने लगे। गर्दन को सीधा रखें अपनी दृष्टि सामने की ओर इसी अवस्था में कुछ समय रहना चाहिए फिर पूर्व स्थिति में आकर विश्राम करें और फिर इसी प्रकार क्रिया को दुहरायें ये ब्रह्मचर्यासन की क्रिया है। हाथों को घुटनों पर रखकर शांतचित्र का पालन करें।

लाभ –

1.   रात्रि में भोजन करने के बाद इस आसन को 'दस' मिनट करने से स्वप्नदोष नहीं होता है।

2.   इन्द्रियों की शक्तियों को प्रदान करते हैं।

3.   घुटनों के दर्द को दूर करता है।

4.   मन एकाग्रित होता है।

5.   सहनशक्ति मिलती है।

आसन का समय – आसनों को प्रतिदिन तीन, चार बार कर सकते हैं। रात्रि भोजन के बाद भी ये आसन करना लाभदायक है।

सावधानी – इस आसन को करते समय ये ध्यान रखें की आपके पैर के घुटने आपस में मिले रहें।

बद्ध – पद्मासन योग मुद्रा

इस आसन को करते समय पद्मासन बद्ध-पद्मासन एवं योग मुद्रा तीनों योग बनता है इसलिए इसे बद्ध-पद्मासन कहते हैं।

विधि – इस आसन को करने के लिए सर्वप्रथम जमीन पर आसन बिठाकर पद्मासन लगाकर बैठें। गहरी सांस लें। उसमें रेचक करकें धीरे-धीरे कमर को आगे झुकाएं, और धीरे-धीरे झुकें, नाक और सिर को

जमीन से लगाएं अब बाहरी कुम्भक करें (सांस को रोकें) जितनी देर रोक सके धीरे-धीरे सांस लेते हुए वापस बद्र-पद्मासन की स्थिति में आएं। फिर वही क्रिया दोहराएं पर इस बार नाक को भूमि पर नहीं घुटने पर लगाएं फिर वापस बाहरी कुम्भक करते हुए वापस आयें। तीसरी क्रिया में रेचक करते हुए बाएं घुटने में नाक को लगाएं फिर पूरक करते हुए वापस आयें, फिर बंध खोलें उसके बाद पद्मासन भी खोलें थोड़ी देर तक आराम करें फिर आसन की क्रिया का अभ्यास करें। इस आसन का अभ्यास जितना शरीर को सहज लगे उतनी बार करना चाहिए।

लाभ –

1.	पूरा शरीर सुड़ौला जैसा हो जाता है।

2.	शरीर में लचीलापन, सुधड़ता प्राप्त होती है।

3.	इस आसन को करने से पद्मासन बद्र-पद्मासन एवं योग मुद्रा से सम्बंधित सारे लाभ मिल जाते हैं।

4.	पूरे शरीर में क्रान्ति का विकास हो जाता है।

5.	आन्तरिक शक्ति का विकास होता है।

आसन का समय – इस आसन को प्रतिदिन दो बार कर सकते हैं।

सावधानी –

1.	इस आसन को करते समय सिर उत्तर दिशा की और न हो शरीर के किसी अंग को झटका न दें।

2.	पीठ में ज्यादा दर्द हो तो असन को न करें।

3.	पद्मासन में बैठने में कोई समस्या हो तो सुखासन में बैठ कर करें।

कूर्मासन

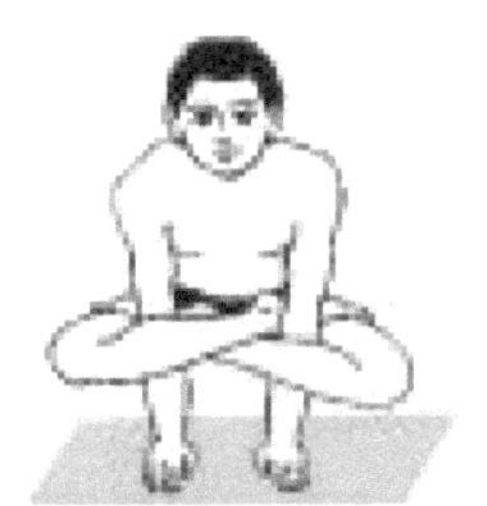

इस आसन को करती बार शरीर की आकृति कछुए की तरह प्रतीत होती है इसलिए इसे कूर्मासन कहते हैं। कछुआ मुद्रा भी कहते हैं हठयोग में ये आगे की ओर झुकने वाला आसन है।

विधि – इस आसन को करने के लिए सर्वप्रथम घुटने मोड़कर जमीन पर बैठ जाएं फिर पैरों के टखने जमीन से लगा दें। अपने अग्रभाग को झुकाकर हाथों की हथेलियों को घुटने के पास जमीन पर फैला दें, दोनों हाथों की कोहनियां मोड़कर घुटनों के आजू-बाजू में रखें तथा छाती, जंघाओं को स्पर्श करने लगे गर्दन को दायीं और आगे रखें कमर को सीधे। थोड़ी देर इसी अवस्था में आंखें बंद कर लें फिर पूर्व-स्थिति में आ जाएं। ये कूर्मासन है।

लाभ –

1. इस आसन को करने से फेफड़े, दिल, और गुर्दे ठीक प्रकार कार्य करने लगते हैं।

2. शरीर के प्रत्येक अंग में रक्त संचार होने लगता है।

3. बाजुओं और टांगों में मज़बूती आ जाती है।

4. मन और शरीर, इन्द्रियां अपने वश में हो जाती हैं।

5. मधुमेह में इस आसन से लाभ होता है।

आसन का समय – प्रतिदिन दो या तीन बार ये आसन कर सकते हैं।

सावधानी – आंखें बंद हो और हाथों की उंगलियां खुली हुई हों इसका विशेष ध्यान रखना होता है आसन करती बार।

मृगासन

इस आसन को करती बार शरीर की आकृति मृग जैसी हो जाती है इसलिए इसे मृगासन कहते हैं।

विधि – इस आसन को करने से पहले घुटने को मोड़कर वज्रासन की अवस्था में जमीन पर बैठ जाएं, वज्रासन की अवस्था में संभालने के बाद नितम्बों से शरीर को अग्रभाग की

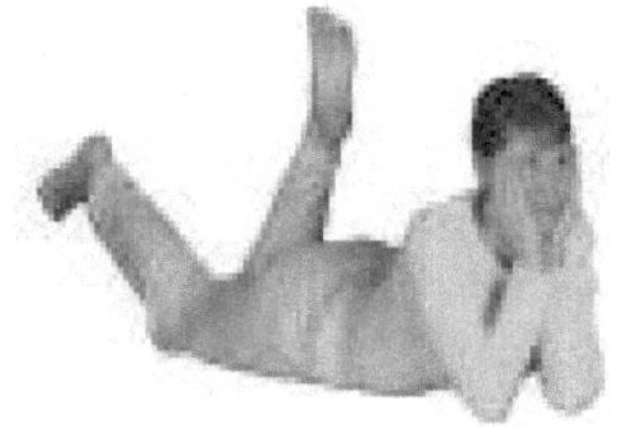

और झुकाएं तथा पेट और सीने को स्नायुओं पर ले जाकर जमा दें। दोनों हाथों को पीठ के पीछे सीधे तान दें। शरीर का पूरा भाग घुटनों पर लाएं सिर जमीन से स्पर्श करे जब ऐसे करें सांस लें, फिर धीरे-धीरे सांस छोड़ते हुए सामान्य अवस्था में आ जाएं।

आसन का समय – इस आसन को प्रतिदिन एक या दो बार कर सकते हैं।

सावधानी – इस आसन को करती बार विशेष ध्यान रखें कि आपका चेहरा जमीन से ऊपर उठा रहना चाहिए तथा वह जमीन से छूने न पाए।

लाभ –

1.   इस आसन से डायबिटिज (मधुमेह) रोग नष्ट हो जाता है।

2.   गठिया रोग इस आसन से नष्ट हो जाता है।

3.   कंठ की नसों का अच्छा व्यायाम हो जाता है।

4.   छाती बाहर आती है कमर पतली हो जाती है शरीर हल्का और सुन्दर, नेत्र, दक्षता, स्फूर्ति आ जाती है।

5.   चर्बी घट जाती है पाचन-क्रिया ठीक हो जाती है, कमर का दर्द दूर हो जाता है।

कपोतासन

इस आसन में ठीक ऐसी स्थिति होती है जैसे कबूतर छाती भुलाएं बैठा हो। इस कारणवश इसे 'कपोतासन' कहते हैं।

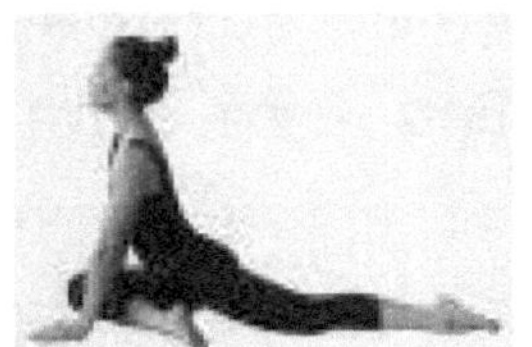

अष्टांग परंपरा की एक मुद्रा है। आधुनिक योग में ये घुटने टकने वाला और पीठ झुकाने वाला आसन है।

विधि – इस को करने के लिए सर्वप्रथम बाएं पैर का घुटना मोड़कर बैठें। दाएं पैर पीछे की तरफ निकालें बायां हाथ जमीन पर टिकाकर शरीर को सहारा देते हुए दायें हाथ से दायां पैर पकड़ के उपर उठाएं दाएं पैर को दाएं हाथ से पिंडली से पकड़ें। धीरे-धीरे पीछे की और झुके। बाएं हाथ को जमीन पर ही टिकाएं इससे शरीर का संतुलन बना रहेगा। बायां पैर घुटने से मोड़कर जंघाओं के मूल में एड़ी सटाएं। अब रेचक करते हुए कुम्भक करें बायीं बांह को सिर से पीछे की और ले जाकर दाएं पैर को दोनों हाथों से पकड़े फिर धीरे-धीरे पूर्व-स्थिति में आयें विश्राम करें, पैरों की अवस्था को बदलकर करें। ये कपोतासन है।

लाभ –

1. कमर पतली, पेट कम और छाती चौड़ी हो जाती है।

2. इस आसन को करने से हाथों एवं पैरों की हड्डियां, गर्दन की हड्डी, कंधे की हड्डी, पसलियां मजबूत एवं लचीली हो जाती है।

3. स्त्रियों के स्तनों का आकार सुड़ोल हो जाता है। ढीले स्तन भर जाते हैं।

4. अमाश्य दूर हो जाता है।

5. शरीर को आकार सुन्दर हो जाता है।

आसन का समय – इसे शुरूआत में एक बार तथा अभ्यास अनुसार पांच बार करें।

सावधानी – इसका अभ्यास धीरे-धीरे करना चाहिए, शरीर को मोड़ते समय सावधानी जरूरी है आसन करती बार ध्यान रहे कि मुंह पूर्व दिशा की ओर न हों।

धनुराकर्षण आसन

इस आसन का धनुरासन की तरह करना पड़ता है इसलिए धनुराकर्षण आसन कहते हैं। अंग्रेजी में इसे तीर की मुद्रा कहते हैं।

विधि – सर्वप्रथम दोनों पैर सामने की और फैलाकर बैठें फिर बाएं पैर के ऊपर दाहिने पैर को अर्ध पद्मासन की अवस्था में रखें। दाहिने हाथ से बाएं पैर के अंगूठे को पकड़ें। ध्यान रहे कि घुटना जमीन से उठ न पाएं फिर बाएं हाथ से दाहिने पैर का अंगूठा पकड़कर कान के समीप लाएं, विशेष ध्यान रखें आसन की स्थिति में पीठ, गर्दन, सिर सीधा रहे।

लाभ –

1.   मेरूदण्ड को लाभ पहुंचता है।

2.   आत्मविश्वास में वृद्धि होती है।

3.   जाँघ, पिंडली, घुटना, पंजे के अंगों में स्थिरता आ जाती है।

4.   हाथों और पैरों की कंपन बंद हो जाती है।

5.   जो हाईड्रोसील बिमारी से ग्रस्त है वे इस आसन को करने से लाभ प्राप्त कर सकते हैं।

आसन का समय – यह आसन अनुकूलतानुसार पांच बार करना चाहिए, पैर बदल कर करें।

सावधानी – जो साईटिका स्लिपडिस्क के रोगी है वह ये आसन बिल्कुल न करें।

कंदपीड़ासन/कंदासन

कंद का अर्थ है मूलग्रंथि, जड़ या गांठ इसलिए इसे कंदपीड़ासन या कंदासन कहते हैं। हठयोग प्रदीपिका के तृतीय अध्याय में लिखा कि कुंडलिनी कंद पर शयन करती है। यह योगियों, महात्माओं को मोक्ष और भोगियों को बंधन दिलाती हैं।

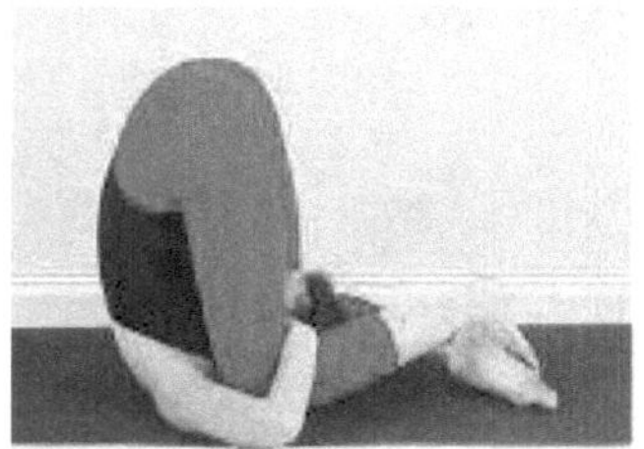

विधि – सर्वप्रथम आसन करती बार प्रसन्नतापूर्वक बैठे अपने पैरों को सीधा फैला दें, घुटने मोड़ते हुए जाँघों को चौड़ा करें और एड़ियों को आमने-सामने आपस में मिला लें। दाहिने पैर के पंजे को आपस में मिला लें। दाहिने पैर के पंजे को दाहिनी हथेली से बाएं पैर के पंजों को बाईं हथेली से पकड़ें फिर हाथों से पैर के पंजों के ऊपर धड़ की तरफ खींचें। टखनें उल्टा कर दें। पंजे पकड़कर घुटने व जाँघों को खींचें एवं नाभि व सीने से एड़ियों और पैरों को बाहरी भाग चिपका दें। हाथों से पैरों को पकड़े रखें जैसे ही अभ्यास हो जाए तो हाथों को छोड़ दें घुटने पर रख लें। ये कंदपीड़ासन है।

लाभ –

1. नाभि के नीचे प्रत्येक मांसपेशियों को व्यायाम मिलता है।
2. नितम्ब, घुटने टखने की संधियों को लचीला बना देता है।
3. मन को चंचलता मिलती है।
4. काम-वासना को नियंत्रित करता है।
5. ऊर्जा का संचार होता है।

आसन का समय – आसन करती बार अंतिम स्थिति में सांस सामान्य हो इसे अनुकूलतानुसार करें।

सावधानी –

1. ये आसन गुरू की देखरेख में करें।

2. ये उच्च अभ्यास का आसन है इसलिए सावधानी से करें।

3. जिनके घुटनों के जोड़ में लोच और मजबूती हो वह इस आसन को न करें।

एकहस्तभुजासन

इस आसन क्रिया को साधक हाथ की एवं भुजा के द्वारा करता है, इसलिए इसे एकहस्तभुजासन कहते हैं।

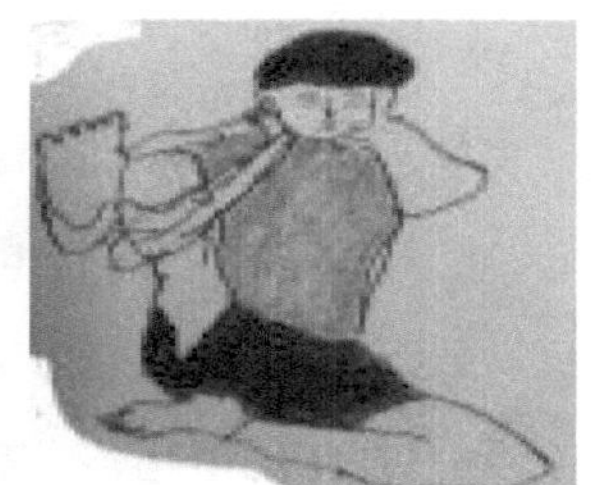

विधि – इस आसन को करते समय जमीन पर पालथी लगाकर बैठ जाएं फिर एक पैर को हाथ के सहारे से कंधे पर टिका लें, जो पैर कंधे पर टिकाया है उसी और का हाथ अपनी टांग की पिंडली के नीचे से निकालकर दोनों हाथों से गर्दन के पीछे एक-दूसरे के हाथ के पंजों की और उंगलियों को बांध लें और उसे भुजा व कंधे पर ही रखे रहने दें, दूसरे का पालथी वाली स्थिति में रहने दें, फिर कुछ समय सामान्य स्थिति में आकर विश्राम करें इसे एकहस्तभुजासन कहते हैं।

लाभ –

1. आसन को करने से मन हल्का रहता है।

2. गर्दन पर हल्का सा बल पड़ने से मज़बूत बनते हैं।

3. इस आसन को करने से सांस की नली, छाती तथा आमाशय का व्यायाम अच्छा हो जाता है।

आसन का समय – प्रतिदिन एक बार इस आसन को करें छः से आठ सेकेण्ड तक आसन की स्थिति है।

सावधानी –

1. ध्यान रखें की टांग भुजा व कंधें पर होनी चाहिए और घुटने का निचला हिस्सा भुजा को स्पर्श करता रहे।

2. जोर जबरदस्ती एकदम इस आसन को करने में न करें धीरे-धीरे प्रतिदिन अभ्यास करें।

कमर चक्रासन

जब आसन को करते हैं तो कमर किसी चक्र की तरह इधर-उधर घुमती है इसलिए इसे 'कमर चक्रासन' कहते हैं।

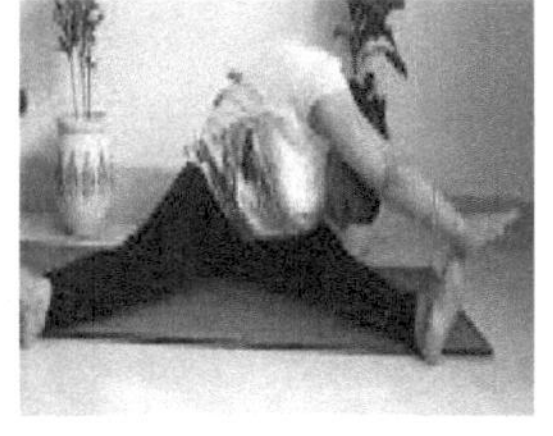

विधि – सर्वप्रथम जमीन पर पैर फैलाकर बैठ जाएं जायें फिर दायें पैर को दायीं और तबा बायें पैर को बायीं और उठाकर रखें फिर श्वास बाहर की और निकालते हुए दायें हाथ से बायें पैर का अंगूठा पकड़ें माथे को घुटने पर लायें दूसरा हाथ कमर के पीछे रखें फिर श्वास भरते हुए वापिस आएं। इसे दूसरी और ऐसे ही दोहरायें ये कमर चक्रासन है।

लाभ –

1. इस आसन से पेट का मोटापा दूर होता है।

2. जिगर और अमाश्य स्वस्थ रहता है।

3. टांगों का दर्द ठीक होती है।

4. शुक्र ग्रन्थियों पर इस आसन से अच्छा प्रभाव रहता है।

5. रीढ़ की हड्डी ठीक प्रकार से कार्य करती है। कमर में लचीलापन आता है।

आसन का समय – प्रतिदिन दो-तीन बार कर सकते हैं। कमर को दस बार इधर-उधर घुमाना चाहिए।

सावधानी – विशेष ध्यान रखें कि घुटने जमीन से न उठने पाएं।

वज्रासन

वज्रासन का अर्थ है कठोर। इस आसन से दृढ़ता आती है। वज्रासन योग में वर्णित एक आसन है इसे ध्यानात्मक आसन भी कहते हैं।

विधि – इस आसन को करने के लिए सर्वप्रथम दोनों पैरों के घुटने मोड़कर इस प्रकार बैठें कि पैरों के तलवों के बीच नितंब एवं एड़ियों के बीच गुदाद्वार और गुप्तांग आ जाए दोनों पादागुष्ठ एक दूसरे को परस्पर स्पर्श करें। हाथों को घुटनों पर रखकर ध्यान मुद्रा लगायें या सामान्य स्थिति में भी रख सकते हैं। विशेष ध्यान रखें कि मेरूदण्ड, पीठ एवं गर्दन एकदम सीधी हो।

आसन के लाभ –

1. बुढ़ाने की अवस्था में शरीर वज्र के समान रहता है आसन का प्रतिदिन अभ्यास करके।

2. हर्निया और बवासीर रोग के लिए बहुत लाभदायक है।

3. भोजन के तुरन्त बाद 10-15 मिनट ये आसन कर लेना चाहिए।

4. वायु-विकार से उत्पन्न सिरदर्द के लिए फायदेमंद है।

5. सुषुम्ना द्वार को ये आसन खोल देता है जोड़ों के दर्द समाप्त हो जाते हैं।

आसन का समय – शुरूआत में इसे 'दो' मिनट कना चाहिए फिर धीरे-धीरे 'दस' मिनट तक कर सकते हैं।

सावधानी – घुटनों के दर्द से पीड़ित व्यक्ति को इसका अभ्यास नहीं करना चाहिए।

पीठ के बल किये जाने वाले आसन
शवासन

इस आसन के नाम से ऐसा प्रतीत हो जाता है कि ये आसन पीठ के बल शव के समान लेट कर किये जाने वाला आसन है इस आसन को करती बार मन और शरीर शांत हो जाता है इसलिए इसे शवासन कहते हैं। शव का अर्थ होता है मूल अपने शरीर 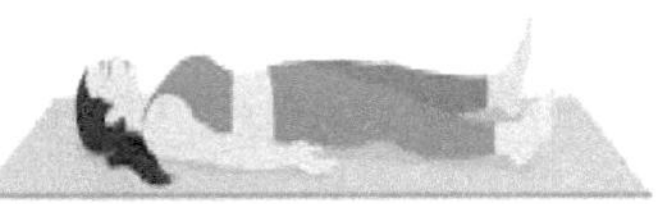 को शव के समान बना लेना इसलिए इसे शवासन कहा जाता है।

विधि – सर्वप्रथम पीठ के सहारे लेटकर पूरे शरीर को ढीला और सीधा रखें, सांस लें जैसे लेते हैं, दो सेकेण्ड आंखें बंद रखें फिर दो सेकेण्ड इस व्यायाम को दो तीन बार करें। मुंह को खोलें फिर बंद कर, जीभ को मोड़ें फिर जीभ को स्वभाविक स्थिति में ले जाएं फिर मुंह बंद करें। ये क्रिया दो-तीन बार करें, अपने मन को पैरों अंगूठे की और ले जाएं कल्पना करें कि पूरे शरीर को विश्राम मिल रहा है कल्पना करें कि घुटने, जांघें, कमर, मेरूदण्ड, पीठ, कंधें, गर्दन, बाहें, हथेलियां अंगुलियां सभी भागों को आराम मिल रहा है, गर्दन को बीच में हिलायें, गर्दन को आरामदेह स्थिति में दें। आपके पूरे शरीर को आराम मिल चुका है।

लाभ –

1.	इस आसन से शरीर की सभी मांसपेशियां स्नायुओं तथा शरीर के अवयवों को आराम पहुंचता है।

2.	इससे मानसिक तनाव से मुक्ति मिलती है।

3. शरीर के हृदय और तांत्रिक तंत्र को आराम मिलता है।

4. रक्त परिसंचरण तंत्र नियंत्रित होता है।

5. शरीर के सभी भाग को आराम मिलता है।

6. आराम पाने के लिए ये सर्वश्रेष्ठ आसन है।

आसन का समय – सभी आसनों, प्राणायाम, सभी क्रियाओं के बाद 'दस–पंद्रह' मिनट शवासन करें। इसका अभ्यास जितना चाहो बढ़ा सकते हैं।

सावधानी – इस आसन को करती बार विशेष ध्यान रखें कि मुंह का खोलने की क्रिया में जोर न डालें शरीर को सख्त न करें न ही टेढ़ा।

सर्वांगासन

सर्वांगासन का अर्थ है कि पूर्णरूप से शरीर के सभी अंगों का अभ्यास।

विधि – इस आसन को करने के लिए सर्वप्रथम पीठ के बल फर्श पर एकदम सीधे लेटें छत की और देखें। दोनों हथेलियां जमीन पर तथा शरीर के नजदीक होनी चाहिए।

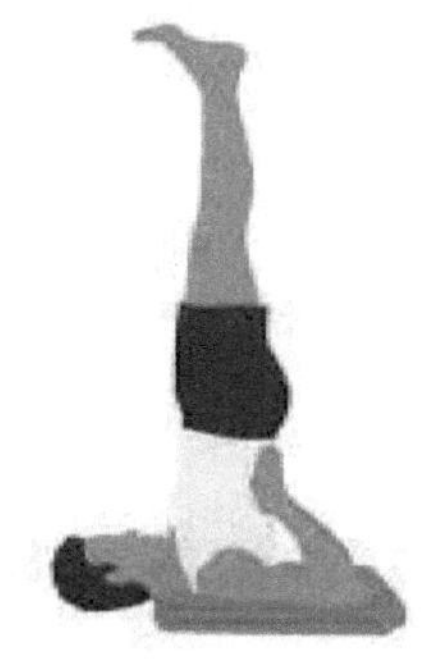

अपनी हड्डियां तथा पांव के अंगूठों को सटा लें। श्वास लेते हुए पांवों को एक साथ ऊपर उठायें। श्वास की प्रक्रिया छोड़ने की पूरी हो जब दोनों पांव ऊपर उठें। पांवों को ऊपर उठाते समय अपनी दोनों हथेलियों को कूल्हे के नीचे लायें शरीर को ऊपर उठाने में दोनों हाथों को सहारा दें जिससे शरीर का भार सहन करने का आधार बन जाये। जितना अधिक हो सके उतना शरीर को ऊँचा उठाना चाहिए और शरीर उस स्थिति में आ जाये कि आपका शरीर कंधों पर स्थिर टिका रहे और ठोढ़ी सीने से सटी रहे। हथेलियां पीठ, पट, कंधों के समीप तथा

कुहनियां एवं बाहें भूमि पर टिकी रहे। कम से कम 30 सेकेण्ड तक इस स्थिति में रहें फिर धीरे-धीरे स्वभाविक स्थिति में आ जाये।

लाभ –

1. इस स्थिति में थाइरॉइड को भरपूर मात्रा में रक्त मिल जाता है। हमारा शरीर काफी हद तक थाइरॉइड ग्रंथि की कार्य क्षमता पर निर्भर करता है।

2. इस आसन से स्वास्थ्य पर अच्छा प्रभाव पड़ता है।

3. बुढ़ापा जल्दी नहीं आता समय के अनुसार आता है।

4. पैरों के तलवे की पीड़ा, सूजन जलन आदि दूर हो जाते हैं।

5. शरीर के तंत्र जैसे रक्त परिभ्रमण, श्वसन तंत्र पाचन तंत्र उत्सर्जन तंत्र आदि अच्छी तरह कार्य करने लगते हैं।

आसन का समय – इस आसन को एक बार ही करना चाहिए ये दस सेकेण्ड से तीन मिनट तक कर सकते हैं।

सावधानी – इस आसन को करते समय शरीर को पूरी तरह संतुलन में रखें।

कोहनियां भूमि पर टिकी हुई हों और पैरों को मिलाकर सीधा रखें पंजे ऊपर की और तने हुए एवं पैरों कें अंगूठों पर नजर रखें।

हलासन

इस आसन को करते समय शरीर की स्थिति 'हल' की तरह दिखाई देती है, इसलिए इसे हलासन कहते हैं। शरीर की आकृति खेत में बैल द्वारा चलाये जाने वाले हल जैसी हो जाती है।

विधि – इस आसन को सर्वप्रथम करने के लिए पीठ के बल चित्त लेटकर सारे शरीर को तान लें। अपनी हथेलियों

को शरीर के साथ सटी हुई जमीन पर रखें। पांवों को बाहर की तरफ खींचें फिर सांस को बाहर निकालते हुए कमर को ऊपर उठा लें पांवों को सिर के ऊपर ले जाकर पीछे जमीन छूने की कोशिश करें। अभ्यास करती बार पांव की उंगलियां जमीन को स्पर्श करें तो चिंता करने की कोई बात नहीं है। जब पांव की उंगलियां जमीन को स्पर्श करने लगें तो गर्दन पर धीरे-धीरे दबाव डालें।

लाभ –

1. ये आसन बुढ़ापे तक झुकने नहीं देता रीढ़ की हड्डी एवं कमर को अधिक लाभ मिलता है।

2. भूख को बढ़ाता है शरीर में रक्त संचार की शुद्धि प्रदान करता है।

3. इससे चेहरे में निखार आता है चेहरे के दाग गायब हो जाते हैं।

4. हृदय व पीठ को मजबूत करता है।

5. किडनी का काम सुचारू रूप से होता है। कब्ज दूर होती है। गर्भाशय को मजबूती देता है।

6. आलस्य दूर भाग जाता है कार्य करने की शक्ति बढ़ती है।

7. पीठ की रीढ़ सदा जबान बनी रहती है वह लचीली और ताकतवर बना जाती है।

आसन का समय – शुरूआत में इसे आराम से करें 10 से 15 सेकेण्ड के बाद वापिस श्वासन में आ जाना चाहिए।

सावधानी – रीढ़ की हड्डी में कोई समस्या है तो योग विशेषज्ञ की देखरेख में करें। ध्यान रहे की साईटिका, स्लिप डिस्क, हर्निया, अति उच्च रक्तचाप वाले रोगी इस आसन को न करें।

उत्तानपाद आसन

ये आसन बहुत सरल है इसे बिस्तर पर लेटे भी कर सकते हैं इस आसन के बुहत लाभ हैं इसलिए इसे 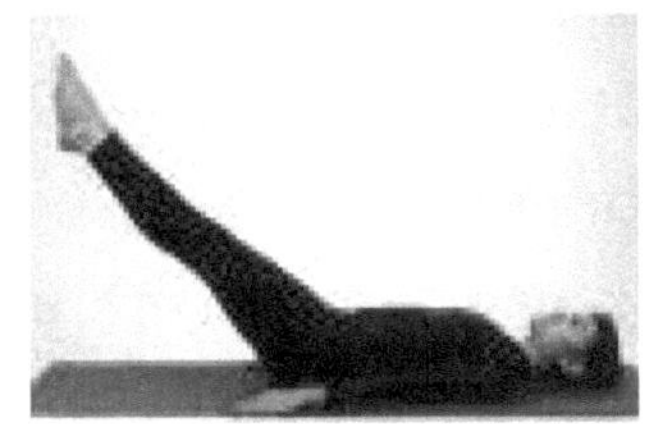 'उत्तानपाद आसन' कहते हैं और पैर सीधे पंजे मिले हुए हों सांस अन्दर भरें पैरों को धीरे-धीरे ऊपर उठायें थोड़ी देर इसी स्थिति में रहें।

विधि – इस आसन को करने के लिए सर्वप्रथम कंवल या दरी/मैट पर पीठ के बल लेट जाएं, हथेलियां भूमि की और रखें, पैरों को सीधा रखें, पंजे मिले हुए होने चाहिए, फिर सांस को अंदर खींचते हुए पैरों को धीरे-धीरे एक फुट की ऊँचाई पर ले जाएँ इसी स्थिति में रहें फिर धीरे-धीरे पैरों को भूमि पर लायें कुछ देर आराम करने के बाद इसे पुनः दोहरायें। यह आसन तीन-चार बार कर सकते हैं।

लाभ –

1.   पेट की मांसपेशियों को अच्छा व्यायाम देता है।

2.   पेट की मांसपेशियां मजबूत बनती हैं।

3.   पेट की बिमारियां इस आसन से दूर हो जाती हैं।

4.   मेरूदण्ड में मजबूती प्रदान करवाता है।

5.   पीठ, कमर और नितम्ब की तकलीफें दूर होती हैं।

आसन का समय – इस आसन को दिन में चार बार करना चाहिए पांच से छः बार अधिक बार न करें।

सावधानी – जिन को पीठ की समस्या और दुर्बलता हो उसे दोनों पैरों से उत्तानपाद आसन की क्रिया न करें केवल एक ही पैर से क्रिया को करें। उच्च रक्तचाप वाले व्यक्तियों और इंसुलिन पर निर्भर मधुमेह के रोगियों को उत्तम पदासन योग का अभ्यास नहीं करना चाहिए।

मत्स्यासन

प्लाविनी प्राणायाम की सहायता से इस आसन को पानी में मछली की तरह तैरा जा सकता है। इसी कारण से इसे मत्सयासन कहते हैं। कई घंटों तक पानी में लेटा जा सकता है। ये हठयोग

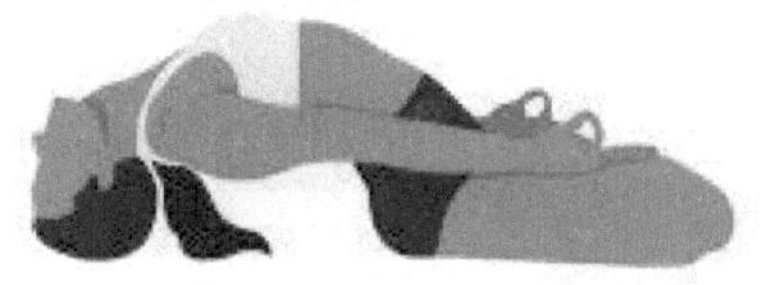

और व्यायाम के रूप आधुनिक योग में पीछे की और झुकने वाला एक आसन है, अष्टांग विनयसा योग की प्राथमिक श्रृंखला में किया जाता है।

विधि – सर्वप्रथम इस आसन को करने के लिए जमीन पर शवासन की स्थिति में लेटा जाए फिर बाएं पैर को दाहिनी जाँघ पर और दाहिने पैर को बाईं जाँघ पर रखें। उसके बाद धीरे-धीरे अपनी पीठ का भाग ऊपर उठाएं जिससे शरीर का वज़न सिर एवं नितंब पर पड़े फिर दोनों हाथों से दोनों पंजों के अंगूठे को पकड़ लें इसे मत्स्यासन कहते हैं।

लाभ –

1. यह आसन बवासीर की बिमारी को ठीक करता है।

2. हृदय वे फेफड़े मज़बूत होते हैं कब्ज का दूर करता है।

3. भूख को बढ़ाता है आलस्य को दूर भगा देता है।

4. मेरूदण्ड, कमर, पीठ एवं जाँघों की मांसपंशियां मजबूत हो जाती हैं।

5. सर्वाइकिल, स्पोंडेलाइटिस में बहुत आराम मिलता है। श्वास संबंधी रोगों के लिए ये आसन बहुत लाभदायक है।

आसन का समय – शुरूआती दौर में इसे 8 से 10 सेकेण्ड ही करें।

सावधानी – जिस किसी को मेरूदण्ड पीठ दर्द के रोग, हृदय रोग, हर्निया के रोगी, गर्भवती महिलाएं अपनी शारीरिक अवस्था को ध्यान में

रख कर करें अगर अवस्था ठीक नहीं है तो न करें।

पवन मुक्तासन

पवन मुक्तासन के अनुसार इस योग की क्रिया द्वारा शरीर से मुक्त

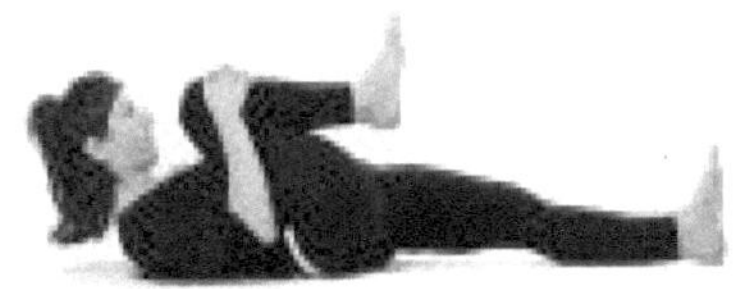

किया जाना है इसलिए इसे पवन मुक्तासन कहते हैं।

विधि – सर्वप्रथम इस आसन को करने के लिए पीठ के बल लेटकर दोनों पांव मिला लें फिर दायां घुटना मोड़ लें और सांस अंदर भरकर दोनों हाथों से घुटने को पेट तथा छाती पर दबाएँ। बायीं टांग सीधा रखें तनी हुईं। कुछ क्षण इसी अवस्था में रहें फिर सांस छोड़कर माथे को घुटने से लगा दें थोड़ा रूक जायें और पांव को सीधा रखें। इसी क्रिया को दूसरी टांग से करें।

लाभ –

1.   गर्दन की मांसपेशिशं तथा कोशिकाएं मजबूत होती हैं।

2.   पेट की गैस का बाहर निकालता है।

3.   थाइरॉइड व पैरा थाइरॉइड ग्रंथियां मजबूत होती हैं।

4.   शरीर को सुड़ौल बना देता है।

5.   मेरूदण्ड लचीला और कमर का दर्द तथा अकड़न दूर होती है।

आसन का समय – प्रतिदिन छः से आठ बार करें। घुटने से तीन या चार बार बारी-बारी कर सकते हैं।

सावधानी – जब आसन करते हैं तो सांस भीतर रोकें उठकर सांस छोड़ें शरीर ढीला न हो आसन करती बार।

चक्रासन

जब इस आसन को करते हैं तो रीढ़ चक्र जैसा आकार धारण कर लेती है इसलिए इसे 'चक्रासन' कहते हैं। शरीर की आकृति चक्र जैसी

बन जाती है।

विधि – इस आसन को करने के लिए सर्वप्रथम पीठ के बल लेटकर घुटनों को मोड़ते हैं दोनों को उल्टा करके कंधों के पीछे थोड़े अंतर पर जमीन पर रखते हैं फिर सांस अंदर लेकर छाती को ऊपर उठाएँ और हाथों को धीरे-धीरे पैरों के समीप लाने की कोशिश करें।

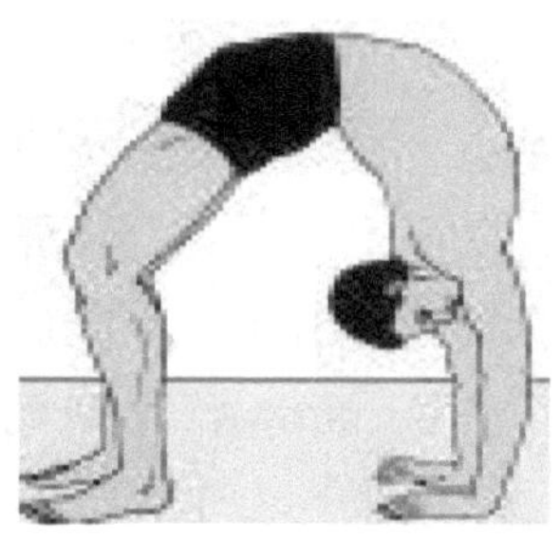

पूरा शरीर आधे चक्र जैसा प्रतीत होगा विशेष ध्यान रखें की शरीर को ढीला करके कम जमीन पर टिका दें। इस क्रिया को दो-तीन बार करना चाहिए।

लाभ –

1. इस आसन से रीढ़ की हड्डी लचीली हो जाती है।
2. हाथों, पैरों की मांसपेशियों को मज़बूत बनाता है।
3. कमर का दर्द, सांस रोग और सिर दर्द को दूर भगाता है।
4. बुढ़ापे को उम्र से पहले आने नहीं देता।
5. महिलाओं से गर्भाशय रोगों को ये आसन दूर करता है। मोटापा कम करता है।
6. प्रतिदिन चक्रासन करने से कब्ज को समाप्त किया जा सकता है।

आसन का समय – प्रतिदिन इस आसन को छः से आठ सेकेण्ड तक कर सकते हैं। इसको अधिकतम करने का समय 'दो' मिनट है।

सावधानी –

1. कमजोरी एवं गर्भावस्था में कमजोरी महसूस करने पर न करें।
2. चक्रासन का अभ्यास सांस को भीतर रोककर करना चाहिए।

3.	इस आसन को वो व्यक्ति न करें जो अल्सर, हर्निया पीठ व मेरूदण्ड के रोगों से पीड़ित हो।

4.	उच्च या निम्न रक्तचाप या गलूकोमा वाले लोगों को भी चक्रासन से बचना चाहिए।

5.	आसन करती बार हृदय और आंखों में ज्यादा दबाव लगे तो आसन नहीं करना चाहिए।

नौकासन

इस आसन की स्थिति नाव की तरह होती है इसलिए इसे नौकासन कहते हैं। इस आसन की अंतिम अवस्था शरीर की आकृति नौका जैसी होती है इस कारण नौकासन इसका नाम दिया है।

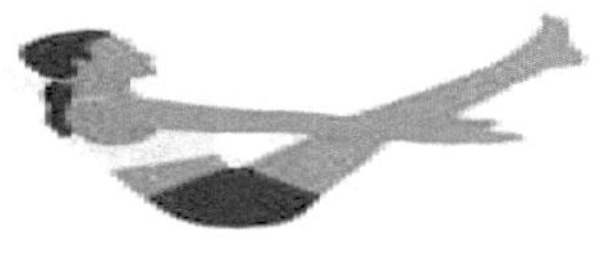

विधि – सर्वप्रथम जमीन पर चित्त होकर लेट जाएं फिर दोनों हाथों को सीधा फैलाकर जमीन के शरीर के दोनों तरफ रखें। अब सांस को अंदर खींचते हुए शरीर को धीरे-धीरे ऊपर उठाएं, पैरों को भी ऊपर उठाएं। हाथों को सीधा पैरों के पंजों को सीध में रखें। इस स्थिति में आने पश्चात् सांस लेने और छोड़ने की क्रिया को सामान्य रखें पूरे शरीर का भार नितम्ब पर टिका दें। फिर धीरे-धीरे प्रारम्भिक स्थिति में लौट आएं।

लाभ –

1.	ये आसन पेट के लिए बहुत लाभदायक है।

2.	फेफड़े शक्तिशाली बन जाते हैं।

3.	पैरों में रक्त परिसंचरण सुचारू रूप से होता है।

4.	शरीर के संतुलन के लिए शरीर को सुड़ौल बनाने में अत्यंत

सहायक होता है।

5. इस आसन को करने से कब्ज, वायु तथा पेट की बिमारियां दूर हो जाती हैं।

आसन का समय –

1. प्रतिदिन पांच से सात सेकेण्ड करना चाहिए।

सावधानी –

1. अस्थमा और दिल के मरीज को यह आसन नहीं करना चाहिए।

2. आसन को करते समय इस का विशेष ध्यान रखें कि आसन क्रिया करते समय पीठ (कमर) जमीन से स्पर्श न हो।

3. कम ब्लड प्रेशर माइग्रेन और रीढ़ की हड्डी से जुड़ी गंभीर समस्या है तो नौकासन नहीं करना चाहिए।

विपरीतकरणी आसन

इस सरल विपरीतकरणी आसन एक लाभदायक आसन है यह जीवन शक्ति प्राप्ति के लिए बहुत उपयोगी है। हठ योग में एक आसन और मुद्रा दोनों हैं।

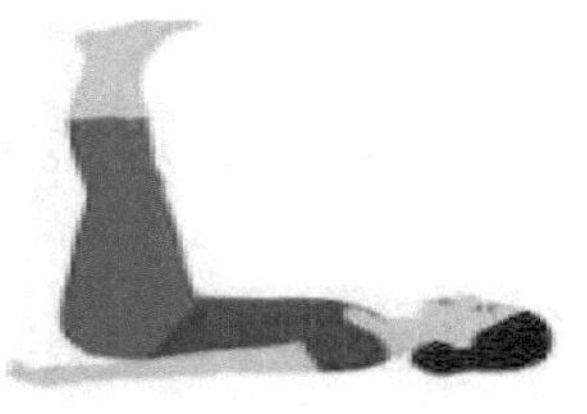

विधि – इस आसन को करने के लिए सर्वप्रथम पीठ के बल लेट जाएं और हाथों का सीधा फैलाकर रखें जिससे नितम्बों को सहारा मिलेगा। लेटते समय सांस अंदर खींचे और सांस छोड़ते हुए पैरों को ऊपर उठायें कोहनियों को मोड़ लें हथेलियों से नितम्बों को सहारा दें, इस प्रकार शरीर का भार कोहनियों पर, कंधों पर सिर पर रहता है। धीरे-धीरे पैर नीचे लायें जब कोई कठिनाई महसूस हो।

लाभ –

1. इस आसन की स्थिति में रक्त का प्रवाह गर्दन, गले और सिर में अधिक रहता है।
2. यह आसन कई रोग मिटाने में लाभदायक है।
3. जो हठयोग करता है उसके लिए बहुत लाभदायक है।
4. इससे शरीर में ऊर्जा आ जाती है।
5. हाथ की हथेलियां मजबूत बनती हैं।

आसन का समय – प्रतिदिन कम से कम दो-तीन बार करें।

सावधानी –

1. रक्तचाप पीड़ित व्यक्ति को उचित व्यक्तियों के परामर्श से या योग्य गुरू की परामर्श से करना चाहिए।
2. कूल्हे या घुटने की चोट वालों को यह नहीं करना चाहिए।
3. मोतियाबिंद वालों को ये आसन नहीं करना चाहिए।
4. महिलाओं को मासिक धर्म के दौरान नहीं करना चाहिए।
5. गलूकोमा, उच्च रक्तचाप या हर्निया के रोगियों को इस आसन को नहीं करना चाहिए।

मर्कटासन

जब इस आसन को करते हैं तो शरीर को मकड़े के भांति मोड़ना पड़ता है इसलिए इसे मकरासन कहते हैं सपाइनल टविष्ट संस्कृत में मरकट का अर्थ बंदर और आसन जिसका अर्थ योग या मुद्रा।

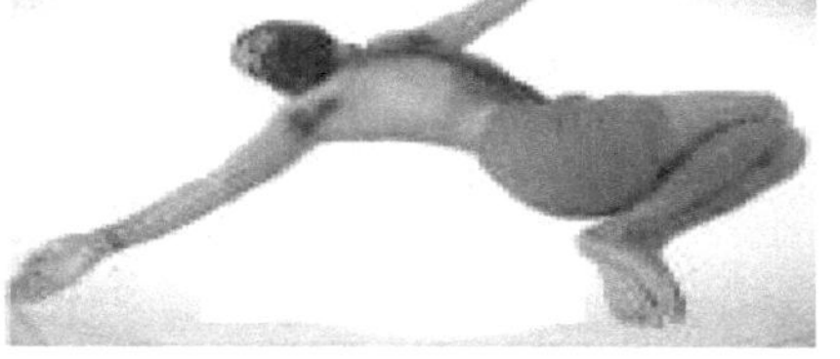

विधि – इस आसन को करने के लिए सबसे पहले जमीन पर सीधे लेट जाएं। फिर दोनों हाथों को हथेलियों के ऊपर रखकर फैलां दें। फिर

दोनों घुटनों को मोड़कर नितंबों के पास रखें और घुटनों को दायीं और झुकाते हुए दाएँ घुटने को जमीन पर टिका दें। बायां घुटना दाएँ टखने पर टिका हो और दाएँ पैर की एड़ी जमीन पर टिकी हो। इसी तरह बायीं और भी इस आसन को करें।

लाभ –

1. कब्ज दूर करके पेट को हल्का बना देता है।

2. ये आसन कमर दर्द के लिए बहुत लाभदायक है।

3. नितंबों के दर्द में लाभदायक है। मेरूदण्ड के लिए बहुत फायदेमंद है।

4. हृदय और रक्त के रोगियों के लिए लाभदायक है।

5. नाड़ी संस्थान को शिथिल करता है।

आसन का समय – दायें तथा बायें प्रतिदिन दो बार करें।

सावधानी –

1. आसन क्रिया करते समय पैर जमीन से ऊपर उठे रहें।

2. यदि आपको पीठ दर्द है तो आपको अधिक खिंचाव से बचना चाहिए।

3. स्लिप डिस्क, सर्पोंडिलोसिस या रीढ़ की हड्डी में चोट हो तो इसका अभ्यास नहीं करना चाहिए।

4. इस आसन को अपनी दिनचर्या के योगाभ्यास में शामिल करना चाहते हैं तो योग्य प्रशिक्षक से सलाह लें।

कोणासन

इस आसन में शरी की आकृति कोण जैसी लगती है, इसलिए इसे 'कोणासन' कहते हैं।

विधि – इस आसन का करते समय सबसे पहले पीठ के बल लेट जाएं

तथा दोनों टांगों को आपस में मिला लें फिर हाथों को कनपटी के पास उठाकर रखें। फिर सांस भरें और हाथों और एड़ियों पर बल देते हुए कमर को ऊपर उठा लें गर्दन को पीछे की तरफ मोड़ लें एड़ियां पंजे आपस में मिले हुए

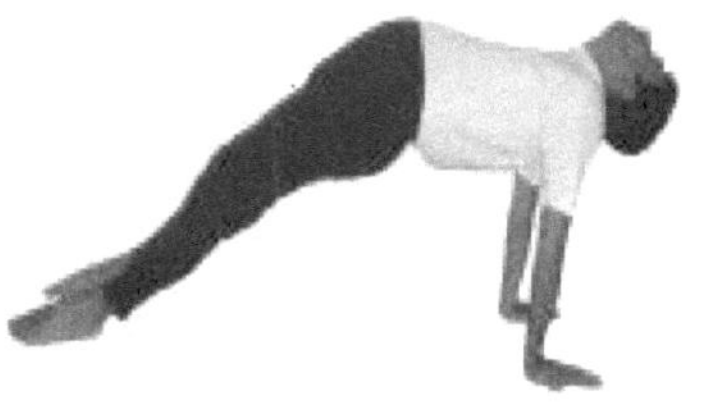

बाजुओं को सीधा रखें ध्यान रखें कि कमर और छाती ऊपर उठी हुई हो कुछ समय इस स्थिति में फिर विश्राम के लिए वापस नीचे आ जाएं।

लाभ –

1.   कंधे मज़बूत होते हैं

2.   पेट की तरलीफ दूर करता है

3.   नस-नाड़ियां ठीक प्रकार से कार्य करती हैं।

4.   कब्ज को तोड़ता है।

5.   मेरूदण्ड के लिए बहुत फायदेमंद है।

आसन का समय – शुरूआती दौर में इस आसन को छः से आठ सेकेण्ड करें फिर धीरे-धीरे समय बढ़ायें तीन मिनट तक कर सकते हैं।

सावधानी – जब आसन कर रहे हो तों पैर के तलबे और बाजू को स्पर्श कर रहे हों।

कन्धरासन

इस आसन में शरीर का भार कंधों के बल पर होता है, इसलिए इसे 'कंधरासन' कहते हैं। कंधरासन एक मध्यम श्रेणी का योगासन है।

विधि – इस आसन को करने के लिए सर्वप्रथम कम्बल पर लेट जाएं फिर अपने घुटनों को मोड़ते हुए एड़ियों के नितम्बों के पास रखें। बाएं हाथ से बाएं पैर का

टखना और दाएं हाथ से दाएं पैर का टखना पकड़ें और नितम्बों को पूरे प्रयास के साथ ऊपर की और ताने, कुछ देर इसी स्थिति में रहें फिर टखनों को छोड़ते हुए पैरों को आगे की और फैला दें।

लाभ –

1. पीठ एवं मेरूदण्ड के दर्द से मुक्ति मिल सकती है।

2. मेरूदण्ड के कई रोगों को ठीक करता है।

3. पीठ को पतला और सीने को दृढ़ बनाने के लिए यह आसन अधिक लाभकारी है।

4. पाचन-शक्ति अच्छी हो जाती है।

5. हाथों और बाजुओं को काफी मजबूती मिलती है।

6. रोजाना अभ्यास से प्रजनन अंगों को बहुत फायदा होता है।

आसन का समय –

1. आसन को करते समय ध्यान रखें की आपकी ठोढ़ी ग्रीवा के कण्ठ से स्पर्श करती हो।

2. खाना खाकर इस आसन को न करें।

3. सांस क्रिया सामान्य होनी चाहिए।

4. कमर की हड्डी में समस्या हो तो ये आसन न करें।

5. गर्भवती महिलाएं व मासिक धर्म पर इस आसन को न करें।

कर्णपीड़नासन

इसमें घुटनों को मोड़ कर करना होता है इसलिए इसे कर्णपीड़नासन कहते हैं। संस्कृत के तीन शब्दों "कर्ण" पीड़ा और आसन से मिलकर बना है।

(For pressrvee pose)

विधि – सर्वप्रथम कमर के बल सीधे लेट जाना 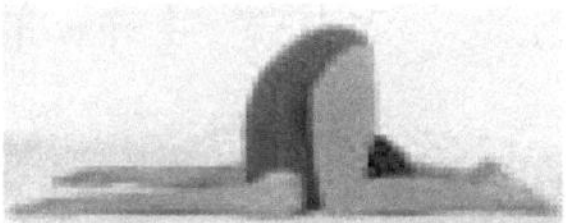

चाहिए टांगें सामने की और फैलाकर बाजू घुटनों के पास जमीन से मिली रहे। हाथों की हथेलियां जमीन पर टिकी रहें, हाथों की उंगलियां आपस में मिली रहें फिर दोनों पैरों को एक साथ ऊपर उठाते हुए पीछे की और ले जाएं और घुटने मोड़कर रखें धीरे-धीरे पैरों को जमीन पर टिका दें। कुछ समय इस स्थिति में रूकें फिर पूर्व स्थिति में आ जाएं। दोनों पैरों को उठाएं और पीछे की और इतना लें जाएं की दोनों घुटने कानों को छुएं।

लाभ –

1. सुषुमना नाड़ी का जागृत करने के लिए अच्छा व्यायाम है।

2. शरीर लचीला बना जाता है।

3. स्नायुओं अच्छा कार्य करने लगती हैं।

4. ये आसन पूरे शरीर को जागृत कर देता है।

5. रक्त का संचार शरीर में अच्छा होने लगता है।

6. मोटापा, सांस से सम्बंधित रोग- दमा, कान के रोग, बवासीर, कब्ज, रक्त के दोष इत्यादि रोग दूर हो जाते हैं।

आसन का समय – इस आसन का प्रतिदिन चार से पांच बार कर सकते हैं।

सावधानी –

1. विशेष ध्यान रखें जब आसन कर रहे हों तो टांगों के घुटने कानों से स्पर्श करें।

2. मासिक धर्म, दस्त और किसी भी तरह की गंभीर चोट के दौरान ये आसन न करें।

3. शरीर में किसी भी प्रकार को गहरा दर्द हो रहा हो तो इस आसन को न करें।

4. उच्च रक्तचाप और अस्थमा की समस्या है पैरों को सहारा देने

के लिए सहारा लेना चाहिए।

5. इस आसन को योग गुरू के परामर्श के बाद अभ्यास करना चाहिए।

श्वासन

इस आसन में पैरों को फैलाकर फिर सर को टांगों में गुंजल करते है इसलिए इसे श्वासन कहते हैं। योग निद्रा ध्यान के अभ्यास के लिए सामान्य मुद्रा है। शव का अर्थ होता है मन अथवा अपने शरीर के 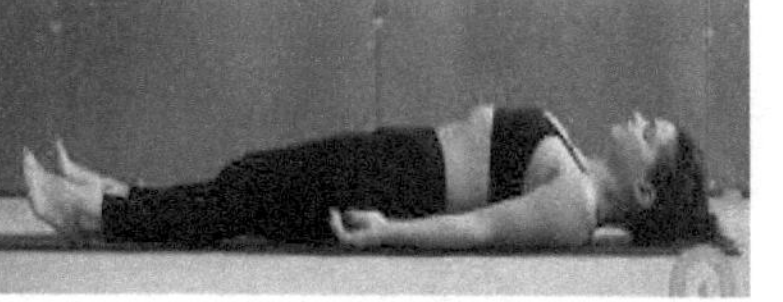 कारण ही इस आसन को शव के समान बना लेने को श्वासन भी कहा जाता है।

विधि – सर्वप्रथम जमीन पर दायीं या बायीं करवट लें और लेट जाएं घुटनों को मोड़ ले गर्दन तक सिर को झुकाएं बाहों को चेहरे से छुपायें फिर कोहनी को मोड़कर सिर घुटनों में छिपा लें इसी अवस्था में कुछ समय रूकें फिर धीरे- धीरे सामान्य स्थिति में आ जाएं। श्वासन की स्थिति में भौहों के मध्य स्थाप पर एक ज्योति का प्रकाश देखने का प्रयास करें।

लाभ –

1. थकावट दूर होती है।

2. अनिद्रा को दूर करता है।

3. शरीर को आराम मिलता है।

4. मस्तिक को आराम मिलता है।

5. शरीर और मन को आपस में अच्छा तालमेल मिलता है।

आसन का समय – इस आसन को प्रतिदिन एक या दो बार सकते हैं। योग कक्षा में एक से दो मिनट तक श्वासन का अभ्यास और अलग

समय में 20 से 30 मिनट का श्वासन का अभ्यास प्रतिदिन करना चाहिए।

सावधानी –

1. आसन क्रिया को करते समय ध्यान रहे कि आपका सिर उत्तर दिशा की ओर न हो।

2. श्वासन अभ्यास के समय आँखें बंद होनी चाहिए।

3. शरीर के किसी भी अंग को श्वासन की स्थिति में हिलाना नहीं चाहिए।

4. अपनी पूरी सजगता सांस की और लगाएं रखें।

5. शरीर को ढीला छोड़ देना चाहिए।

नोट : ये आसन विशेषकर थक जाने के बाद या सोने के पहले करें तो विशेष लाभ प्राप्त होता है।

नाभिकादर्शनासन

जब इस आसन को करते हैं तो दृष्टि अपनी नाभि की तरफ रखते हैं, इसलिए इसे नाभिकादर्शनासन कहते हैं।

विधि – सर्वप्रथम जमीन पर दोनों पैरों को फैलाकर बैठ जाएं फिर दोनों हाथों को पीछे की और ले जाकर हाथ की हथेलियों को जमीन से टिका दें। नितम्बों को ऊपर की और उठाकर एड़ियों एवं हाथों की हथेलियों पर भार डालें और शरीर को ऊपर की और उठाएं। शरीर को उतना ऊपर उठाएं।

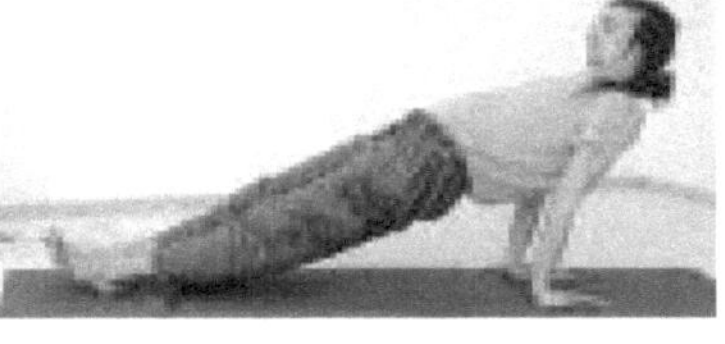

30 के कोण तक फिर कुम्भक लगाएं और गर्दन को ऊपर उठाएं जितना सांस रोक सकते हैं उनकी देह आसन को लगाएं रखें फिर पूर्व स्थिति में आ जायें।

लाभ –

1. मधुमेह रोग के लिए लाभकारी है।
2. हाथ-पैर की मांसपेशियों और नाड़ियों को मजबूत करता है।
3. रीढ़ की हड्डी मजबूत होती है।
4. आंखों की रोशनी बढ़ती है।
5. शरीर में स्फूर्ति प्रदान होती है।

आसन का समय : इस आसन को प्रतिदिन दो-तीन बार कर सकते हैं।

सावधानी – ध्यान रहे कि सिर उत्तर दिशा में न हो कमर सीधी और टांगों के घुटने न मुड़ पाएं।

पेट के बल किये जाने वाले आसन
भुजंगासन

भुजंग का अर्थ नाग या सर्प इस आसन को शरीर की स्थिति में ही फन उठाए सांप की तरह हो जाती है इसलिए इसे भुजंगासन कहते हैं। 'भुजंग' का अर्थ होता है, सांप और आसन का अर्थ होता है, योग मुद्रा।

विधि – सर्वप्रथम इस आसन को करने के लिए पेट के बल जमीन पर लेट जाएं अपने पैरों को तानकर रखें तलबे ऊपर

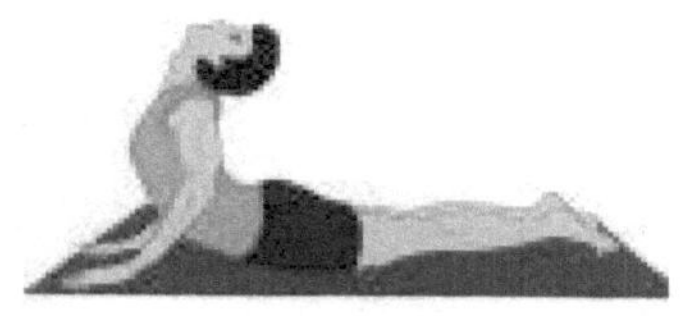

की तरफ हों फिर हाथों को कंधों के समीप रखं हथेलियों के जमीन पर टिका दें सिर और धड़ को ऊपर उठाएं हथेलियों पर जोर दें ताकि शरीर तना हुआ रहे सामने की और देखें इस आसन को पांच से छः बार दोहराएं।

लाभ –

1. पेट की चर्बी कम करता है।

2. कब्ज को दूर करता है।

3. पेट के सभी भागों को सक्रिय कर देता है।

4. छाती, कंधों, गर्दन तथा सिर को प्रभावशाली रूप से सक्रिय करता है।

5. महिलाओं को इससे विशेष लाभ मिलता है मासिक को इससे विशेष लाभ मिलता है मासिक धर्म की कठिनाईयों को दूर कर देता है।

6. सायटिका की जिसको बिमारी है उसके लिए ये आसन बहुत अच्छा है।

आसन का समय – इस आसन को प्रतिदिन ज्यादा से ज्यादा चार बार करना चाहिए।

सावधानी –

1. इस आसन को करती बार सांस स्वभाविक रूप से लेते रहना चाहिए। गर्भवती स्त्रियां न करें।

2. पैप्पिक अल्सर, हर्निया, हृदय रोगी बड़ी सजगता और ध्यानपूर्व इसे करें।

3. सिर दर्द हो तो यह आसन न करें।

4. आसन करती बार कमर को झटका न दें।

5. आसन करती बार कमर का झटका न दें।

शलभासन

इस आसन का नाम संस्कृत के शलभा 'शली' से आया है जिसका अर्थ है "टिड्डा या टिड्डा"।

इस आसन को करती बार शरीर का आकार 'टिड्डी' जैसा हो जाता है और

शलभ का नाम भाषा में 'टिड्डी' होता है इसलिए इसे 'शलभासन' कहते हैं। टिड्डा मुद्रा आधुनिक योग में अभ्यास के समय व्यायाम के रूप में एक पीठ के बल झुकने वाला आसन है।

विधि – सर्वप्रथम इस आसन को करने के लिए पेट के बल लेट जाएं दायें या बायें गाल किसी को भी जमीन से स्पर्श करके रखें फिर दोनों पांवों को कड़ा करके, उन्हें एक साथ जितना ऊँचा उठा सकते हो उठायें, पांवों को एकदम कड़ा बनाएं रखें घुटनों को न मोड़ें न ही झुकाएं। ये एक रीढ़ की हड्डी का खिंचाव है।

लाभ –

1. टांगों की मांसपेशियों को मजबूत करता है।

2. पाचन शक्ति को बढ़ाता है।

3. कब्ज को दूर करता है फेफड़ों को मजबूत और स्वस्थ रखता है।

4. गुर्दों और जिगर के रोग में बहुत लाभदायक है।

5. पीठ और कमर का अच्छा व्यायाम मिलता है।

6. पीठ की मांसपेशियों का व्यायाम करता है और ताकत और सहनशक्ति को बढ़ाता है।

आसन का समय – प्रतिदिन तीन या चार बार करना चाहिए।

सावधानी –

1. ध्यान रखें जब अधिक पैर ऊपर उठाते हैं आसन करती बार तो फेफड़ों पर सांस फूलने पर रोक दें।

2. गर्भवती करने से पहले भोजन ग्रहण न करें।

3. गर्भवती महिलाओं को इस आसन को नहीं करना चाहिए

4. सिरदर्द, गर्दन और रीढ़ के दर्द से परेशान हो तो ये आसन न करें।

गोरक्षासन

इस आसन में पैरों को इक्ट्ठा करके पैर के पंजों की एड़ियां मिलाकर दोनों कंधी बनाकर पकड़ना होता है इसे गोरक्षासन कहते हैं। ये एक बैठने की मुद्रा है जिसमें पैसे के तलवे एक साथ दबाए जाते हैं जो घुटने होते हैं जमीन के साथ लगे होने चाहिए।

विधि – इस आसन में सर्वप्रथम पैरों की एड़ियों को मिलाकर पैरों को इक्ट्ठा कर जांघों के नीचे जहां जनेन्द्रिय और गुदा स्थान होता है वहां लगाएं। उसके बाद दोनों हाथों की उंगलियों को एक दूसरे में 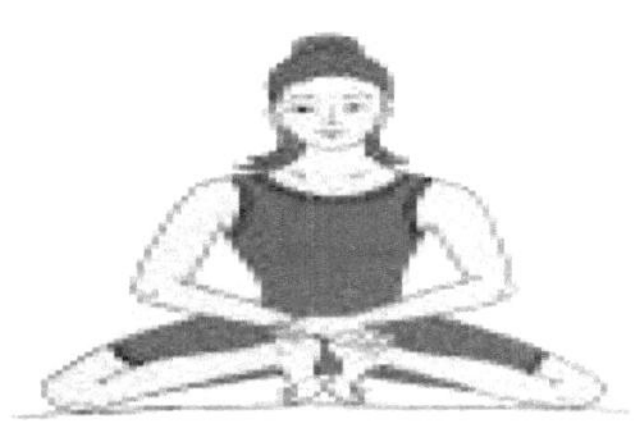 फंसाकर कंघीनुमा आकार बनाए दोनों पैरों को उससे पकड़ लें उस समय कमर बिल्कुल सीधी रखें और प्रयास करें। घुटने जमीन पर सपर्श हों और बाजू सीधे हों जितना समय इस क्रिया को करती बार सांस रोक सकते हैं रोके रखें फिर धीरे-धीरे सांस को छोड़ें शरीर को धीरे-धीरे ढीला करते जाएं पैरों को खोल दें। ये गोरक्षासन है। कुंडलिनी का जागृत करने में बहुत लाभकारी है इसके नियमित अभ्यास से बुढ़ापे की प्रक्रिया को रोकने की क्षमता है।

लाभ –

1. वीर्य की रक्षा होती है।

2. स्वप्नदोष दूर हो जाता है।

3. मूत्र सम्बंधी दोष मुक्त हो जाते हैं।

4. जांघों में मजबूती आती है।

5. हाथों और पैरों का अच्छा व्यायाम हो जाता है।

6. कुंडलिनी को जागृत करके ऊर्जा को सक्रिय करने, यौन ऊर्जा को उत्तेजित करने, पाचन में सहायता करता है।

आसन का समय – प्रतिदिन चार से छः सेकेण्ड तक 'दो' बार इस आसन को कर सकते हैं।

सावधानी –

1. कमर बिल्कुल सीधी रहे आसन करती बार इसका विशेष ध्यान रखें।

2. कोई भी क्रिया जबरदस्ती न करें।

3. रक्तचाप या हृदय संबंधी रोग, थकावट या कमजोरी, मासिक धर्म या गर्भावस्था वाले डाक्टर या योगगुरू की सलाह लेकर इसका अभ्यास करें।

खरगोशासन / शंराकासन

इस आसन को करती बार शरीर की स्थिति बिल्कुल खरगोश के आकार की हो जाती है इसलिए इसे 'खरगोशासन' कहते हैं। मांसपेशियों को मजबूती मिलती है और इसे आसन को करने से शारीरिक संतुलन में   सुधार आता है।

विधि – इस आसन को करने के लिए सर्वप्रथम अपने पैरों को पीछे की तरफ मोड़कर घुटनों के बल बैठ जाएं, ध्यान दें कि इस स्थिति में दोनों पैर की एड़ियां और अंगूठे परस्पर एक दूसरे से स्पर्श करते रहें। पैरों का हिस्सा धरती पर रहे धीरे-धीरे सिर को आगे की और बढ़ायें और जमीन पर स्पर्श करवाएं। सांस को लें और छोड़ें जितनी देर अभ्यास की स्थिति में बैठ सकते हैं।

लाभ –

1. इस आसन को करने से रीढ़ की हड्डी और सारी कोशिकाएं रीढ़ को स्वस्थ रखती हैं।

2. पीठ रीढ़ की धमनियों में रक्त का संचार ठीक प्रकार से शीघ्र होने लगता है।

3. इस आसन को करने से पीठ की पीड़ा उत्पन्न नहीं होती। रक्त का संचार ठीक रहता है।

4. इस आसन का करने से जुकाम, सर्दी, खांसी, ब्राकाइटिस (श्वास नली शोध) बिमारी दूर रखने के उत्तम आसन है तनाव से मुक्ति मिलती है।

5. गुर्दे, जिगर-दोष, ज्यादा मूत्र, कटी दर्द और डिसेन्टरी की बिमारी दूर होती है। दिमाग और मन शांत रहता है।

आसन का समय – प्रतिदिन एक या दो बार आसन को करें। अभ्यास की स्थिति में आसन में 15 से 20 सेकेण्ड या अपनी क्षमतानुसार बने रहें।

सावधानी –

1. आसन की क्रिया करते समय इस बात का ध्यान रहे कि हाथ के अंगूठे बाहर की और तथा ठोढ़ी गले से स्पर्श कर रही हो।

2. पेट और सिर में कोई गंभीर समस्या हो तो यह आसन न करें।

3. हृदय रोगियों के लिए यह आसन बहुत लाभदायक है।

धनुरासन

जब इस अभ्यास को करते हैं तो शरीर की आकृति धनुष के समान हो जाती है इसलिए इसे धनुरासन कहते हैं।   धनुः+आसन = धुनष जैसा आसन।

विधि – सर्वप्रथम इस आसन को करने के लिए पेट के बल जमीन पर

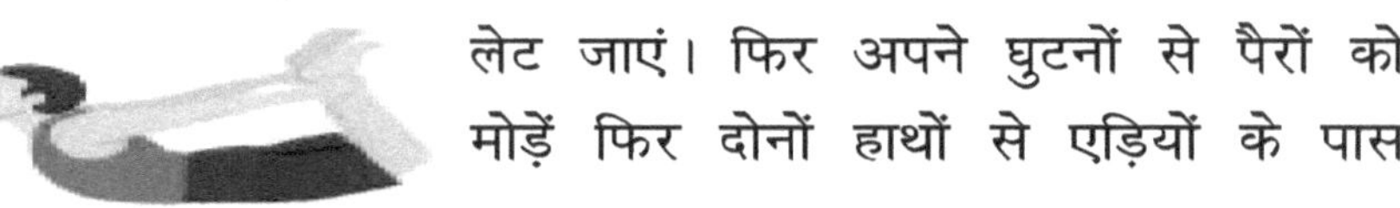

लेट जाएं। फिर अपने घुटनों से पैरों को मोड़ें फिर दोनों हाथों से एड़ियों के पास

पकड़ें सिर और सीने को ऊपर उठाएँ, हाथों को सीधे रखें पैरों की मांसपेशियों में तनाव पैदा करते हुए खींचे। झुले की तरह आगे-पीछे व्यायाम कर सकते हैं। धीरे-धीरे सामान्य स्थिति में आ जाएं। धनुरासन की स्थिति में सांस को धीरे-धीरे लें और धीरे-धीरे छोड़ें।

लाभ –

1.   मेरूदण्ड लचीला बनता है।

2.   कब्ज को दूर करता है।

3.   स्त्रियों का विशेष लाभ होता है उनके प्रजनन तंत्र को कार्यशील बना देता है।

4.   गुर्दों को स्वस्थ रखता है।

5.   हृदय स्वस्थ रहता है।

6.   आंतरिक अंगों, मांसपेशियों और जोड़ों का व्यायाम हो जाता है।

आसन का समय – प्रतिदिन तीन, चार बार इस आसन का किया जा सकता है।

सावधानी – विशेष ध्यान दें कि आसन करती बार गर्दन झुकी हुई और नीचे की और न रहे।

नोट – सर्वाइकिल, स्पोंडेलाईटिस, कमर दर्द एवं उदर रोगों में ये लाभकारी आसन है।

मयुरासन

जब इस आसन को करते हैं तो शरीर की स्थिति 'मोर' के समान होती है, इसलिए इसे 'मयुरासन कहते हैं। मयुर का अर्थ – मोर।

विधि – सर्वप्रथम घुटनों और पैरों के पंजों के बल जमीन पर बैठ जायें फिर दोनों हाथों के पंजों के आगे रखें कोहनियां मोड़ लें नाभि पर

लगाने की कोशिश करें फिर धीरे-धीरे पूरे शरीर का वजन हाथों पर रखते हुए पैरों को समानांतर जमीन से ऊपर उठाए धीरे-धीरे शरीर जमीन से ऊपर पूर्ण समानांतर की स्थिति में आ जाता है। जैसे-जैसे अभ्यास बढ़ेगा पैरों को ऊपर की तरफ ले जायें।

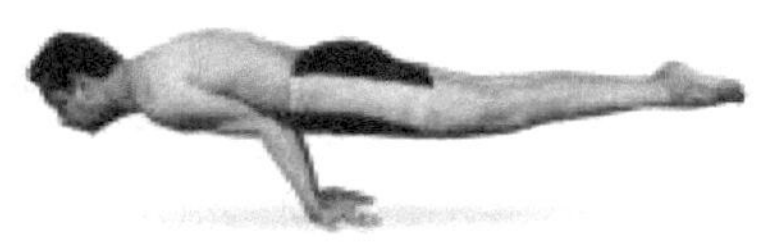

लाभ –

1. पाचन तंत्रों और गुर्दों की कार्य-शक्ति बढ़ती है।

2. बात, पित्त, कफ के विकार दूर होते हैं।

3. हाथ की मांसपेशियों को बल प्रदान होता है।

4. मोटापा दूर तक नहीं आता।

5. शरीर की स्थिरता को प्रदान करता है।

6. मधुमेह रोगों के लिए लाभकारी है।

आसन का समय – शुरू में ये आसन पांच या सात सेकेण्ड तक प्रतिदिन करें फिर धीरे-धीरे अन्तराल बढ़ाएं उसकी अंतिम सीमा दो मिनट हैं।

सावधानी – विशेष ध्यान दें की इस आसन को करते समय कोहनियां नाभि से ज्यादा दूर न हों।

नोट – जो लोग ब्लडप्रेशर टी.वी.हृदय रोग, अल्सर और हर्निया रोग से पीड़ित हो उन्हें ये आसन डाक्टर (चिकित्सक) की सलाह लेने पर ही इस आसन का अभ्यास करना चाहिए।

उर्ध्व कुक्कुटासन/पदमबकासन

इस आसन में शरीर की स्थिति कुक्कुटा की तरह होती है इसलिए उर्ध्व कुक्कुटासन या पदमबकासन कहते है।

विधि – सर्वप्रथम पद्मासन की स्थिति में बैठ जाएं फिर दोनों हाथों की हथेलियों को सामने जमीन पर स्थिर रखें और घुटनों के बल खड़े हो जाएं। दोनों हाथों को जोर देते हुए पद्मासन की स्थिति में ऊपर की तरफ उठें। उस स्थिति में शरीर का संतुलन बनायें रखें। धीरे–धीरे सामान्य सांस ले और छोड़ें नजर सामने की और बनाएं रखें।

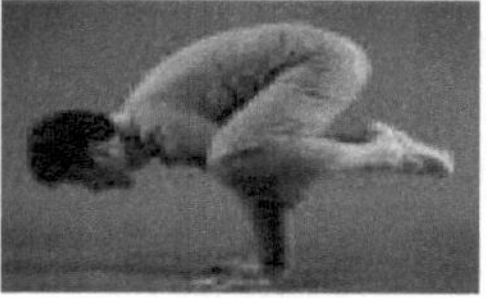

लाभ –

1. शरीर में रक्त संचार की मात्रा बढ़ जाती है।

2. नस-नाड़ियां सुचारू रूप से कार्य करते है।

3. मेरूदण्ड को सम्पूर्ण रूप से लाभ प्राप्त होता है।

4. कलाई मज़बूत होती है

5. हाथों में बल प्राप्त होता है।

आसन का समय – प्रतिदिन दो-तीन बार आसन को कर सकते हैं। कुछ समय अभ्यास करने के बाद इस अभ्यास को बढ़ाना शुरू करें।

सावधानी –

1. उच्च रक्तचाप, हृदयरोगी इसे न करें।

2. कोमल नसों की समस्या होने पर इस आसन का अभ्यास न करें।

शूधरासन

इस आसन में शरीर का आकार पर्वत की भांति बनता है, इसलिए इसे भूधरासन कहते हैं।

विधि – सर्वप्रथम जमीन पर सर्पासन की स्थिति में लेट जाएं फिर सर्पासन समाप्त करके अपने पैर के पंजों को थोड़ा आगे बढ़ाकर तलबे जमीन पर टिका दे। हथेलियों को ज्यों का त्यों वहीं टिकी रहने दे फिर कमर को ऊपर की तरफ सीधी करें, सिर को दोनों हाथों के बीच में

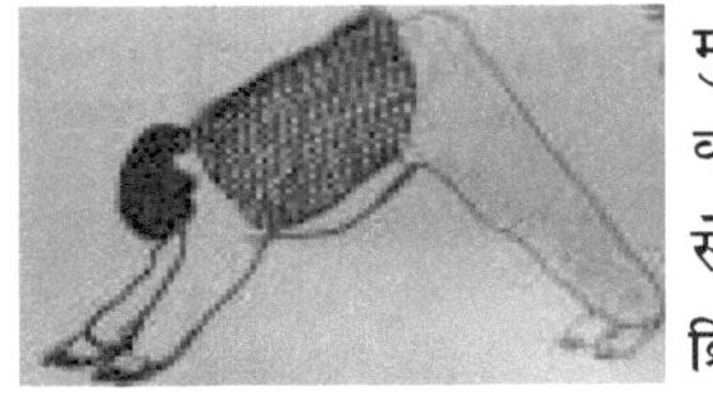

ले आएं पेट को अंदर की और खींचे और टांगे सीधी रखें, घुटनों को मुड़ने न दें। ठोढ़ी को गले की जड़ में लगाने का प्रयास करें। धीरे-धीरे नीचे उतारें सात से आठ सेकेण्ड आराम करें। पुनः इस क्रिया को दोहराया जा सकता है। इस क्रिया को करती बार सांस लें और शुरूआत में धीरे-धीरे इस क्रिया को करें।

लाभ –

1. पेट में होने वाले वायु-विकार को शांत करता है।

2. टांगों और भुजाओं को बल प्राप्त होता है।

3. पाचन शक्ति ठीक होती है।

4. हृदय को बल प्राप्त होता है।

ठोढ़ी कण्ठ में लगने से थाइरॉइड ग्रंथि की क्रियाशीलता बढ़ती है। प्रतिदिन दो तीन बार कर सकते हैं नियमित इसका अभ्यास करें।

सावधानी – आसन को करते समय ध्यान रखें पैर ज्यादा पीछे न जाएं शरीर की स्थिति डाले नहीं सही तालमेल हाथों और पैरों से बनाएं।

हंसासन

इस आसन में शरीर का आकार हंस जैसा लगता है, इसलिए इसे हंसासन कहते हैं। (हंसासन योग या छगू आसन ख)

विधि – सर्वप्रथम घुटनों के बल जमीन पर बैठ जाएं स्थिर अंगुलियां सामने की तरफ करते हुए हथेलियां जमीन पर रखें। आगे झुके और कुहनियों पर पेट को तथा भुजाओं पर सीना स्थापित कर दें फिर एक-एक करके दोनों पैरों को पीछे करें और कुहनियों व भुजाओं पर शरीर का भार देते हुए तथा पैरों को जमीन से

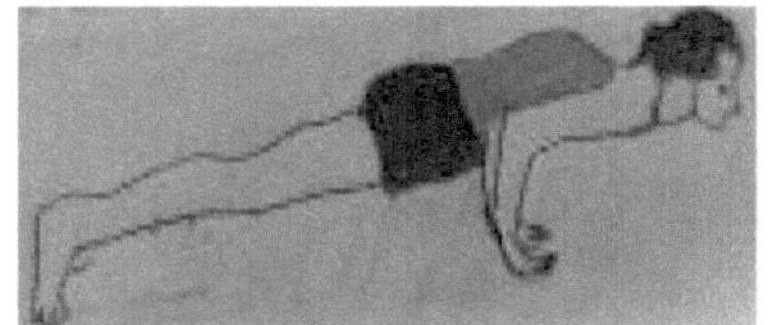

उठाते हुए संतुलन बनाएं तिना इस अवस्था में रूक सकते हैं। फिर रूकें इस क्रिया को दोहरायें जितना किया जा सकें।

लाभ –

1. जीवन में संतुलन पैदा होता है।
2. पाचन तंत्र के सभी अंगों को प्रभावित करता है।
3. कब्ज दूषित वायु को ठीक करता है।
4. रक्त संचार तेज करता है।
5. अमाशय, अग्नाशय, छोटी आंत, बड़ी आंत, किडनी, लीवर आदि अंगों को रोगों से बचाता है।

आसन का समय – प्रतिदिन दो-तीन बार इस आसन को कर सकते हैं।

सावधानी – गर्भवती महिलाएं व कमजोर कलाई वाले इस आसन को न करें, अल्सर हर्निया और अति उच्चरक्तचाप वाले रोगी न करें। योगगुरू के मार्गदर्शक में इसे करें यदि शरीर में कोई रोग है।

खड़े होकर किये जाने वाले आसन
ताड़ासन

इस आसन में शरीर की आकृति ताड़ के पेड़ की तरह होती है इसलिए इसे ताड़ासन कहते हैं।

आधुनिक योग में व्यायाम के रूप में खड़े होने वाला आसन है। (पर्वतमुद्रा या समस्तीति) ताड़ासन संस्कृत के शब्द ताड़ "पहाड़" और आसन से बना है।

विधि – सर्वप्रथम पैरों को एक साथ मिलाकर सावधान की स्थिति में खड़े हो जाएं। अपनी एड़ियां और अंगूठे समानांतर ही रखें फिर पंजों पर जोर दें धीरे-धीरे

ऊपर उठाएं एवं दोनों हाथों को मिलाकर ऊपर की तरफ तान दें। उसी स्थिति को घुटने एवं जाँघों की मांसपेशियां ऊपर की और खींचें। रीढ़ एवं गर्दन सीधे रखें। पूरे शरीर का भार पंजों पर रखें। कुछ समय इसी स्थिति में रहें और धीरे-धीरे वापस मूल स्थिति में सांस छोड़ते हुए आएं। इस आसन को अन्य आसनों के बीच में किया जाता शरीर और चेतना को पिछले आसन के अनुभव पर अगले आसन को करने की चेतना मिल सके।

लाभ –

1.   मांसपेशियां मज़बूत करता है।

2.   लंबाई बढ़ाने के लिए सर्वोत्तम व्यायाम है।

3.   स्लिप डिस्क के लिए लाभकारी है।

4.   स्त्रियों के लिए लाभकारी है।

5.   स्वास्थ्य ठीक रखने में मददगार है।

आसन का समय – प्रतिदिन इस आसन को पांच से छः बार करें एक से दो मिनट तक करें। धीरे-धीरे समय बढ़ायें।

सावधानी –

1.   दोनों पैरों के पंजों पर एक साथ वजन दें इसका विशेष ध्यान रखें।

2.   पैरों को चौड़ा रखना। कमर और गर्दन को सीधा रखें।

3.   ताड़ासन की अवस्था कुछ समय तक रूकें उसमें सांस ले ओर छोड़ें।

ध्रुव आसन/भागीरथ आसन

भक्त ध्रुव एवं भागीरथ ऋषि ने इसी आसन पर साधना की थी। इसीलिए इसका नाम ध्रुव आसन/भागीरथ आसन पड़ा। ध्रुव का अर्थ होता है स्थिर, एक पैर पर खड़े होकर किया जाने वाला आसन।

विधि – सर्वप्रथम सामान्य अवस्था में खड़े हो जाएं। इसके बाद दाहिने पैर के घुटने से मोड़कर बाएं पैर के जंघा मून पर पंजे को रखें। दोनों हाथों को नमस्कार की मुद्रा में बनायें, बाएं पैर को 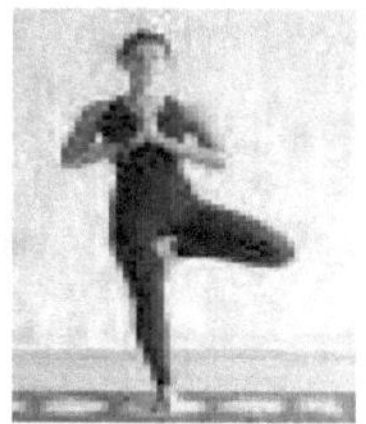 दृढ़तापूर्वक जमीन पर स्थिर रखें फिर इसी क्रम को दूसरे पैर में बदलकर करें। बार-बार अभ्यास करने से इस आसन में संतुलन आता है।

लाभ –

1.   पैरों में दृढ़ता आती है

2.   पैरों में कंपन बंद हो जाती है।

3.   आलस समाप्त हो जाता है।

4.   जीवन में संतुलन आता है।

5.   नई चेतना का विकास होता है।

6.   अपने लक्ष्य के प्रति एकाग्रता बढ़ती है।

आसन का समय – जब भी समय लगे इस आसन को कर लेना चाहिए।

सावधानी –

1.   शरीर को आसन करती बार संतुलन में रखें।

2.   कमर को ज्यादा से ज्यादा ऊपर उठाएं शरीर का वजन संतुलिन बनाए रखें।

त्रिकोणासन

योग विज्ञान में बहुत महत्त्वपूर्ण आसन स्थान रखता है। इस आसन को करती बार शरीर की स्थिति त्रिकोणा के समान दिखाई देती है इसलिए इसे 'त्रिकोणासन' कहते हैं। संस्कृत भाषा त्रिकोण और आसन का आसन है। 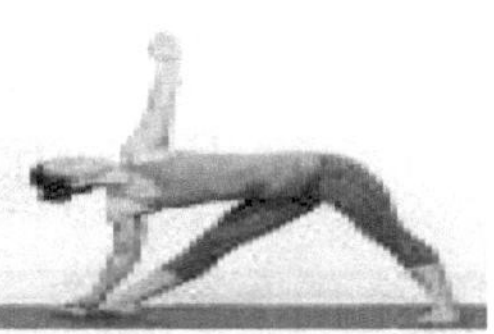

विधि – खड़े हो जायें फिर अपने पैरों के बीच दो-तीन फीट का अंतर बना लें। दोनों हाथों को कंधों की सीध जमीन के समानांतर फैला दें फिर धीरे-धीरे कमर के ऊपरी हिस्से को सामने दाहिनी तरफ झुकाएं दाहिने हाथ से दाहिने पैर के पंजों या पैर की अंगुलियों से स्पर्श करें इसी तरह इस क्रिया को बाएं तरफ करें फिर बांएं हाथ की भुजा बांएं कान के ऊपर रखते हुए त्रिकोण की स्थिति करें बांईं तरफ झुकें। दायें हाथ से बायें पैर को छुने की कोशिश भी करें।

लाभ –

1. इस आसन से पीठ का दर्द एवं गर्दन के रोग ठीक हो जाते है।
2. कब्ज को दूर करता है
3. मेरूदण्ड लचीला बन जाता है।
4. पैरों की मांसपेशियों को ठीक करता है।
5. उदर-संबंधी समस्या को ठीक करता है।
6. शरीर का संतुलन ठीक रहता है।

आसन का समय – प्रतिदिन दो-तीन बार कर सकते हैं। पांच बार से अधिक न करें।

सावधानी –

1. गर्भवती महिलाएं ये आसन न करें।
2. जिसे माइग्रेन, दस्त, निम्न या उच्च रक्तचाप या गर्दन और पीठ की चोट से पीड़ित व्यक्ति को त्रिकोणा आसन से बचना चाहिए।
3. उच्च रक्तचाप वाले हाथों को ऊपर न उठायें।
4. जिसका स्लिप डिस्क, साईटिका और उदर में सर्जरी के समय ये आसन नहीं करना चाहिए।

अर्ध चंद्रासन

इस आसन में शरीर की स्थिति अर्ध चंद्रमा की तरह होती है। इसलिए इसे अर्ध चंद्रासन कहते हैं। इस आसन को करती बार शरीर आधा 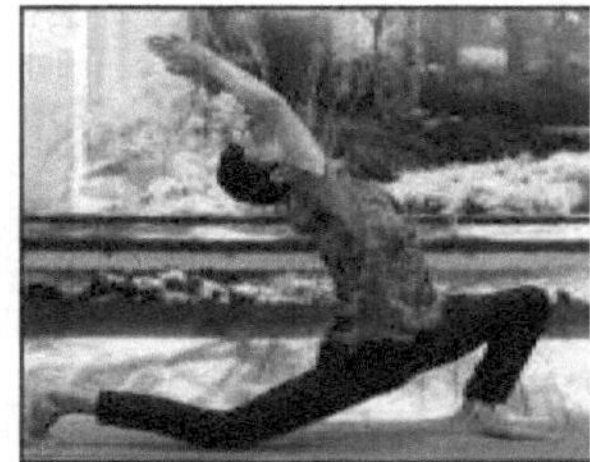 चक्र की तरह बनता है इसलिए इस अर्ध चंद्रासन कहते हैं।

विधि – सर्वप्रथम घुटने के बल खड़े हो जाएं। बाएं पैर को एक फिट आगे करते हुए पंजे को जमीन पर रखें, फिर दाहिने पैर को पीछे की और खींचते हुए गर्दन व पीठ को पीछे की तरफ धीरे-धीरे झुकाएं, फिर हाथों को ऊपर की तरफ उठाकर पीछे की ओर झुकाएं अर्ध चंद्राकार की तरह हो जाएं। फिर वापस इसी अवस्था में आएं और दूसरे पैर को आगे करके आसन की क्रिया को करें। इस आसन में जो महत्त्वपूर्ण है वह है सांस लेने की क्रिया को जोर देना फिर सामान्य स्थिति में सांस को सामान्य बनाकर रखें।

लाभ –

1. ग्रीवा एवं फेफड़ों को पर्याप्त लाभ पहुंचता है।

2. शरीर में रक्त का संचरण ठीक प्रकार से होता है।

3. पैरों की मांसपेशिशं मज़बूत होती हैं।

4. मेरूदण्ड मज़बूत और लचीला बनता है।

5. फेफड़ों को लाभ मिलता है।

6. इस आसन के अभ्यास से सीधा चलना बैठना सीख जाते हैं।

7. कंधे चौड़े और छाती बाहर की तरफ आ जाती है।

आसन का समय – प्रतिदिन तीन-चार बार कर सकते हैं।

सावधानी –

1. आसन को करती बार संतुलन बनायें रखें।

2. गर्दन को एकदम पीछे की ओर न लें जाएं जिससे गर्दन के अकड़ने की आशंका बढ़ जाती है।

3. कमर को अतिरिक्त नहीं मोड़ना चाहिए।

हस्त कटि चक्रासन

इस आसन को करती बार अपनी कमर तथा हाथों को चक्राकार मुद्रा में घुमाते हैं इसलिए इसे 'हस्त-कटि चक्रासन' कहते हैं। कमर तथा हाथों की घुमने सी मुद्रा जो बनती है वह हस्त कटि चक्रासन की बनती है इसलिए हस्त कटि चक्रासन कहते हैं।

विधि – इस आसन को करने के लिए सर्वप्रथम दोनों पैरों के मध्य डेढ़ फीट का फासला बनायें शरीर को सीधा तना हुआ रखना है सीने की चौड़ाई के बराबर दोनों हाथों को सामने फैलाएं फिर फैले हुए हाथों का जमीन से समान अंतर बनायें। दोनों हाथ तथा कमर को ऊपर का पूरा धड़ तथा गर्दन को एक साथ एक-सी मुद्रा में, सांस छोड़ें दायीं और पीछे ले जायें फिर उसी मुद्रा में बायें हाथ की अपेक्षा दायां हाथ अधिक पीछे तक जा सकेगा। ऐसे ही बायीं तरफ से करें और पंद्रह से बीस बार इसी तरह घुमायें इस तरह से हस्त-कटि चक्रासन होता है शरीर को घुमाते समय शरीर का संतुलन रखना आवश्यक है।

लाभ –

1. सांस लेने में कठिनाई नहीं रहती।

2. कमर तथा पेट के दर्द को राहत मिलती है।

3. कमर लचीली हो जाती है रीढ़ को मज़बूती प्रदान करता है।

4. कंधे मज़बूत हो जाते हैं डिप्रेशन को दूर करता है।

5. पेट के दर्द में राहत पहुंचती है।

आसन का समय – इस आसन को प्रतिदिन पंद्रह-बीस बार दोनों ओर से कर सकते हैं। इसे अपनी सुविधा के अनुसार किया जा सकता है।

सावधानी –

1. इस आसन को सुस्ती के साथ न करें ये तीव्र गति से किया जाता है।

2. जिसकी तत्कालीन स्पाईन और पेट की सर्जरी हुई हो वे इस आसन को न करें।

3. हर्निया हो तो ये आसन न करें।

4. गर्भवती महिलाओं को यह आसन नहीं करना चाहिए।

5. स्लिप डिस्क वाले व्यक्ति को यह आसन नहीं करना चाहिए।

अर्धचंद्रासन

अर्ध का अर्थ आधा और चंद्रासन का मतलब चंद्र के समान किया गया आसन। इस आसन में शरीर का आकार आधे चंद्रमा के समान लगता है, इसलिए इसे अर्ध चंद्रासन कहते हैं अर्ध चंद्रासन या हाफ मून पोज आधुनिक योग में अभ्यास का स्थाई आसन है।

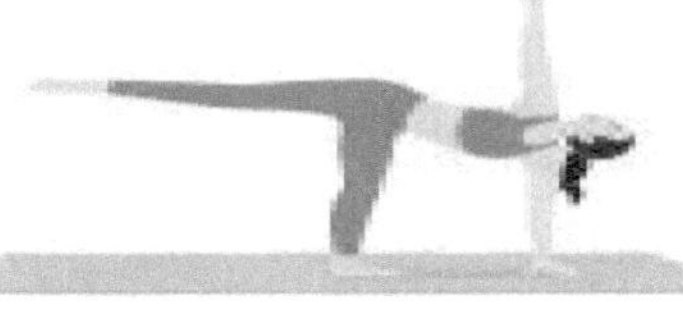

विधि – सर्वप्रथम जमीन पर सीधे खड़े हो जाएं फिर दोनों हाथों को ऊपर उठाएं। सांस अंदर खींचकर गर्दन और सिर की बांयीं ओर ले जाएं कमर को झुकाएं जितना नीचे सिर ला सकते है ले जायें। बाएं पैर से एक कदम आगे बढ़ाएं दाहिने पैर को पीछे की ओर पूरा खींचें इसी क्रिया को दूसरी तरफ भी करें।

लाभ –

1.   ये आसन दमा रोगियों और मस्तिष्क के लिए लाभदायक है।

2.   मेरूदण्ड को लचीला बनाती है।

3.   कमर की पीड़ा वालों के लिए ये आसन बहुत लाभदायक है।

4.   कमर की अतिरिक्त चर्बी कम कर देता है।

5.   शरीर को सुंदर और सुड़ौल बनाता है।

आसन का समय – प्रतिदिन ये आसन चार से पांच बार करना चाहिए।

सावधानी –

1.   ध्यान रहे कि शरीर का आसन के समय दायीं और बायीं ओर होना चाहिए। आगे-पीछे बिल्कुल न हों।

2.   चक्कर की समस्या हो तो ये आसन न करें।

3.   कम रक्तचाप वाले ये आसन न करें।

4.   डायरिया से पीड़ित व्यक्ति न करें।

5.   कमर दर्द और गर्दन की दर्द से परेशान हों तो ये आसन नहीं करना चाहिए।

हस्तपाद अंगुष्ठान

इस आसन में शरीर के हाथ-पैरों के द्वारा 90^0 का कोण बनता है इसलिए इसे हस्तपाद-अंगुष्ठान कहते हैं।

विधि – सर्वप्रथम इस आसन को करने के लिए जमीन पर सीधे खड़े हो जाएं फिर बाएं पैर को उठाकर हाथ से पैर का अंगूठा पकड़िए। हाथ का अंगूठा पीठ की और उँगलियां पेट की और हों। दाएं पैर पर शरीर का वजन टिका दो फिर यही क्रिया दूसरे पैर से भी करनी चाहिए। शरीर का संतुलन भी बनाए रखना होता है।

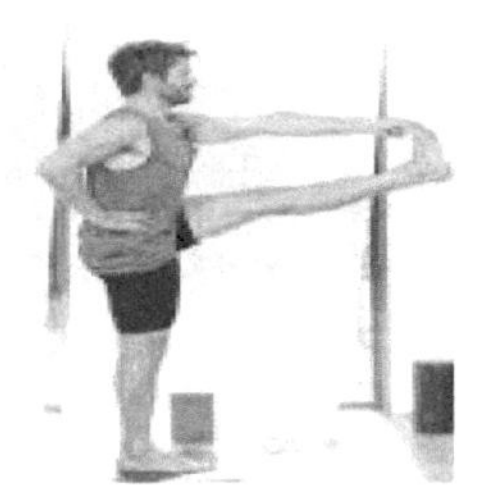

लाभ –

1. हाथ और पैर की बिमारियां दूर हो जाती हैं।
2. शरीर का संतुलन बनता है।
3. मानसिक स्थिरता के लिए लाभदायक है।
4. पेट की मांसपेशियों को काफी शक्ति मिलती है।
5. पूरे शरीर को इस आसन से लाभ मिलता है।
6. शरीर में कंपन खत्म हो जाती है, आत्मविश्वास जागृत हो जाता है।

आसन का समय – प्रतिदिन ये आसन तीन-चार बार करना चाहिए।

सावधानी – इस आसन को करती बार शरीर का संतुलन बना रहे।

विपरीत हस्तपादासन

इस आसन में शरीर को पीछे की और झुक कर अपने हाथों से एड़ियों को पकड़ना होता है, इसलिए इसे विपरीत हस्तपदासन कहते हैं।

विधि – सर्वप्रथम जमीन पर सीधे खड़े हो जायें दोनों पैरों के बीच दोनों कंधों के समान की दूरी बनाएं, फिर दोनों हाथों को उठाकर ऊपर आकाश की ओर ले जाएं लेकिन हाथों की हथेलियां सामने की तरफ होनी चाहिए, हाथों का पिछला हिस्सा पीछे का ओर रहे। शरीर को धीरे-धीरे पीछे की ओर झुकाएं धीरे-धीरे एड़ियों को दोनों हाथों

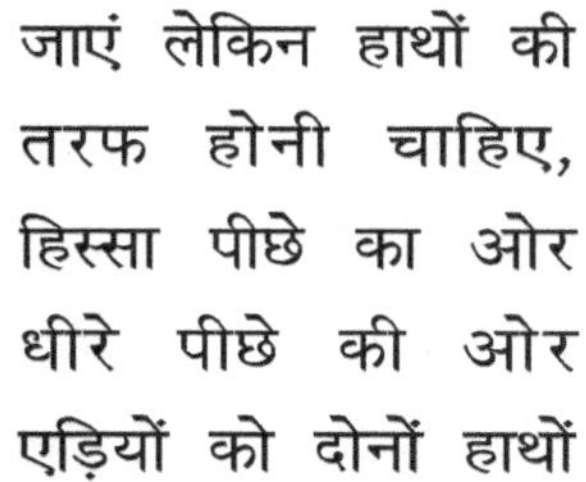

से पकड़ें, दायें हाथ से दायीं एड़ी और बायें हाथ से बायीं एड़ी को फिर अपने सिर तथा गर्दन को नीचे की और तानें, सम्पूर्ण शरीर का भार हाथों की हथेलियों पर डालें इसी स्थिति में छः से आठ सेकेण्ड तक रूकें फिर धीरे-धीरे पूर्ण स्थिति में आकर रूकें। थोड़ी देर बाद फिर से इस आसन का अभ्यास दोहराएं।

लाभ –

1. मेरूदण्ड के लिए सबसे उत्तम है।
2. सिर, गर्दन, पीठ, कटि, बाजू, जाँघ, टांग, तथा पैरों का एक साथ व्यायाम है।
3. शरीर फुर्तीला बनता है।
4. नस-नाड़ियों में लचक रहती है।
5. शरीर सुड़ौल बन जाता है।

आसन का समय – प्रतिदिन 'एक' बार और अभ्यास हो जाने पर 'दो' बार करें। अभ्यास की शुरूआत में स्थिति में 15 सेकेण्ड रहे फिर धीरे-धीरे सामान्य स्थिति में आ जाएं।

सावधानी –

1. ध्यान रहे कि सिर और गर्दन नीचे की और तने हुए रहें।
2. गर्दन और सिर में दर्द हो तो ये आसन न करें।

संकटासन

सकटासन एक संस्कृत भाषा का शब्द है। संकटासन दो शब्दों से मिलकर बना है संकट् + आसन संकट का अर्थ विपत्ति/कष्ट एवं सकर यानि शाखोट नामक पेट, आसन मुद्रा। इस आसन में शरीर एक पैर

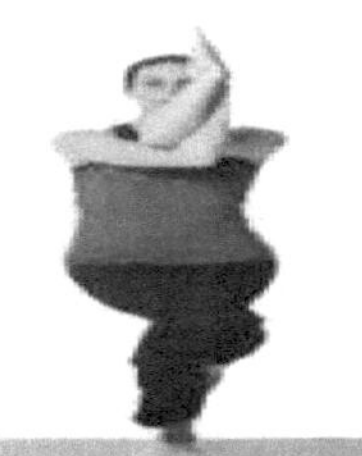

के पंजे पर तथा दूसरा पैर उसी से लिपटा हुआ होता है, इसलिए इसे 'संकटासन' कहते हैं।

विधि – सर्वप्रथम ताड़ासन में खड़े हो जाएं फिर बाएं पैर को दाहिने पैर पर लपेटें और हाथों को भी सामने की तरफ से जाकर बाएं हाथ को दाहिने हाथ पर मिलायें फिर स्वभाविक सांस लें इसी आसन की क्रिया को दाएं पैर को बाएं पैर पर लपेटें और हाथों को सामने रखें फिर दूसरी विधि है

कि दाएं पैर को बाएं पैर के चारों और लपेटें और फिर दोनों हाथों को घुटनों पर रखें।

लाभ –

1. पैर को दृढ़ता मिलती है।

2. लगातार अभ्यास से पैरों का कांपना बंद हो जाता है। पैरों में दृढ़ता प्राप्त होती है।

3. कमर दर्द के लिए लाभकारी हैं।

4. हाथों को बल प्राप्त होता है टांगों की हड्डी मज़बूत होती है।

5. हर्निया, पीठ दर्द में लाभ पहुंचता है।

आसन का समय – प्रतिदिन चार-पांच बार कर सकते हैं। अपनी क्षमता के अनुसार भी इसका अभ्यास कर सकते हैं।

सावधानी – गठिया जैसी बिमारी वाले रोगी सावधानी से करें। हाथ और कंधे सीधे रहें। इसका, विशेष ध्यान रखें।

नोट – हर्निया – हर्निया के लक्षण शरीर में जब पेट की मसल्स कमजोर हो जाती हैं तो मांसपेशियां या उत्तक में छेद के माध्यम से कोई अंग उभरकर बाहर आने लगता है उसे हर्निया कहते हैं ज्यादातर ये बिमारी पेट में होती है पर ये नाभी, जांघ के ऊपरी हिस्से या कमर के आस-पास कहीं भी हो सकती है।

गरूड़ासन

इस आसन में शरीर की स्थिति गरूड़ पक्षी की भांति होती है इसलिए इसे गरूड़ासन कहते हैं। गरूड़ासन एक योगासन है इसका नियमित अभ्यास करने से शरीर को स्वस्थ रखा जा सकता है ये एक योग मुद्रा है।

विधि – सर्वप्रथम इस आसन के लिए ताड़ासन में खड़ें हो जाएं फिर

दाएं पैर उठाएं और बाएं पैर पर इस प्रकार लपेटे की दाएं जाँघ का पिछला हिस्सा बाईं जाँघ पर और दाहिने पैर बाईं पिंडली को स्पर्श करे फिर हाथों को भी कोहनियों से मोड़कर आपस में लपेटे दोनों हथेलियों को आपस में प्रार्थना की मुद्रा में जोड़ लें। यही आसन की क्रिया दूसरे पैर को बदल कर करें। जो पैर उठाकर दूसरी तरफ लाना है उसके पैर की उंगली जमीन की और होनी चाहिए। ये आसन शरीर में खिंचाव पैदा करने का कार्य करता है।

लाभ –

1. हाथ व पैर लचीले एवं सशक्त बनाता है।

2. कमर दर्द मिट जाता है।

3. गठिया, अण्डकोष वृद्धि, आंत उतरना आदि रोग दूर होते हैं।

4. बाहों की मांसपेशियां लचीली हो जाती हैं।

5. टांगों की मांसपेशियां मज़बूत होती हैं।

आसन का समय – इस आसन को प्रतिदिन तीन-चार बार कर सकते हैं। जितनी देर क्षमता है उतनी देर इस आसन की क्रिया में रूकना चाहिए।

सावधानी –

1. जो गर्भवती है उनको ये आसन नहीं करना चाहिए।

2. हड्डियों और जोड़ों में चोट हो तो ये आसन न करें।

3. कंधे और कलाई में चोट हो तो ये आसन न करें।

4. जिसको निम्न रक्तचाप की समस्या है वे आसन का अभ्यास न करें।

5. गठिया, घुटनों में चोट हो तो ये आसन न करें।

वृक्षासन

इस आसन को करती बार शरीर की आकृति वृक्ष के समान होती है, इसलिए इसे 'वृक्षासन' कहते हैं। वृक्षासन संस्कृत शब्द से लिया गया जिसमें वृक्ष और स्थिति का संयोजन है वृक्ष का अर्थ है पेड़ और आसन का अर्थ है मुद्रा।

विधि – सर्वप्रथम सीधे खड़े हो जायें फिर किसी भी पैर पर जिससे आप आसानी से खड़े हो सकते हैं खड़े हो जाएं और दूसरे पैर को मोड़कर उसकी एड़ी को पहले पैर की जांघ की मूल में सटाकर रख दें फिर दोनों हाथों के ऊपर उठा कर सिर के ऊपर नमस्ते की मुद्रा बनायें जैसे कि आप किसी 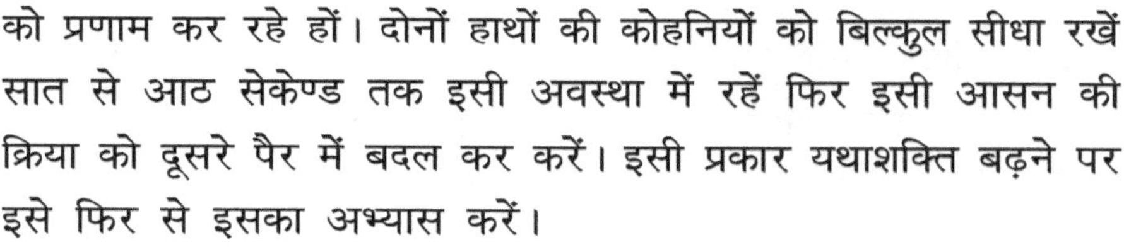 को प्रणाम कर रहे हों। दोनों हाथों की कोहनियों को बिल्कुल सीधा रखें सात से आठ सेकेण्ड तक इसी अवस्था में रहें फिर इसी आसन की क्रिया को दूसरे पैर में बदल कर करें। इसी प्रकार यथाशक्ति बढ़ने पर इसे फिर से इसका अभ्यास करें।

लाभ –

1.   शरीर के सभी जोड़ों को सक्रिय बना देता है।

2.   जोड़ों में रक्त-संचार ठीक प्रकार से होने लगता है।

3.   शरीर के सभी छोटे-बड़े जोड़ों को प्रभावित करता है।

4.   टखनों, पैरों की अंगुलियों, घुटनों, कूल्हे के जोड़ों, कंधे के जोड़ों, कुहनियों, हाथों की मांसपेशियों को सक्रिय कर देता है। मन की चंचलता को दूर करता है।

5.   शरीर हष्टपुष्ट हो जाता है। स्नायुमण्डल का विकास कर स्थिरता प्रदान होती है।

आसन का समय – इस आसन को प्रतिदिन छः से सात बार कर

सकते हैं। जब तक सहज महसूस करें तब तक कर सकते हैं प्रत्येक पैर पर एक मिनट तक बना रह सकते हैं।

सावधानी –

1. हाथों की हथेली मिली रहे।

2. माइग्रेन, अनिद्रा, उच्च या निम्न रक्तचाप हो तो डॉक्टर और योग गुरू की सलाह के बिना आसन नहीं करना चाहिए।

पादहस्तासन

इस आसन में शरीर आगे झुका रहता है पैर के पास हाथ टिके रहते हैं, इसलिए इसे पादहस्तासन कहते हैं। पादहस्तासन का दूसरा नाम गोरिल्ला मुद्रा है।

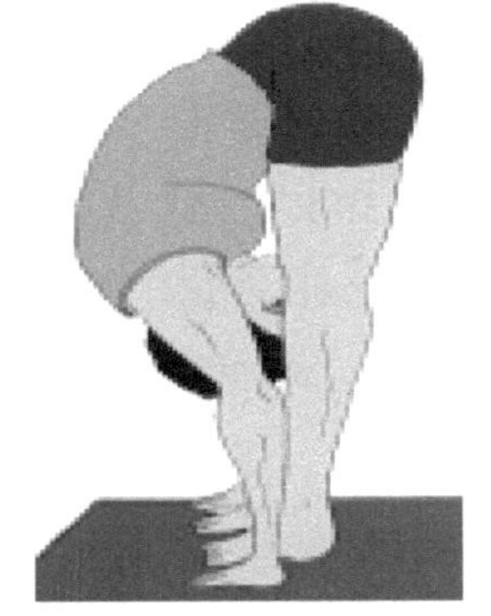

विधि – सर्वप्रथम सावधान की अवस्था में खड़े हो जाएं फिर दोनों हाथों को ऊपर की तरफ उठायें फिर सांस भीतर की ओर खींचे, फिर हाथों सहित कमर से ऊपरी भाग को धीरे-धीरे सामने की ओर नीचे झुकाएं, दोनों हाथों से दोनों पैरों के अंगूठे पकड़ने की कोशिश करें, कुछ समय इसी क्रिया में रूकें, फिर दोबारा धीरे-धीरे सामान्य अवस्था में आयें उसके बाद इसी क्रिया को दोबारा करें।

लाभ –

1. ग्रीवा, रीढ़ की हड्डी, पसलियां, कटि पैरों, की हड्डियां का विकार दूर होता है।

2. मांसपेशियां मज़बूत बनती हैं। पेट की चर्बी को कम करने में मदद करता है।

3. शुद्ध रक्त का संचालन शरीर में होता है।

4.   गुर्दें, मूत्राशय आदि अंग अपना कार्य सही करने लगते हैं।

5.   यकृत, तिल्ली के कार्य अच्छी तरह से काम करते हैं।

6.   त्वचा के दाग धब्बों के अलावा आंखों के नीचे पड़ने वाले घेरे भी समाप्त हो जाते हैं।

आसन का समय – प्रतिदिन इस आसन को छः से सात बार कर सकते हैं। शुरूआती दौर में 15 सेकेण्ड तक अभ्यास की स्थिति में रहें फिर सामान्य स्थिति में आ जाएं।

सावधानी –

1.   आसन करती बार घुटने नहीं मुड़ने चाहिए।

2.   पीठ में गहरी चोट हो गई हो तो इस आसन का अभ्यास न करें।

3.   शारीरिक क्षमता से अधिक जोर नहीं देना चाहिए।

उत्कटासन

यह शक्तिशाली योग मुद्रा है। इस आसन से शरीर की स्थिति ऐसी लगती है, जैसे कुर्सी पर बैठा बिना कुर्सी के बैठने को उत्कटासन कहते हैं। पैरों के पंजे भूमि पर टिके हुए हों तथा एड़ियों के ऊपर, नितम्ब टिकाकर बैठ जाइए फिर हाथ घुटनों के ऊपर तथा घुटनों को फैलाकर एड़ियों के समानान्तर स्थिर करें।

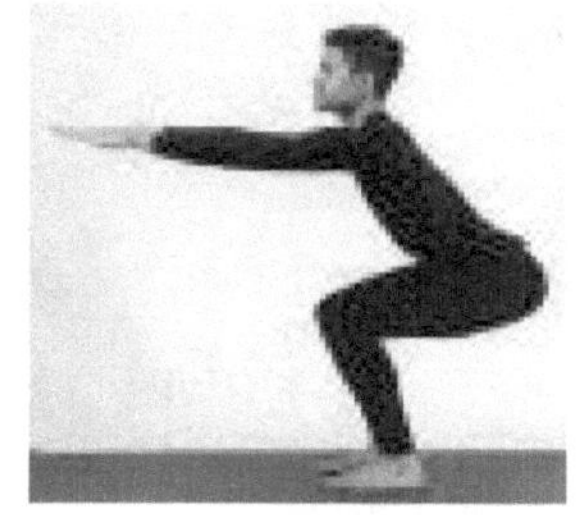

विधि – इस आसन को करने के लिए सर्वप्रथम जमीन पर दोनों पैर एक दूसरे से थोड़ी दूरी पर रखकर खड़े हो जाएं, दोनों हाथों को सीने के सामने की ओर सीधा रखना चाहिए, फिर धीरे-धीरे शरीर को नीचे झुकाएं अपने पैरों की स्थिति ऐसे बनाएं जैसे किसी कुर्सी पर विराजमान

हों कमर सीधी रहे आगे की तरफ झुकी न हो इसी स्थिति में आकर कुछ समय रूकें फिर दोबारा आसन-क्रिया को करें। जब तक शरीर को सहज महसूस करें तब तक आसन को करें अभ्यास को न करें।

लाभ –

1. टांगों और रीढ़ की हड्डी को बल प्राप्त होता है।

2. टांगों और बाजुओं के लिए सर्वश्रेष्ठ व्यायाम है।

3. टांगों की थकान दूर हो जाती है।

4. यह हृदयगति को बढ़ाता है।

5. मोटापा और चर्बी को कम कर देता है।

आसन का समय – प्रतिदिन इस आसन को तीन-चार बार कर सकते हैं।

सावधानी –

1. विशेष ध्यान रखें कि कंधे सीधे और हाथ की हथेलियां परस्पर मिली हुई हों।

2. निम्न रक्तचाप या सिरदर्द की समस्या हो तो आसन न करें।

3. पीठ या कूल्हे की समस्या हो तो आसन का अभ्यास न करें।

नटराज आसन

इस आसन को करते समय शरीर का आकार नटराज जैसा हो जाता है, इसलिए इसे नटराज आसन कहते हैं। डांस पोज या डांसर पोज का स्वामी व्यायाम के रूप में आधुनिक योग में एक खड़ा, संतुलन, पीठ झुकाने वाला आसन है।

विधि – सर्वप्रथम जमीन पर खड़े हो जाएं। शरीर को सीधा रखें फिर दाहिने पैर को पीछे मोड़ लें। दाहिने हाथ से दाहिने

पैर को पकड़ें फिर शरीर में संतुलन बनाएं धीरे-धीरे पैर को जितना हो सके उतना ऊपर ले जाएं शरीर में संतुलन बनाएं फिर इस आसन क्रिया को बायें तरफ पैर और हाथ से करें। इस पर अपना ध्यान केंद्रित करें शरीर का संतुलन बना रहे।

लाभ –

1. छाती चौड़ी एवं शरीर ऊर्जावान बनता है।

2. सभी शरीर के जोड़ सक्रिय हो जाते हैं।

3. रीढ़ की हड्डी के लिए लाभदायक हैं।

4. कंधों के जोड़, कूल्हे, घुटने, टखने, हथेलियां, अंगुलियां सक्रिय रूप से कार्य करती हैं।

5. पीठ का दर्द दूर हो जाता है।

आसन का समय – प्रतिदिन चार बार करें छः से अधिक बार न करें।

सावधानी –

1. विशेष ध्यान दें कि आसन के समय शरीर अग्रभाग की और झुका रहे।

2. कमर दर्द या गर्दन में किसी भी प्रकार का दर्द हो तो ये आसन न करें।

3. मानसिक समस्या हो जैसे कि चक्कर आना, सरदर्द, आदि तो इस आसन को नहीं करना चाहिए।

4. घुटनों के दर्द की समस्या हो तो ये आसन न करें।

पादागुष्ठासन

पाद का अर्थ होता है पैर और अंगूष्ठा का अर्थ है अंगूठा इसलिए इसे 'पादगुष्ठासन' कहते हैं। पद पानी पैर और अंगुष्ठा मतलब पैर का अंगूठा।

विधि – इस आसन को करने के लिए सर्वप्रथम एड़ियां ऊपर उठाकर पंजों के बल उकड़ू 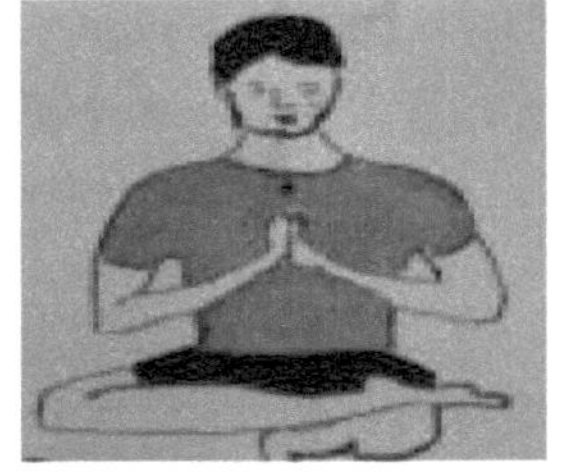 होकर बैठ जाएं, सहारा भी ले सकते हैं अगर बैठा न जाए फिर दाहिना पैर उठाकर बाएं पैर की जंघा पर रख दें बाएं पैर की एड़ी, गुदा और लिंग के मध्य भाग पर रखें, संतुलन बनायें शरीर का दोनों हाथों को प्रार्थना मुद्रा में रखें फिर इस आसन क्रिया को पैर बदल कर करें। पांच से छः बार सांस अंदर लें और बाहर छोड़ें जैसे ही शरीर में लचीलापन और ताकत बढ़ने लगे तो समय अभ्यास बढ़ा दें।

लाभ –

1. प्रजनन संस्थान के विकारों को दूर करता है।

2. ब्रह्मचर्य का पालन करने के लिए ये आसन बिल्कुल सही है।

3. इस आसन से पैरों का काँपना बंद हो जाता है।

4. पैरों की मांसपेशियां मज़बूत हो जाती हैं।

5. प्रजनन शक्ति को मज़बूत करता है।

6. सिरदर्द और अनिद्रा से छुटकारा मिलता है।

7. थकान और चिंता को कम करता है।

आसन का समय – ये आसन प्रतिदिन तीन-चार बार कर सकते हैं।

सावधानी –

1. एड़ी को सोवनी नाड़ी पर ही लगाकर आसन को करें, इससे मूलाधार चक्र व्यवस्थित हो जायेगा।

2. कमर दर्द या चोट गहरी हो तो ये आसन न करें।

3. अभ्यास करती बार पीठ का दर्द बढ़ने लगे तो रूक जाएं अभ्यास में विराम दें।

शीर्ष जानुस्पर्शासन

इस आसन में शीर्ष सिर और जानु घुटना है इसमें सिर को घुटने से स्पर्श करते हैं शरीर का आकार शीर्ष जानुस्पर्शासन की तरह हो जाता 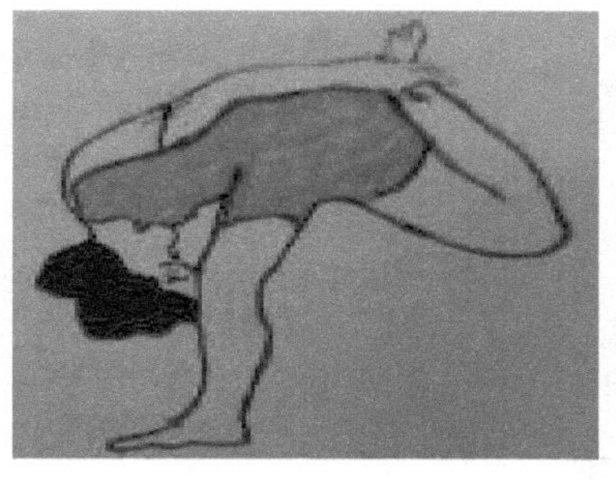 है, इसलिए इसे 'शीर्ष जानुस्पर्शासन कहते हैं। आधुनिक युग में अष्टांग योग शैली में इसे किया जात है।

विधि – ये आसन देखने से सरल लगता है पर क्रियात्मक रूप से कठिन है सर्वप्रथम सावधान की स्थिति में खड़े हो जायें फिर बाएं पैर के घुटने को मोड़ते हुए एड़ी को नितम्ब से लगाएं। दोनों हाथों से पंजे को पकड़े उसके बाद सिर आगे की तरफ झुकाएं दाहिने पैर से स्पर्श करें। कोशिश करें कि घुटना न मुड़े। इसी आसन क्रिया को पैर बदलकर कर करें। इसे अभ्यास में एड़ी, जांघे, कंधे पिंडली, हाथ और पीठ का सुधार एक साथ हो जाता है।

लाभ –

1.   जोड़ों के दर्द के लिए फायदेमंद है पाचान शक्ति को मज़बूत करता है।

2.   जांघे शक्तिशाली और मज़बूत होती हैं।

3.   कंपन रोग इस आसन से नहीं होता।

4.   मेरूदण्ड के लिए लाभकारी है।

5.   शरीर में संतुलन की शक्ति बढ़ती है। शरीर के लचीलेपन में सुधार होता है।

आसन का समय – प्रतिदिन इस आसन को चार से पांच बार करें।

सावधानी –

1. स्लिप डिस्क, साइटिका वाले रोगी इस आसन को न करें।

2. उच्च रक्तचाप, हृदयरोगी, चक्कर आने वाले पीड़ित इसे ध्यानपूर्वक करें।

सांख्यासन

इस आसन में शरीर के एक पैर को पीठ के पीछे ले जाते समय शरीर का आकार सांख्या जैसी लगती है इसलिए इसे सांख्यासन कहते हैं।

विधि – सर्वप्रथम दोनों पैर सामने की तरफ फैलाकर बैठ जाएं फिर दोनों हाथों की सहायता से अपने दाहिने पैर को दाहिने कंधे के पीछे ले जाएं दूसरे पैर को खींचकर हाथों की सहायता से घुटने को मोड़कर पंजे को जमीन पर जमाकर बैठ जाएं, बाएं पैर

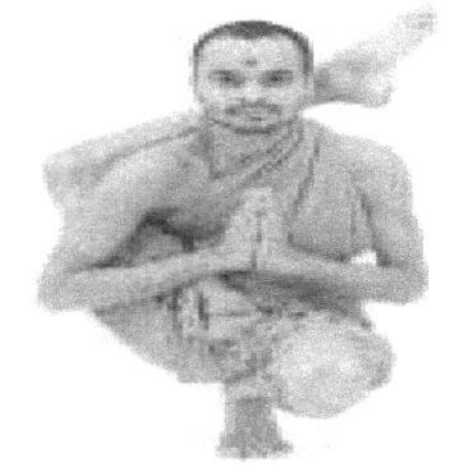

को थोड़ा सा घुटने से मोड़ लें इससे आसन लगाने में सहायता मिलती है। दोनों की नमस्कार की मुद्रा बनाएं। इसी आसन क्रिया को दूसरे पैर को बदलकर कर सकते हैं। जितनी देर इस आसन क्रिया में रह सकते हैं उतनी देर रूकें।

लाभ –

1. शरीर के रक्त संचार की वृद्धि करता है। पाचन तंत्र में सुधार होता है।

    मेरूदण्ड में लाभ प्राप्त होता है।

2.	उदर प्रदेश एवं क्षोणी प्रदेश में लाभ मिलता है।

3.	मांसपेशियां मज़बूत बनती हैं।

4.	शरीर लचीला बन जाता है।

आसन का समय – इस आसन को पांच से दस सेकेण्ड तक करें।

सावधानी –

1.	इस आसन को धीरे-धीरे करना चाहिए।

2.	टांगों और मेरूदण्ड में दर्द हो तो ये आसन न करें।

3.	जबरदस्ती इस आसन को न करें।

Part - 3

अध्याय - 6

आसनों का अभ्यास

नोट – योग की दुनिया में शीर्षासन को आसनों का राजा कहा जाता है इसे आसनों का राजा इसलिए कहा जाता है, क्योंकि इसके प्रतिदिन अभ्यास करने से सिर से लेकर पैर तक लाभ मिलता है इसमें सिर नीचे की तरफ पैर ऊपर की तरफ होते हैं इसलिए इसे शीर्षासन और आसनों का राजा कहा जाता है।

शीर्षासन

इस आसन में सिर के बल उल्टा होकर खड़ा होना पड़ता है, इसलिए इसे 'शीर्षासन' कहते हैं। सलम्बा शीर्षासन (योग शीर्षासन) संस्कृत शब्द

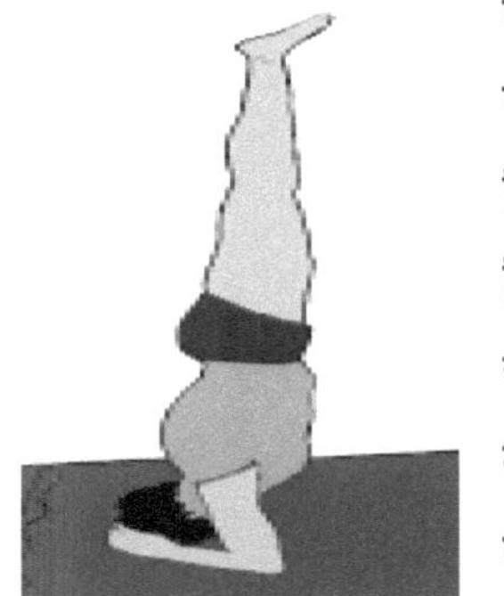

सालम्ब (सलम्ब) से आया है जिसका अर्थ है समर्धित, शीर्ष, शीर्ष जिसका अर्थ सिर आसन जिसका अर्थ है मुद्रा या बैठना।

विधि – इस आसन को करने के लिए सर्वप्रथम जमीन के ऊपर सीधे खड़े हो जाएं, घुटनों के बल बैठ जाएं, फिर दोनों हाथों की उंगलियां एक दूसरे में मज़बूती में फंसा ले दोनों हाथों के साथ सिर को जमीन पर लगा दें फिर दोनों हाथों पैरों को धीरे-धीरे ऊपर उठाएं शरीर का पूरा संतुलन बनाएं पैरों को ऊपर की तरफ सीधा कर दें। जितनी देर रूक सकते हो रूकने की कोशिश करें फिर धीरे-धीरे सामान्य अवस्था में आ जाएं। इसमें सांस की प्रक्रिया को सामान्य ही रखें।

लाभ –

(194)

1.   शीर्षासन को आसनों का राजा कहा गया है।

2.   इस आसन से तेज, ओज, चेहरे की चमक बढ़ती है।

3.   नेत्र सम्बंधी दोष दूर हो जाते हैं।

4.   जीवन में उत्साह और स्फूर्ति से भर जाता है।

5.   ये शरीर के लिए बहुत फायदेमंद आसन है।

6.   दिल व सांस संबंधी समस्याओं का समाधान शीर्षासन से होता है।

7.   ध्यान विधि, दृश्य कार्यशील स्मृति स्तर को बढ़ा सकता है।

आसन का समय – प्रतिदिन इसे एक-दो बार किया जा सकता है।

सावधानी –

1.   शुरूआत में शीर्षासन अकेले न करें।

2.   जल्दी में आसन को न करें इससे नुक्सान उठाना पड़ सकता है।

3.   चक्कर, माइग्रेन और सिरदर्द से पीड़ित को ये आसन नहीं करना चाहिए।

गीब्रासन

इस आसन के अभ्यास में पैरों और सिर का ज्यादा प्रयोग होता है इसलिए इसे गीब्रासन कहते हैं गीब्रासन संस्कृत के दो शब्दों के मेल से बना है, गीब्रा और आसन।

विधि – सर्वप्रथम जमीन पर पीठ के बल लेट जाएं फिर दोनों पैरों को फैला दें घुटनों को मोड़ लें एड़ियों को नितम्बों से स्पर्श करें। हाथों और पैरों पर जोर डालकर

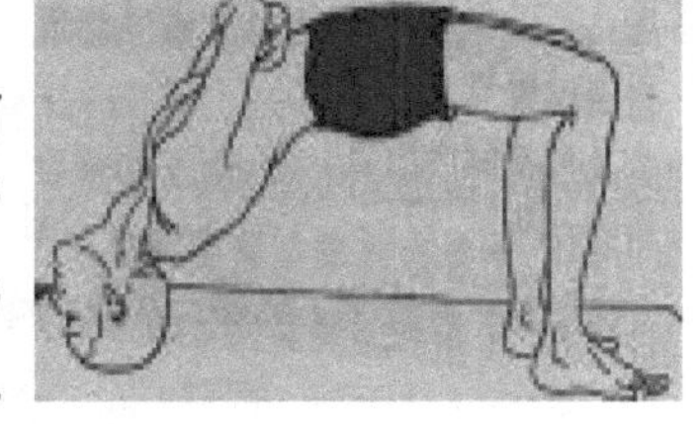

कमर के हिस्से को ऊपर उठाएं, सिर के ऊपरी भाग को जमीन पर

स्थिर करें, दोनों हाथों को सीने के साथ बाँध लें कुछ क्षण इसी स्थिति में रूकें फिर धीरे-धीरे सामान्य अवस्था में आयें। ध्यान रखना चाहिए जब अंतिम अवस्था हो तो पैरों के पंजों और सिर के द्वारा संतुलन स्थापित करना होता है।

लाभ –

1. स्त्री के रोगों के लिए बहुत फायदेमंद है।

2. पाचन तंत्र को बहुत प्रभावशाली बनाता है।

3. मेरूदण्ड में मज़बूती पैदा करता है।

4. गर्दन में लचक और मज़बूती प्रदान करता है।

5. शरीर में संतुलन बनाने के लिए बहुत उपयोगी व्यायाम है।

आसन का समय – प्रतिदिन इसे एक से दो बार करें। पांच से दस सेकेण्ड तक रूकें।

सावधानी – इस आसन के बाद आगे झुकने वाला कोई भी आसन करें। स्लिपडिस्क, सर्वाईकिल पाब्लम या हाइल्ड प्रैशर, चक्कर आना, स्पॉण्डिलाइटिस, हृदय बिकार है वो इस आसन को बिल्कुल न करें। इस आसन के बाद आगे झुकने वाला कोई भी आसन करें।

उच्च अभ्यास के आसन
पृष्ठासन

संस्कृत में पृष्ठ का अर्थ है पुस्तक का पृष्ठ और आसन का अर्थ है मुद्रा इस आसन के अभ्यास में शरीर पीठ की मुद्रा की तरह हो जाता है।

विधि – सर्वप्रथम इस आसन से पहले सीधे खड़े हो जाएं। दोनों पैरों के बीच 1 फीट का अंतर होना चाहिए घुटनों को थोड़ा झुकाना है हाथों को पीछे ले जाकर पिंडली

के निचले हिस्से को पकड़ लें जब ऐसा करते हैं तो शरीर धनुषाकार हो जाएगा। सिर को पीछे झुका लें। आसन से बाहर आने के लिए सांस गहरी लें और धीरे-धीरे वापस आएं।

लाभ –

1. पैरों को शक्ति प्रदान करता है।

2. कमर और पीठ के तकलीफ को दूर कर देता है।

3. मेरूदण्ड को मज़बूत बनाता है।

4. ग्रीवा शक्ति विकास से अच्छा है।

5. शरीर के अंगों को अधिक कार्यशील बना देता है।

6. फेफड़ों की क्षमता में वृद्धि होती है।

7. तनाव से मुक्ति प्रदान करवाता है पाचन तंत्र मज़बूत बनाता है।

आसन का समय – प्रतिदिन तीन-चार बार कर सकते हैं।

सावधानी –

1. सामने झुकने वाले इस आसन को ज़रूर करें।

2. जो अल्सर, उच्च रक्तचाप, पीठ, पेट के रोग से पीड़ित है उसे यह आसन नहीं करना चाहिए।

3. जो नये व्यक्ति हैं उन्हें पहले हाथ को पहले कमर के पीछे रखकर धीरे-धीरे हथेलियों को सरकाना चाहिए।

नोट – ये एक शक्तिशाली योग मुद्रा है जिसके करने से शारीरिक और मानसिक लाभ मिलता है।

कपोतासन

इस आसन से शरीर का आकार छाती चौड़ी होकर कबूतर की तरह फुलती है, इसलिए इसका नाम कपोतासन है। कपोता का अर्थ – कबूतर आधुनिक योग में इसे व्यायाम का एक घुटने टेकने वाला पीठ

झुकाने वाला आसन कहा जाता है।

विधि – सर्वप्रथम वज्रासन की स्थिति में बैठ जाएं फिर पीछे की ओर 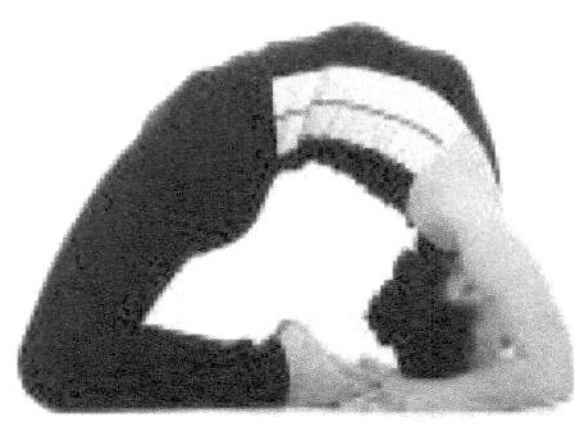 लेट जाएं हाथों की कोहनी से मोड़ते हुए हथेलियां कान के पास ज़मीन पर रख दें फिर धीरे-धीरे कमर, छाती एवं सिर के हिस्से को ऊपर की तरफ उठाएं ध्यान रहे कि एड़ी से लेकर घुटने जमीन के समानांतर ही रहें कुछ सेकेण्ड इसी स्थिति में रूकें स्वभाविक रूप से सांस लें धीरे-धीरे हाथों का सहारा लेते हुए शरीर को ऊपर की तरफ उठाएं और फिर वज्रासन में आएं।

लाभ –

1.   जघाएँ सुड़ौल बनती हैं।

2.   मेरूदण्ड में कोई तकलीफ नहीं होती है इस आसन को करने से।

3.   प्रजनन तंत्र के लिए बहुत लाभकारी है।

4.   छाती चौड़ी बनती है।

5.   फेफड़े ठीक रहते हैं। हृदय के लिए सर्वोत्तम लाभ प्राप्त होता है।

आसन का समय – आसन को प्रतिदिन एक-दो बार कर सकते हैं।

सावधानी –

1.   उच्च रक्तचाप और हृदय रोगी इस आसन को न करें।

2.   इस आसन में जल्दबाजी न करें।

3.   योगगुरू की देखरेख में आसन करें।

नोट – निम्न प्रकार से भी ये आसन किया जाता है।

मूलबंधासन

मूल+बंध+आसन संस्कृतः मूलबंधासन मूल का अर्थ बंधन या कड़ी। आसन मुद्रा। हठायोग में बैठकर किया जाने वाला एक आसन है।

विधि – सर्वप्रथम आसन पर सामने की तरफ पैर फैलाकर बैठ जाएं

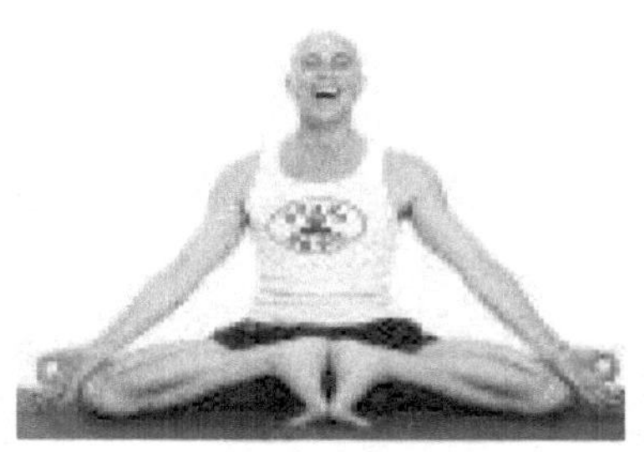

फिर दोनों घुटनों को मोड़कर पैर के तलवों को आपस में मिला लें, फिर लिंग स्थान और गुदा-द्वार के मध्य एड़ियों पर बैठें, एड़ियों का दबाव मूलाधार पर पड़ना चाहिए। जब अभ्यास अच्छा हो जाये तो एड़ियों की जगह पंजे के अंगूठे को रखें। अभ्यास के समय मूलाधार चक्र से ऊर्जा इस आसन को ऊर्ध्वमुखी हो रही है ऐसा ध्यान करें कि यह बहुत लाभकारी होता है।

लाभ –

1.	मानसिक शांति प्रदान होती है।

2.	काम-वासना का शमन हो जाता है।

3.	ध्यान आध्यात्मिक की तरफ लगता है।

4.	जनन संस्थान और शिरन ग्रंथि के लिए लाभकारी है।

5.	जो ब्रह्मचर्य का पालन करना चाहता है उसके लिए ये आसन उत्तम हैं

6.	मानसिक शांति मिलती है नकारात्मक विचारों का विनाश होता है।

7.	ब्रह्मचर्य के लिए उत्तम आसन है।

आसन का समय – प्रतिदिन ये आसन पांच से छः बार कर सकते हैं। इस आसन का अभ्यास एक मिनट तक कर सकते हैं।

सावधानी – तीव्र कमर दर्द वाले न करें।

घुटनों में अधिक प्रभाव पड़ता है इसलिए जिनकों घुटनों की दर्द है वह इस आसन को जोर जबरदस्ती न करें।

नोट – शरीर की क्षमता से अधिक योगाभ्यास करने की कोशिश न करें।

वृश्चिकासन

वृश्चिक का अर्थ विच्छू है जब यह डंक मारता है आनस की आकृति बिच्छू के समान होती है, इसलिए इसका नाम वृश्चिकासन कहते हैं। (विच्छू मुद्रा) इस मुद्रा का नाम संस्कृत शब्द वृक्षिक वृक्षिका, बिच्छु और आसन पिंचा (संस्कृत पिंच पिंचा) का अर्थ है पंख वाला।

विधि – सर्वप्रथम अपने आसन में घुटने टेककर आगे की और झुकें फिर जमीन पर दोनों हाथों की कोहनी से लेकर हथेलियों तक समानांतर रखें। अपने हाथों को कंधें के समकक्ष रखें। गर्दन और सिर ऊपर उठाएं फिर पैरों और कमर के भाग को ऊपर उछालें शीर्षासन की स्थिति बनायें। मेरूदण्ड को इतना मोड़ने की कोशिश करें पैरों की एड़ियां सिर के उर्ध्व भाग को स्पर्श करे। आसन का संतुलन बनाए रखने के लिए स्वभाविक रूप से सांस लें और छोड़ें।

लाभ – कंधों भुजाओं को शक्तिशाली बनाता है।

मेरूदण्ड का लाभ प्राप्त होता है।

पाचनतंत्र सक्रिय हो जाता है।

चेहरे में सौम्यता प्रदान करता है।

पूरा शरीर ऊर्जावान हो जाता है।

(200)

तनाव से मुक्ति मिलती है।

दबाव में होने पर भी शांत और शांतिपूर्ण महसूस करवाता है।

आसन का समय – प्रतिदिन एक दो बार इस आसन को कर सकते हैं।

सावधानी –

1. उच्चरक्तचाप, हृदयरोगी इस आसन को न करें, ये आसन तभी करें जब उच्च अभ्यास की क्रिया करने में शरीर काबिल हो जाए।

2. इस आसन का अभ्यास अकेले करने से बचना चाहिए क्योंकि अभ्यास के समय अकेले हों तो चोट लगने की संभावना होती है।

लिंगाकारासन

लिंग का अर्थ है चिन्ह, अनुमान या प्राकृतिक जो शिव की विशेष मूर्ति के लिए किया जाता है। शिवलिंग जैसी आकृति होने के कारण इस आसन को लिंगाकारासन कहा जाता है। ये एक सर्वश्रेष्ठ आसन कहलाता है।

विधि – ये एक बहुत वाला आसन ये आसन वृश्चिक आसन का फिर अपने धीरे 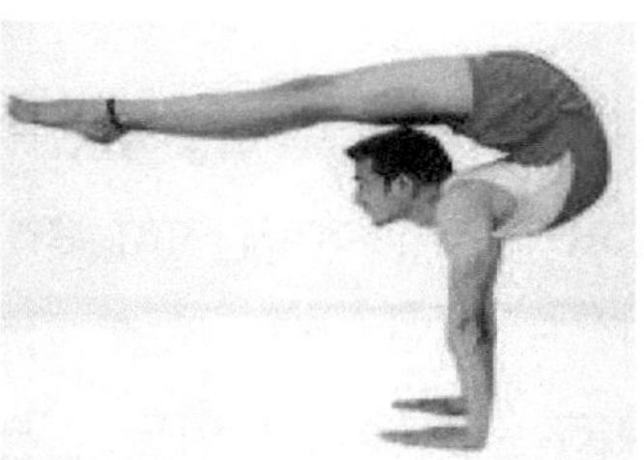 उच्च अभ्यास तभी होगा जब अच्छा अभ्यास हो नितम्बों को धीरे- धीरे पीठ से सटाते हैं। जंघाओं को भी सिर से सटा देते हैं। जिससे नितम्ब, जंघा, पैर भी जमीन के समानांतर हो जाते हैं जो पैरों के पंजे होते हैं वे सिर से आगे हो जाते हैं कुछ सेकेण्ड इसी स्थिति में रूकने के बाद धीरे-धीरे सामान्य अवस्था में आयें। सांस लेने और छोड़ने की प्रक्रिया सामान्य रहेगी।

लाभ –

1. शरीर में ताजगी, लचीलापन हो जाता है।

2. इस आसन को करने के बाद सभी आसन आराम से किए जा सकते हैं।

3. फेफड़े, मेरूदण्ड, जंघा, पीठ, कमर, उदर प्रवेश सभी रक्त संचार को ठीक करवाता है।

4. कंपन होना बंद हो जाती है।

5. पूरे शरीर को ऊर्जावान बना देता है।

6. शरीर में ताकत आती है।

7. शीरीरिक और मानसिक स्तर को ठीक करता है।

आसन का समय – इस आसन को प्रतिदिन एक दो बार कर सकते हैं।

सावधानी –

1. योग शिक्षक की देख-रेख में इस आसन को करना चाहिए।

2. जोर जबरदस्ती इस आसन को न करें।

3. हाथों की कलाईयों का अभ्यास इस आसन से पहले कर लें।

उत्थित टिट्टिआसन

संस्कृत टिट्टिआसन या जुगनू मुद्रा हठयोग और आधुनिक योग में व्यायाम के रूप में पैरों को आगे फैलाकर किए जाने वाला आसन है। झींगुर का संस्कृत नाम टिट्टिव आसन है। उत्थित टिट्टिआसन – दोनों पैरों को आगे की और फैलाया जाता है हाथों से शरीर का संतुलन किया जाता है।

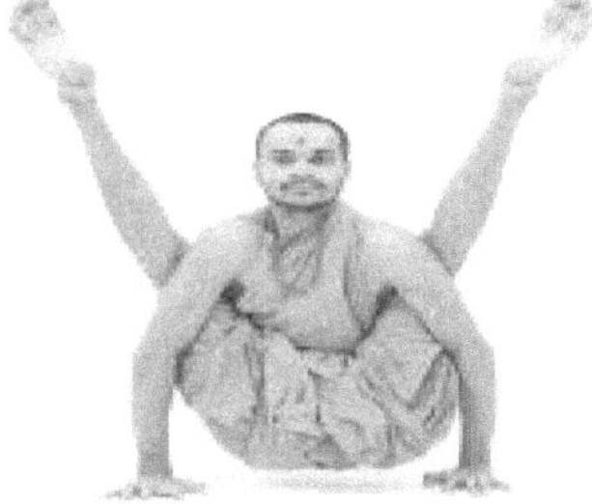

विधि – सर्वप्रथम अपने आसन में बैठ जाएं सामने की और पैरों को तान दें। दोनों पैरों को फैला दें दोनों हाथों को जमीन पर रखें फिर हाथों के सहारे शरीर को ऊपर उठा लें। पैरों को वैसे ही रखें घुटनों को न मोड़ें। इस आसन को करने के लिए अभ्यास की बहुत आवश्यकता होती है प्रतिदिन इसका अभ्यास करें शरीर को ऊपर उठाते समय सांस लें शरीर को नीचे लाते हुए सांस को छोड़ें। हाथों में धीरे-धीरे मजबूती आती है शरीर में संतुलन बनने लगता है।

लाभ –

1. शरीर में दृढ़ता आ जाती है।
2. हाथों को काफ़ी लाभ मिलता है।
3. आत्मविश्वास में बल मिलता है।
4. मानसिक शांति की अनुभूति प्राप्त होती है।
5. बुढ़ापे के समय कंपन वाले रोग नहीं होते।

आसन का समय – प्रतिदिन इस आसन को शुरू में एक दो बार करना चाहिए एक बार में चार से पांच बार क्रिया करें।

सावधानी –

1. कमजोर कलाई वाले और हृदयरोगी एवं उच्चरक्तचाप वाले इस आसन को न करें।
2. योगगुरू की देखरेख में इसका अभ्यास शुरू करें।

एकपाद शीर्षासन

एक पैर सीधा गर्दन एवं सिर के समकक्ष होता है (सिर के पीछे पैर की मुद्रा) इसलिए इसे एकपाद शीर्षाआसन कहते हैं (यह एक पारंपरिक अष्टांग योग का अभ्यास है।

विधि – सर्वप्रथम सामान्य अवस्था में खड़े हो जाएं फिर सावधानी के

साथ दाहिने पैर को धीरे-धीरे ऊपर उठाएं पहले 90^0 का कोण बनेगा फिर 180^0 का कोण बनेगा इस स्थिति में पैर बिल्कुल गर्दन एवं सिर के समकक्ष होता है इसी आसन क्रिया को पैर बदल कर भी किया जाता है।

लाभ –

1.   पैरों की मांसपेशियां मजबूत हो जाती हैं।

2.   कमर की दर्द नहीं होती।

3.   मेरूदण्ड ठीक प्रकार से कार्य करता है।

4.   पूरे शरीर में ताकत का विकास होता है।

5.   मांसपेशियां सशक्त बन जाती हैं।

6.   शरीर को लचीला बनाता है।

7.   ऊर्जा प्रदान होती है और साथ में तनाव से मुक्ति दिलाता है।

आसन का समय – इस आसन को प्रतिदिन एक दो बार कर सकते हैं।

सावधानी –

1.   कमर में जोर पड़ने पर आसन को बिल्कुल धीरे-धीरे करना चाहिए।

2.   चोट और सर्जरी वालों को यह आसन नहीं करना चाहिए।

3.   गर्भवती महिलाओं और मासिक धर्म के दौरान महिलाओं को इसका अभ्यास नहीं करना चाहिए।

नोट – योग गुरू की देख-रेख में इस आसन का अभ्यास शुरू करें।

कश्यापासन

यह आसन ब्रह्मा के पुत्र मरीचि ऋषि के पुत्र कश्यप मुनि को समर्पित है इसलिए इसे कश्यापासन कहते हैं।

विधि – सर्वप्रथम ताड़ासन में खड़े हो जाएं फिर आगे झुक कर दोनों हथेलियों को जमीन पर रखें फिर चार से पांच फीट अपने पैर पीछे की और ले जाएं उसके बाद पूरे शरीर को दायीं तरफ तिरछा घुमाएं दायां हाथ और दाहिने पैर पर पूरे

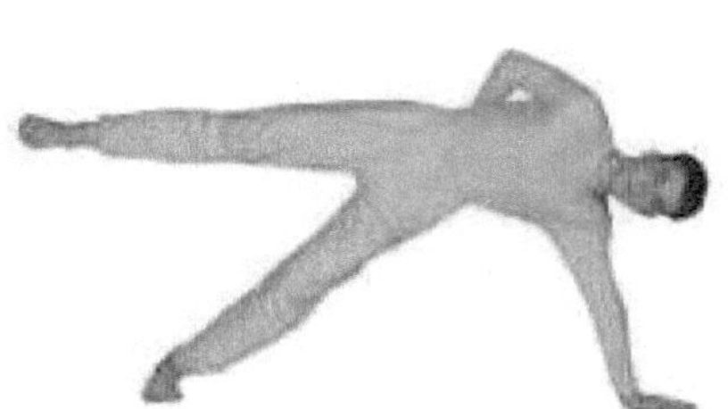

शरीर का संतुलन बनाएं फिर बायां पैर का पंजा दाहिने जांघ के ऊपर की तरफ इस तरह रखें जैसे अर्ध पद्मासन दिखे। फिर बाएं हाथ को पीठ के पीछे ले जाकर बाएं पैर के अंगूठे को पकड़ लें इसी क्रिया को दूसरी तरफत्र से भी करें। शशांकासन में आराम करना और सामान्य रूप से सांस लें और छोड़ें।

लाभ –

1. हाथों और पैरों में मज़बूती आती है।
2. पाचन तंत्र के सभी अंगों को क्रियाशील बना देता है।
3. मेरूदण्ड में तकलीफ को दूर करता है।
4. एकाग्रता विकसित होती है।
5. शरीर के संतुलन के लिए बहुत लाभकारी है।
6. बड़ी आंत के विकारों को दूर करता है और पाचन तंत्र को ठीक करता है।

आसन का समय – प्रतिदिन तीन-चार बार कर सकते हैं।

सावधानी –

1. शरीर के संतुलन का विशेष ध्यान रखें।

2.	कलाई, कोहनी या कंधे के जोड़ों में चोट हो तो इस आसन का अभ्यास न करें।

अष्टवक्रासन

ये आसन मुनि अष्टावक्र को समर्पित है, इसलिए इसे अच्टवक्रासन कहते हैं। आठ कोण मुद्रा जिसे अष्टवक्रासन के नाम से जाना जाता है यह एक शक्तिशाली योग मुद्रा है।

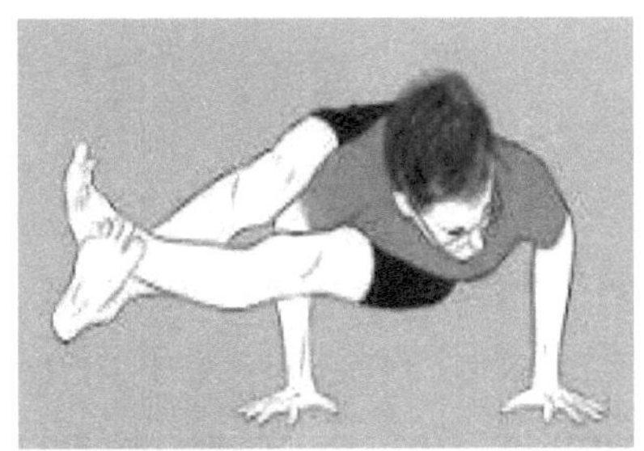

विधि – सर्वप्रथम अपने दोनों पैर डेढ़ फीट की दूरी पर फैलाकर खड़े हो जाएं। घुटनों को मोड़ लें। एक फिट जमीन पर पैरों के बीच दाहिनी हथेली और बाएं पैर को थोड़ा आगे बायीं हथेली पर रखें फिर दाहिनी भुजा पर दाहिना पैर इस प्रकार रखें कि दाहिनी कुहनी के ऊपर दाहिनी जांघ का पृष्ठ भाग आ जाए फिर बाएं पैर की भुजाओं के बीच आगे दाएं पंजे के पास लाएं फिर सांस छोड़ें और दोनों पैरों को जमीन से ऊपर उठा लें दाएं पैर के टखने पर बायां पैर रखकर फसाएं और पैरों को दाहिने तरफ़ तिरछा फैलाएं इस प्रकार दोनों जांघों के बीच दाहिनी भुजा को बढ़ाता है। फिर धीरे-धीरे हाथों पर जोर देकर शरीर और पैरों को ऊपर उठाना चाहिए।

लाभ –

1.	चेहरे के ओज़ और तेज़ को बढ़ाता है।

2.	उदर प्रदेश को क्रियाशील करता है।

3.	भुजा व कंधे को मज़बूती प्रदान करता है।

4.	पूरे शरीर में रक्त संचार सुचारू करता है।

5.	मन को नियंत्रित करता है।

6. रक्त संचार शरीर में अच्छे से होता है।

7. भूख को बढ़ाता है।

आसन का समय – प्रतिदिन चार, पांच बार कर सकते हैं। इस प्रक्रिया को करती बार तीन से पांच बार दोहराया जा सकता है।

सावधानी –

1. संतुलन पर विशेष ध्यान दें और कमजोर कलाई और कंधों की मज़बूती न हो इस आसन को ऐसे व्यक्ति न करें।

2. प्रातः कालीन खाली पेट इस आसन को करने से ज्यादा फायदा मिलता है।

नोट – शरीर को अभ्यास के समय आठ जगह मोड़ा जाता है।

सुप्त गर्भासन/प्राणवासन/योगनिद्रासन

निद्रा का अर्थ नींद एवं योग निद्रा का मतलब समाधि की अवस्था जिसमें न सोता है न जगता है दोनों के बीच की अवस्था को योगनिद्रा कहते हैं, इसलिए इस आसन को योगनिद्रा/प्राणवासन/सुप्त गर्भासन कहते हैं।

विधि – सर्वप्रथम इस आसन के लिए पीठ के बल लेट जाएं फिर सांस छोड़ें दाहिने पैर के घुटने से मोड़ते हुए दोनों हाथों से पकड़कर

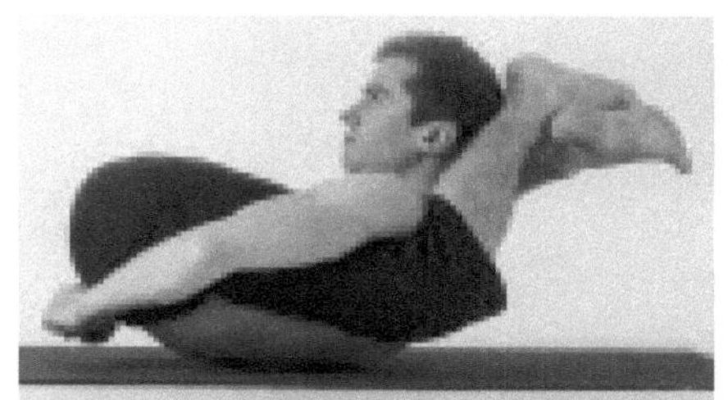

गर्दन के पृष्ठभाग पर सिर के नीचे रखें फिर बाएं पैर को भी इस प्रकार फंसा लें फिर कंधे को उठाएं और दोनों हाथों को जांघों और पीठ के नीचे ले जाकर अंगुलियों को फंसा लें। स्वभाविक रूप से सांस को लेते रहें। हाथों से गर्दन या कान पकड़कर भी इसका अभ्यास किया जाता है।

लाभ –

1. अच्छे कार्यों में मन लगता है नकारात्मक विचार नहीं आते।
2. इसके अभ्यास से गुर्दे, यकृत, प्लीहा, आंत, पित्ताशय स्वस्थ रहते हैं।
3. जंघाओं में मज़बूती प्रदान करता है।
4. शिशन ग्रंथियां तथा मूत्राशय स्वस्थ रहता है।
5. निरंतर अभ्यास से रोगमुक्त रहते हैं।

आसन का समय – इस आसन को प्रतिदिन एक-दो बार कर सकते हैं।

सावधानी –

1. बड़ी सुझबुझ से इस आसन को करें।
2. उच्च रक्तचाप, साइटिका एवं हृदयरोगी इस आसन को न करें।
3. शरीर को स्वस्थ एवं बलिष्ठ बनाना है रोगों से दूर रहना तो आसन के अभ्यास को जीवन का हिस्सा बनाना चाहिए।

– डॉ संजीव शर्मा (योगाचार्य)

अध्याय – 7

ध्यान योग

किसी भी एक विषय की धारणा करके उसमें मन को एकाग्र करना मानसिक शांति, एकाग्रता, दृढ़ मनोबल, ईश्वर का अनुसंधान मन को निर्विचार करना, मन पर काबू पाना।

ध्यान ही सर्वोत्तम माना जाता है क्योंकि जिस पर ध्यान देते हैं वह चीज सक्रिय हो जाती है।

– डॉ. संजीव शर्मा (योगाचार्य)

ध्यान योग

चित को एकाग्र करके किसी एक वस्तु पर केन्द्रित कर देना 'ध्यान' कहलाता है।

ध्यान (क्रिया) – ध्यान का अर्थ किसी भी एक विषय की धारणा करके उसमें मन को एकाग्र करना होता है। मानसिक शांति, एकाग्रता, दृढ़ मनोबल, ईश्वर का अनुसंधान, मन को निर्विचार करना, मन पर काबू पाना जैसे कई उद्देश्यों के साथ ध्यान किया जाता है। भारत में ध्यान का प्रयोग प्राचीन काल से किया जाता है। ध्यान की अवस्था में ध्याननिष्ठ व्यक्ति अपने आस-पास के वातावरण को तथा स्वयं को भी भूल जाता है।

ध्यान की पद्धति – ध्यान करने की अनेक प्रकार की पद्धति है कौन सी पद्धति में रूचि है उस पद्धति पर ध्यान कर सकते हैं जो मुख्य पद्धति उसका जानना जरूरी है।

मुख्य पद्धति – ध्यान योग का बहुत ही महत्त्वपूर्ण अंग है जो तन, मन और आत्मा के बीच सम्बंध बनाता है। ध्यान कहां करना चाहिए, ध्यान करने के लिए स्वच्छ जगह पर स्वच्छ आसन पर बैठकर ध्यान

करना चाहिए ध्यान के लिए पद्मासन, सिद्धासन, स्वस्तिकासन अथवा सुखासन में बैठा जा सकता है ध्यान एक चेतन मन की प्रक्रिया है।

ध्यान हमें कई उपलब्धियां प्रदान कराता है हमें जीवन के लगभग सभी कार्यक्षेत्र के लिए ध्यान के सोपान की आवश्यकता पड़ती है। ध्यान के द्वारा आत्मज्ञान प्राप्त करने कि रास्ते खुल जाते हैं।

पैर से लेकर सिर तक अपने शरीर में करोड़ों सूर्य के तेज के समान सफेद पीला या लाल रंग का चिंतन द्वारा उसके ध्यान करने से सब रोग नष्ट होते हैं और आयु बढ़ती है।

बिंदु योग – किसी एक में लीन हो जाना ही ध्यान है। उस कार्य में इतना लीन हो जाना जिसमें समय, मौसम, एवं अन्य शारीरिक ज़रूरतों का बोध ही न रहे ऐसा ध्यान लगाना चाहिए।

ध्यान क्या है

ध्यान क्या है इसको जानना बहुत जरूरी है जहां चित्त को लगाया जाए उसी में वृत्ति का एकतार चलना ध्यान है। उसमें अपने आपको जागृत रखना ध्यान है। कई समझते हैं कि ध्यान एकाग्रता है, ध्यान एकाग्रता नहीं है ध्यान तो उस बल्ब की तरह होता है चारों दिशाओं में प्रकाश फैलाता है। ध्यान से हम अपने आप को जान पाते हैं। जैसे-जैसे ध्यान गहरा होता जाता है। उस साक्षी भाव में स्थिर होने लगता है उस समय कल्पना और विचारों का क्षण मात्र भी प्रभाव नहीं पड़ता है। एक बात समझ लें ध्यान का प्राथमिक स्वरूप मन और मस्तिष्क का स्वरूप है। जब ध्यान गहरा होने लगता है तब हमारी इंद्रियां मन के साथ, मन बुद्धि के साथ और बुद्धि अपने स्वरूप आत्मा में लीन होने लगती है। शुरूआती दौर पर समझना मुश्किल होता है उस समय आँखें बंद करके ध्यान करना चाहिए जैसे ही ध्यान में स्थिर होने लगते हैं अभ्यास बढ़ने लगता है आंखें बंद हो खुली हों, साधक अपने स्वरूप के साथ जुड़ा

रहता है। ध्यान करने से आत्मिक और मानसिक शक्तियों का विकास होता है। ध्यान एक क्रिया है जिसमें व्यक्ति अपने मन को चेतना की एक विशेष अवस्था में लाने का प्रयत्न करता है। ध्यान आप जिस तरह चुनते हैं उसी के आधार पर आराम करना, चिंता और तनाव को कम करने अन्य जो भी आप मस्तिष्क में चल रहा है उसको कम करने के लिए ध्यान ही उपयुक्त है और भी बहुत कुछ कम करने के लिए ध्यान कर सकते हैं।

ध्यान का अर्थ –

ध्यान शब्द की उत्पत्ति ध्यैयिव्ताम धातु से हुई है इसका तात्पर्य है चिंतन करना ध्यान का अर्थ है चित्त को एकाग्र करना उसे एक लक्ष्य पर स्थिर करना है। सरल भाषा में समझें तो मन बुद्धि तथा चित्त का चिंतनीय में एकाग्र हो जाना।

ध्यान की परिभाषा –

1. **गरूढ़ पुराण के अनुसार** – ब्रह्मात्म चिन्ता धणनम् स्यात्।। अर्थात् ब्रह्म और आत्मा के चिन्तन को ध्यान कहते हैं।

2. **महर्षि घेरण्ड के अनुसार** – ध्यानात्प्रयत्क्षमात्मनः अर्थात् ध्यान वह है जिसमें आत्म साक्षात्कार हो जाए।

3. **महर्षि व्यास के अनुसार** – जब चित्त चेतन से ही युक्त रहे, कोई पदार्थान्तर न रहे तब समझना चाहिए कि ध्यान ठीक हुआ।

4. **महर्षि पतंजलि के अनुसार** – तत्र प्रत्यैकतानताध्यानम्। अर्थात् पूर्वक्ति धारणा वाली वस्तु पर तैल धरावत् मन का एकाग्र हो जाना, ठहर जाना ही ध्यान है।

5. **तत्वार्थ सूत्र के अनुसार** – उत्तमसद्यनस्ये – काग्राचिन्ता निरोधो ध्यानगन्तमुहुर्वाति केवल ब्रह्म और आत्मा के चिन्तन को ध्यान कहते हैं।

हमारे जीवन में ध्यान का बहुत अधिक महत्त्व है। ये हमें सोचने समझने के लिए बौद्धिक स्वतंत्रता प्रदान करता है। ध्यान हमारे जीवन में सकारात्मक स्थितियों का निर्माण करने में महत्त्वपूर्ण भूमिका निभाता है। ध्यान केवल शारीरिक और मानसिक ही नहीं आध्यात्मिक विकास में भी सहायक है। जब हम नियमित दिनचर्या का हिस्सा ध्यान को अपना लेते हैं तो हमें कई तरह के फायदे होने लगते हैं। ध्यान करने से मन और शरीर को शांति प्रदान होती है। जब ध्यान करते हैं तो मन भी शांत हो जाता है।

जब हम नियमित रूप से ध्यान शुरू कर देते हैं विचारों में खपत ऊर्जा जो नष्ट होती है वह रूक जाती है। अपनी खुद की समस्या का समाधान करना हो तो ध्यान से बड़ी कोई क्रिया नहीं क्योंकि हम अपनी समस्या को खुद सुलझा सकते हैं। जब कभी भी लगे कि अपनी समस्या का सही और अच्छा समाधान नहीं हो रहा है तो ध्यान क्रिया को अपना लें सारी समस्या का समाधान होता चला जाएगा। कही और भटकने की आवश्यकता नहीं एक बार अपनी भीतर की शक्ति को समझ लिया फिर सारी भटकन खत्म क्योंकि ध्यान ही है जो खुद की शक्तियों को उभारने का माध्यम है। ध्यान के द्वारा अपनी प्रतिभा को निखार सकते हैं उसमें सुधार कर सकते हैं। सच में आप जानना चाहते हैं कि आपकी काबिलियत इसमें है तो ध्यान से लगा कर इसे जाना जा सकता है।

यहां पर मैं बताना चाहूंगा कि ध्यान 'अग्नि' की तरह है जिसमें सब बुराईयां जलकर भस्म हो जाती हैं ध्यान योग की आत्मा है। ध्यान करने से स्वयं का मूलरूप पहचाना जाता है ध्यान के अभ्यास से जागरूकता बढ़ती है।

ध्यान करने से विचारों पर नियंत्रण हो जाता है। भीतरी आत्मिक शक्ति का विकास होता है ध्यान जो नियमित करता है उसे छोटी-छोटी बातें परेशान नहीं करती हैं।

ध्यान के प्रकार -

ध्यान के कई प्रकार हैं पर जो मूलतः ध्यान को चार भागों में बांटता है उनको जानना ज़रूरी है।

1.   देखना/दृष्टा ध्यान

2.   सुनना/श्रवण ध्यान

3.   श्वास लेना/प्राणायाम ध्यान

4.   आंखें बंद मौन होना, सोच पर ध्यान/भृकुटी ध्यान

जो चारों ध्यानों को बताया गया है इसे आप लेटकर, बैठकर, खड़े होकर और चलते-चलते भी कर सकते हैं।

1.   **देखना/दृष्टा ध्यान** - ऐसे कई साधु, योगी महात्मा हुए जो देखकर ही सिद्धि और मोक्ष मार्ग पर चले गए जिसे हम दृष्टा भाव साक्षी भाव में ठहरना कहते हैं।

2.   **सूना/श्रवण ध्यान** - श्रवण ध्यान जिसे सुनकर संगत नसीब हुई। पास और दूर से आने वाली आवाजें जिनको सुना जाता है आंखें और कान को बंद करके हमारे भीतर उत्पन्न होने वाली आवाजों को सुनना होता है जो भीतर सुनना गहरा होता जाता है तो नाद/अर्थात् ॐ का स्वर सुनाई देता है।

3.   **श्वास पर ध्यान** - इसे प्राणायाम ध्यान भी कहा जाता है आंखों को बंद करके अंदर से बाहर से गहरी सांस लेनी होती है। जो सांस को अंदर और बाहर जाते महसूस करना होता है। सजग रहना होता है यही श्वास ध्यान की प्रथम विधि होती है।

4.   **भृकुटी ध्यान** - इस ध्यान में आंखें बंद करनी होती हैं और

दोनों भोंहों के बीच ध्यान लगाना होता है भीतर और बाहर से शांत रहना होता है जो भीतर दिखाई देता है वह ही भृकुटी ध्यान होता है जैसे-जैसे अभ्यास में निपुणता आती जाती है तो उस अंधकार में ज्योति प्रकट होने लगती है पहले काली फिर पीली और बाद में सफेद होती हुई नीली उसमें भी आगे का ध्यान होता चला जाता है।
ये ध्यान भी तीन प्रकार के होते हैं।

1.   स्थूल ध्यान
2.   ज्योति ध्यान
3.   सूक्ष्म ध्यान

1.   **स्थूल ध्यान** – स्थूल ध्यान में ऐसा अपने हृदय में ध्यान करना चाहिए मानों कि अमृत का समुद्र हो चारों वेदों से शोभायमान हो नित्य नए-नए फल-फूलों से लदा हो। अपने इस्ट देव का ध्यान हो तो सामने विराजमान हो अपने गुरू के द्वारा बताई गई विधि से उनका चिंतन व ध्यान कीजिए इष्ट ध्यान को ही स्थूल ध्यान कहते हैं क्योंकि गुरू का ध्यान करने से स्थूल ध्यान की प्राप्ति होती है।

2.   **ज्योति ध्यान** – हमारे मूलाधार और लिंगमूल के बीच की जगह में 'कुण्डलिनी शक्ति' जिसे हम कहते हैं वे होती है दीपक की लौ के रूप में परमात्मा यहीं विराजमान हैं जो ये ज्योति सहित परमात्मा है, इसी को ज्योति ध्यान कहते हैं और हमारे दोनों भोंहों के बीच और मन के उर्ध्व भाग में ओंकारमय जो तेज बल है वही ज्योति है।

3.   **सूक्ष्म ध्यान** – सूक्ष्म ध्यान को सुनना चाहिए, शाम्भवी मुद्रा के योग से कुण्डली शक्ति का ध्यान करें यही प्रक्रिया सूक्ष्म ध्यान है जिस साधक की कुण्डलिनी जागृत हो जाती है वह बड़ा भाग्यवान होता है।
ध्यान योग कैसे करें

ध्यान योग कैसे करकें इसको जानना बहुत ज़रूरी है जब एक

बार इस विधि से शुरू करोगे तो ध्यान फिर धीरे-धीरे ध्यान में बढ़ते जाओगे।

1. ध्यान कैसे करें - हमारे मन की एकाग्रता से आने वाली शांति को पाने का रास्ता ही ध्यान है ध्यान योग का जो महत्त्वपूर्ण तत्व है वो है तन, मन और आत्मा के बीच संबंध स्थापित करना।

2. प्राणायाम - ध्यान करने से पहले प्राणायाम करना चाहिए ये बहुत उत्तम है जिसमें ध्यान एकाग्रता बनी रहती है सांस स्थिर हो जाती है भस्त्रिका प्राणायाम और कपालभाति कर सकते हैं।

3. इष्टदेव का स्मरण - एक स्वच्छ आसन स्वच्छ वातावरण में बैठ जाइए और आँखें बंद कर लीजिए अपने इष्टदेव का ध्यान कीजिए अपने मन ही मन में उनसे ध्यान साधना को पूर्ण करने का आर्शीवाद लीजिए, इष्टदेव का आर्शीवाद लेना बहुत आवश्यक है ध्यान योग को शुरू करने से पहले उनका आर्शीवाद हमेशा बना रहेगा।

4. शरीर में हलचल होने पर ध्यान - शरीर में सभी हलचलों पर ध्यान देना चाहिए, सिद्धासन, सुखासन, पद्मासन बैठ जाएं आपके आस-पास होने वाली हलचलों पर ध्यान देना चाहिए।

5. सांसों पर ध्यान - एकदम शांत मन से सांसों पर ध्यान करना चाहिए जब आप सांसों पर ध्यान देंगे तो चित्त शांत होने लगता है ध्यान की शुरूआत में ये बहुत ज़रूरी है।

6. महसूस करें - जब आप अपनी सांसों पर ध्यान देते हैं तो संकल्प करे कि पांच दस मिनट के लिए दिमाग को शून्य कर लें उस समय महसूस और देखने के लिए तैयार करें खुद को जैसे-जैसे सुनना और देखना गहरा होता जाएगा आप ध्यान में होते जाएंगे।

7. ध्यान की अवधि - शुरूआत मं पांच मिनट ध्यान फिर धीरे-धीरे उसका अभ्यास पांच से दस, दस के बीच इस तरह समय बढ़ता

जाएगा कि फिर आप जितनी अवधी तक ध्यान करना चाहते हैं कर सकते हैं।

<h2 style="text-align:center">ध्यान योग से लाभ –</h2>

ध्यान योग से बहुत ज्यादा फायदे मिलते हैं ध्यान योग करने से जीवन खुशहाल बन जाता है।

1. बेहतर स्वास्थ्य – ध्यान करने से बेहतर स्वास्थ्य रहता है किसी प्रकार के रोग नहीं होते मन शांत रहता है शरीर स्वस्थ रहता है शारीरिक रूप से कोई बिमारी नहीं होती, मन और दिमाग को नई ऊर्जा मिलती है। शरीर के प्रत्येक कोशिका में प्राण शक्ति का संचार हो जाता है जब शरीर में प्राण शक्ति की वृद्धि होती है तो अच्छा स्वास्थ्य अनुभव महसूस होता है। शरीर में रक्त संचार ठीक प्रकार से काम करता है ध्यान करने से स्थिरता बढ़ती है शरीर को मज़बूती प्रदान होती है स्वास्थ्य अच्छा रहता है।

2. आत्मसम्मान की प्राप्ति – ध्यान योग से आत्मज्ञान की प्राप्ति होती है जीवन क्या है जीवन का सही उद्देश्य क्या है इसके बारे में मालूम पड़ता है हमारी आत्मा परमात्मा के दर्शन करती है जीवन आनन्दमय हो जाता है, जीवन का सही अर्थ भी यही है। ये जीवन हमें मिला भी इसलिए कि हमें आत्मज्ञान हो। ध्यान योग आत्मज्ञान प्राप्ति के सारे बंद दरवाजे खोल देता है।

3. चिंता से छुटकारा – ध्यान करने से किसी प्रकार की कोई चिंता नहीं रहती मन शांत रहता है कहीं भटकता नहीं है कितनी भी ज्यादा कठिनाई आ जाए उसका डट कर सामना हो जाता है ध्यान में इतनी शक्ति है, ध्यान करने से किसी प्रकार का भय नहीं रहता, चिंता से हमेशा के लिए मुक्ति हो जाती है। चिंता जीवन का नाश कर देती है इससे छुटकारा पाने का एक ही उपाय 'ध्यान' करो जिससे अपने अंदर

आत्मविश्वास विकसित होता है जो कोई भी प्रतिदिन ध्यान करता है उसे किसी प्रकार की चिंता नहीं सताती सिर्फ अपने कर्म पर विश्वास रखता है हर एक व्यक्ति को ध्यान करना चाहिए ताकि उसे किसी प्रकार की चिंता न हो, व्यक्ति का जीवन ज्यादा चिंता करने से बर्बाद हो जाता है उसका एक ही उपाय है ध्यान!

4.   उत्पादकता में वृद्धि – ध्यान करने से आपके किसी भी क्षेत्र में हो आप उस कार्य में उत्पाद की वृद्धि होने लगती है।

5.   दर्द सहनशीलता को बढ़ाता है – ध्यान करने से दर्दनाक जो लक्षण होते हैं उनको कम कर देता है ये हमारे स्मृति और संज्ञानात्मक कार्यों में सुधार करता है ये हमारे अंदर सकारात्मक विचारों को बढ़ाता है ये हमें हर कठिन परिस्थितियों से लड़ने का हौंसला देता है ये हमें आशावादी और सकारात्मक दृष्टिकोण रखने में मदद करता है।

ध्यान योग का महत्व

जब आप प्रतिदिन ध्यान योग का अभ्यास करोगे तो आप एक शांत व्यक्ति बन जायेंगे। आप जो भी कार्य करेंगे उसमें आपको मानसिक शांति मिलेगी। हर दिन आपके पास एक अलग अनुभव प्राप्त होगा याद रखें जो बीत गया उस समय के बारे में ज्यादा न सोचें जब आप ऐसा करते हैं तो आपका वर्तमान अच्छा रहता है। ये जो मनुष्य जीवन है बहुत तनाव से भरा है जिस कारण से हमारे दिन-प्रतिदिन की गतिविधियों पर प्रभाव डालता है जब आप ध्यान करते हो तो ये आपके शरीर में तंत्रिका तंत्र को प्रभावित करता है जिससे तनाव कम करने में मदद मिलती है। एक खुशहाल जीवन व्यतीत करने की तरफ बढ़ते हैं।

    ध्यान करने से उचित गहरी नींद आती है जिससे दिमाग ज़रूरत से ज्यादा तेजी से काम करता है जब उचित नींद पूरी नहीं

होती तो तनाव बढ़ता है जो नियमित रूप से ध्यान करता है उसे तनाव में राहत जरूर मिलती है। आप खुश और स्वस्थ जीवन तभी पा सकते हो जब तनाव न हो और तनाव को कम करने का एक ही उपाय है ध्यान जो व्यक्ति चिंता और उदासी से ग्रस्त हो गये हैं उन्हें शुरूआत से पंद्रह-बीस मिनट ध्यान जरूर करना चाहिए। ध्यान जीवन में परिवर्तन ला देगा ध्यान क्रोध को भी नियंत्रण करने में मदद करता है क्रोध और चिंता शरीर का विनाश कर देती है जब आप प्रतिदिन ध्यान करते हो आंतरिक स्त्रोतों से ऊर्जा का लाभ बढ़ता जाता है। ध्यान करने से आप अनुशासित जीवन जीते हैं एक अच्छे चरित्र वाले व्यक्तित्व बनते हैं।

ध्यान करने से आपके काम में एकाग्रता बढ़ती है जिससे किसी भी कार्य क्षेत्र में हो उसमें सफलता मिलती जाती है। जब ध्यान करते हैं तो प्रतिरक्षा प्रणाली में सुधार होता चला जाता है जिससे शरीर में रक्तचाप को नियंत्रित करने और रक्त कोलेस्ट्राल को कम करने में मदद मिलती है। ध्यान करने से जल्दी बुढ़ापा नहीं आता। ध्यान करने से चेतना विकसित हो जाती है। धीरे-धीरे आप उच्च्ततम चेतना के एक बिंदु तक पहुंच जाते हैं आत्मसाक्षात्कार की अनुभूति प्रदान होती है। ध्यान करने से आप खुद के बारे में पता चलता वास्तविक ये जीवन हमें क्यों मिला है यहां पर में यही कहना चाहता हूँ कि ध्यान आपके जीवन को एक नया जन्म प्रदान करता है।

ध्यान का उद्देश्य

ध्यान का क्या उद्देश्य है इसको जानना ज़रूरी है ध्यान एक क्रिया है जिसमें व्यक्ति अपने मन को चेतना की एक विशेष अवस्था में लाने का प्रयत्न करता है। ध्यान करना अपने आप में एक लक्ष्य हो सकता है या ध्यान करना कोई लाभ प्राप्त करना हो सकता है ध्यान

करना प्रत्येक व्यक्ति को अपने-अपने लक्ष्य हो सकते हैं।

ध्यान करने से हर व्यक्ति के अपने उद्देश्य हो सकते हैं कोई मन की शांति चाहता है कोई चित्त को शांत तो कोई अपने आपको जानने के लिए ध्यान करता है अपनी आत्मा को परमात्मा से मिलने के लिए ध्यान करना है, किसी को शारीरिक और मानसिक लाभ चाहिए। ध्यान करने से शारीरिक तौर पर शरीर को स्वस्थ रखा जाता है मानसिक तौर पर इसका बहुत अधिक फायदा मिलता है। शारीरिक, मानसिक, भौतिक और आध्यात्मिक सुख प्राप्त करना चाहते हो तो ध्यान करो। अलग-अलग शास्त्रों में ध्यान की कई विधियां बताई गई हैं तो कोई भी विधि ठीक लगे उस विधि से ध्यान कर लेना चाहिए। गुरू जी के दिशा-निर्देश पर ध्यान किया जाए वह ज्यादा फलदायक होता है। ध्यान करेने से मन के अंदर उठने वाले वेग, विकार - जैसे, काम, क्रोध, लोभ, मोह, हिंसा, झूठ, चोरी, कुशील, परिग्रह इनका क्षय हो जाता है। ध्यान जो प्रतिदिन करता उस व्यक्ति का विकास चरमोत्कर्ष पर पहुंचता है। ध्यान करने से आत्मसाक्षात्कार और आत्मा का उत्थान हो जाता है।

प्रत्येक व्यक्ति अपने उद्देश्य के अनुसार ध्यान करता है पर जो कोई भी ध्यान प्रतिदिन करता है उसे अपने जीवन का एक हिस्सा बना लेता है वे किसी भी क्षेत्र से जुड़ा हो सफल ज़रूर होता है ऐसे व्यक्ति को दिव्य दृष्टि प्राप्त होती है।

जहां ध्यान है वहां 'इगोइजम' नहीं है और 'इगोइजम' है वहां ध्यान नहीं है।

ध्यान करने की विधि

सर्वप्रथम किसी भी ध्यान करने लायक उपयुक्त आसन में बैठ जाइए

फिर उसके बाद अपनी क्षमतानुसार या उससे अधिक समय तक स्थिरतापूर्वक बैठने का निरंतर अभ्यास करना चाहिए।

ध्यान आप सबसे पहले प्राकृतिक दृश्य जो भी आपके समक्ष है उन्हें देखें। जहां पर आप हैं वहां कोई अच्छे प्राकृतिक परिवेश नहीं है तो आप अपने समक्ष कोई दृश्य या चित्र रख सकते हैं। अपनी आँखें बंद कर उस प्राकृतिक दृश्य की सुन्दरता को मानसिक रूप से देखें। आप आंखें खोलकर पुनः उसे कुछ देर तक देख सकते हैं देखते हुए आँखें बंद कर मानसिक अवलोकन करना चाहिए इस क्रिया को तब तक दोहराते रहे जब तक अच्छी तरह आँखें बंद कर देखने में समर्थ न हो जाए तब तक इस प्रक्रिया को करते जाएं। मान लो कि आप किसी ऊँची चोटी या शिखर की घाटियों को देख रहे हैं उनकी सुन्दरता को सूक्ष्मता पूर्वक देखने के बाद अपनी आँखें बंदकर तनाव रहित और पूर्ण शक्ति के साथ इसी दृश्य की मानसिक अवलोकन करना चाहिए। जैसे कि –

1.   **पूरे वातावरण पर मानसिक एकाग्रता –**

2.   **किसी विशेष अंश/स्थान/जगह पर मानसिक एकाग्रता**

पूरे वातावरण पर मानसिक एकाग्रता में अनुभव करना होता है कि आप वास्तव में ऐसे वातावरण में हैं। या आप ऐसे भाव भी कर सकते हैं कि समस्त परिवेश के साथ मिलकर एक हो गए हैं जैसे कि आप वायु के साथ विचरण करते हैं और सरिता के प्रवाह के साथ विहार करते हैं आप जंगल की हरियाली और आप ऊँचे पर्वतों की महानता। दूसरा ये की आप अपने ध्यान को किसी एक वस्तु जैसे हरे वृक्ष या नदी की धारा तक सीमित रख सकते हो। ध्यान में अपने को धीरे-धीरे आध्यात्मिक मूल्यों के रूप में परिवर्तित करें। जैसे-जैसे आप ध्यान के उच्च शिखर पर पहुंचते हैं तो प्रकृति को जानते हैं क्योंकि ये प्रकृति

ही है जो बुद्धि, अहं, मन, इन्द्रियां, प्राण और स्थूल शरीर को विकसित करती है।

ध्यान में शानदार जीवन व्यतीत

प्रत्येक व्यक्ति को ध्यान करना चाहिए और एक शानदार गरिमामय जीवन व्यतीत करना चाहिए ध्यान में सफल होने के लिए आपको समन्वित योगाभ्यास के द्वारा अपने व्यक्तित्व का संतुलित और सम्यक विकास करने का उद्देश्य होना ज़रूरी है। अभ्यास में इस तरह जीवन व्यतीत करो कि ईश्वरार्पण भाव से कर्त्तव्य का पालन हो जो कुछ भी अच्छा और शुभ हो उसके विकास में लगे रहना जैसे कि प्रकृति स्वयं को अभिव्यक्ति करती है वैसी ठीक अभिव्यक्ति स्वयं में उत्पन्न करनी होती है। किसी विवाद और तुच्छ बातों में अपनी शक्ति को व्यर्थ मत कीजिए उन सब से दूर रहें क्योंकि ये आपको रोक देंगी अगर इन्हीं बातों में उलझते रहोगे तो हमेशा परमात्मा की महिमा का गान करने की कला विकसित कीजिए। आपकी बातों से ऐसे वातावरण में आनन्द, शक्ति सांमजस्य और शांति का प्रसार ये सब ध्यान करने से आपके साथ होगा आपके विचारों से परमात्मा की दिव्य महिमा की अभिव्यक्ति होने लगेगी।

ध्यान में जीवन इतना शानदार बना लीजिए कि आपके जो कार्य हैं वो आपकी बातों से अधिक तीव्रता से बोलने लगे। हमेशा उदारता, करूणा और विवेकपूर्ण कार्य कीजिए जो कोई भी आपसे मिले आपके विचारों से तृप्त हो जाए।

ध्यान के लिए व्यवहारिक निर्देश

1. पद्मासन सिद्धासन या किसी अन्य सुखद आसन में बैठ जाएं। शरीर में कहीं भी किसी प्रकार के तनाव रखें बिना मेरूदण्ड, गर्दन और सिर सीधे रखें।

2. ओहम का उच्चारण कीजिए ओहम का उच्चारण करते रहिए जब तक सांसांरिक विचारों से पूर्णतः मुक्त न हो जाएं।

3. किसी भी इष्टदेवी इष्टदेवता को मानते हो तो उनका चित्र अपने सामने रख लीजिए।

4. चित्र का त्राटक क्रिया में देखते रहें उसका मानसिक अवलोकन कीजिए इससे धारणा शक्ति विकसित होती है।

5. चित्र को पूरा देखें विभिन्न बिन्दुओं पर थोड़ी देर ठहर सकते हैं मन के चित्र को स्थिर कर दीजिए।

6. किसी 'लौ' चमकीली वस्तु का अभ्यास एक, दो माह तक कर सकते है उसमें एकाग्रता विकसित होती है।

7. ऐसा अनुभव करना चाहिए जिस इष्टदेवी या इष्टदेवता का आप ध्यान कर रहे हैं वही सार्वभौमिक परमात्मा है ये अनुभव करे कि आपका हृदय उसी ईश्वरीय कृपा से परिपूर्ण है।

8. शुरूआत में पंद्रह मिनट अभ्यास कीजिए इसके बाद बीस मिनट फिर आधा घंटा प्रतिदिन अभ्यास कीजिए धीरे-धीरे समय को बढ़ाते जाएं।

9. कोई तुच्छ विचार मन में आ जाएं उसे मन से बाहर निकाल दें उनसे विचलित न हों।

10. धैर्यपूर्वक अपने प्रयास में लगे रहें।

11. ध्यान करने के लिए एक अलग कमरा रखिए। उसे मंदिर की तरह स्वच्छ एवं पवित्र रखें। ध्यान करने से पहले धूप बत्ती जला लें।

12. ध्यान के लिए सुबह चार बजे का समय सर्वोत्तम है सुबह मन शांत होता है। वातावरण भी अच्छा होता है। सूर्यास्त या सोने जाने से पहले भी ध्यान के लिए उपर्युक्त समय है।

13.   शाकाहारी भोजन श्रद्धा और निरंतर धैर्यपूर्वक प्रयास, ध्यान में बहुत सहायक है।

14.   अपने आपमें निराश न होयें। प्रतिदिन अभ्यास में नियमित रहें।

ध्यान के भेद

ध्यान के भेद को जानना जरूरी है ध्यान के चार भेद हैं।

1.   आर्तध्यान

2.   रौद्रध्यान

3.   धर्मध्यान

4.   शुकलध्यान

आर्तध्यान – दुःख में होने वाले ध्यान को आर्तध्यान कहते हैं। इसके चार भेद हैं –

1.   इष्ट का वियोग हो जाने पर बार–बार उसका चिंतवन करना इष्ट वियोगज आर्तध्यान है।

2.   अनिष्ट का संयोग हो जाने पर बार–बार उससे दूर होने की सोचना अनिष्ट संयोगज आर्तध्यान है।

3.   शरीर में रोग की पीड़ा होने से बार–बार दूर होने का सोचना पीड़ाजन्य आर्तध्यान है।

4.   आगामी काल में सुखों की इच्छा करना इस व्रत के फल से मैं राजा हो जाऊँ आदि सोचना निदान आर्तध्यान है।

रौद्रध्यान – व्रूर परिणाओं से होने वाला ध्यान रौद्रध्यान है। इसके चार भेद हैं।

1.   हिंसा में आनंद मानना हिंसानंदी रौद्रध्यान हैं।

2.   परिग्रह के अतिसंग्रह में आनन्द मानना परिग्रहानंदी रौद्रध्यान है।

3.   चोरी में आनन्द मानना चौयांनदी रौद्रध्यान है।

4.   झूठ बोलने में आनन्द मानना मृषानंदी रौद्रध्यान हैं।

धर्मध्यान – धर्मविशिष्ट ध्यान को धर्मध्यान कहते हैं।

इसके चार भेद हैं

1.   युक्ति और उदाहरण की गति न होने पर आरगम की प्रमाणता से वस्तु के श्रद्धान का विचार करना आज्ञाविचय धर्मध्यान है।

2.   संसार में भटकते हुए जीव कैसे मोक्षमार्ग में लगें या कैसे भी हों, मैं इन्हें मोक्षमार्ग में लगा दूँ, ऐसा चिंतवन करना अपापविचय धर्मध्यान है।

3.   कर्मों के उदय से सुख-दुख होता है इत्यादि चिंतवन करना विपाकविचय धर्मध्यान हैं।

4.   लोक के आकार का विचार करना या पिंडस्थ पदस्थ रूपस्थ, रूपातीत ध्यान का अभ्यास करना संस्थानविचप धर्मध्यान है।

शुक्लध्यान – शुक्लध्यान शुद्र ध्यान है

इसके चार भेद हैं

1.   व्युपरतक्रियानिवृति

2.   पृथकत्चवितर्व

3.   एकत्चवितर्व

4.   सूक्ष्मक्रियाप्रतिपाती

इसमें पृथक्त्चवितर्व और एकत्चवितर्व शुक्लध्यान श्रेणी में चढ़ने वाले मुनियों के होते हैं। सूक्ष्मक्रियाप्रतिपाती और व्युपरतक्रियानिवृति भगवान के होते हैं।

गहरे ध्यान में जाने के तरीके

आप प्रतिदिन अभ्यास करते हों पर कभी-कभी आपके साथ ज़रूर ऐसा होता है जब आप ध्यान करने बैठते हैं तो आपका मन आपके विचारों

के संसार में उलझता रहता है इसलिए ध्यान कैसा करना होता है इसे सीखना बहुत जरूरी है।

1. लोगों की मदद करें

लोगों की मदद करना अपने जीवन का हिस्सा बना लें। जिन लोगों को मदद की आवश्यकता होती है। उनकी मदद करें जब आप जरूरतमंद लोगों की मदद करेंगे तो आपको खुशी महसूस होगी। आपके भीतर सकारात्मक ऊर्जा का विकास होगा। निस्वार्थ भाव से जब आप किसी की सेवा करते हैं तो सकारात्मक ऊर्जा आपके भीतर प्रवेश करती है। इसी गुण के कारण आपको गहरे अनुभव होने लगते हैं। प्रकृति को सुनें –

2. जितना आप प्रकृति को अनुभव करेंगे उस पर ध्यान लगायेंगे तो आप प्रकृति के सौंदर्य में डूब जायेंगे। तब आप स्वयं को भूल जाएंगे उसी क्षण आप बाहरी सौंदर्य के भीतरी सौंदर्य का भी अनुभव करते हैं। जब मौन अवस्था में होते हैं तो उस समय मन की गति धीमी होती है विचारों का भण्डार आपके पास नहीं होता उस समय आप सरलता से गहरे ध्यान में चले जाते हैं। प्रकृति का जब आप ध्यान करते हैं उस समय आप मौन और ध्यान को सरलता से अनुभव करने लगते हो।

3. प्रतिदिन योगाभ्यास करें।

जब आप प्रतिदिन योगाभ्यास करते हैं तो आपके शरीर की अकड़न और दर्द दूर हो जाता है ध्यान करते समय जो अन्दर बेचैनी होती है वह चली जाती है जिससे आप गहरे ध्यान में चले जाते हैं कई ऐसे योगासन हैं जिनको करने से आपके भीतर की बेचैनी समाप्त हो जाती है आपका मन स्थिर हो जाता है ध्यान में गहराई को अनुभव करने लगते हैं एक शांति सी अपने भीतर अनुभव करते हैं। ये तभी होता है जब आप इसे प्रतिदिन अपने जीवन जीने का हिस्सा बना लेते हो।

4.   संतुलित आहार जरूरी –

संतुलित आहार भी गहरे ध्यान के लिए बहुत जरूरी है क्योंकि भोजन का आपके मन की अवस्था पर सीधा प्रभाव पड़ता है जो साफ-साफ बाहर भी दिखने लगता है मानसिक तौर पर भी इसका असर पड़ता है हमेशा स्वास्थ्यवर्धक भोजन करना चाहिए।

5.   सत्संग आवश्यक है

आप किस तरह का संगीत सुनते हैं इसका असर भी जीवन पर पड़ता है। भिन्न-भिन्न प्रकार का संगीत जब सुनते हैं तो अलग-अलग तरह की भावनाएं आने लगती हैं। हमारे ऊपर संगीत का बहुत बड़ा प्रभाव पड़ता है। अच्छे संगीत से अच्छी भावनाएं आती हैं जब आप ध्यान करते हैं तो आपको गहरा अनुभव होता है संगीत ध्यान अच्छा सत्संग जीवन में बहुत लाभकारी है।

6.   ध्यान का समय सुनिश्चित करें

ध्यान का समय सुनिश्चत करना जरूरी है प्रतिदिन एक ही समय में ध्यान करते हो तो आप अनुशासन में रहेंगे अपने ध्यान अभ्यास का सम्मान करेंगे। जब आप निश्चित समय पर लगातार ध्यान करते हैं तो गहरे ध्यान के सारे मार्ग खुल जाते हैं। जब एक समय पर ध्यान करेंगे तो आप पायेंगे की आपका ध्यान बहुत अच्छा और गहरा होता जा रहा है।

ध्यान करने से मूर्ख भी संत बन जाता है पहले खुद पर ध्यान, फिर दूसरों का ज्ञान।

– डॉ संजीव शर्मा (योगाचार्य)

अध्याय – 8

योग्य आहार

स्वास्थ्य को बनाए रखने और उसे सुधारने में मदद करता है योग्य आहार प्रत्येक व्यक्ति अपना स्वास्थ्य खुद ही बनाता है अच्छा स्वास्थ्य ही हमारे जीवन की सबसे बड़ी संपत्ति है।

– डॉ संजीव शर्मा (योगाचार्य)

जैसा खाओ अन्न, वैसा बने मन,

जैसा पियो पानी, वैसी हो वाणी।

हम लोग जो भी भोजन करते हैं अपने शरीर के लिए करते हैं हमें इसके लिए एक पैमाना तय करना चाहिए कौन–सा भोजन हमारे शरीर के लिए हितकारी है कितना भोजन करने से हमारा स्वास्थ्य ठीक रहता है। किस समय पर भोजन करना चाहिए भोजन की गुणवत्ता वैसी हो तो हमारे लिए ठीक रहे इत्यादि।

इन सब बातों का ज्ञान हमें होना ज़रूरी है जब आप किसी डॉक्टर (चिकित्सक) से सलाह लेने जाते हैं कि किस प्रकार भोजन करना चाहिए तो सब में एक समानता वाला जबाव मिलता है। वह यह कि शुद्र आहार और शाकाहार ही सर्वोत्कृष्ट आहार है क्योंकि शाकाहार ही हमें पर्याप्त मात्रा ने विटामिन, प्रोटीन और अन्य खनिज तवण की पूर्ति कराता है। शाकाहार के फायदे ये हैं कि ये हमारे जीवन में बहुत प्रभाव डालता है इससे सीधा हमारी मानसिकता पर असर पड़ता है।

अपथ्य आहार और पथ्य आहार के बारे में जानना बहुत ज़रूरी है।

1. अपथ्य आहार – अपथ्य आहार वह आहार होता है जैसे

(227)

कढ़वा, खट्टा, तीखा, मिर्च, चटपटे मसाले, तीखा, लवण नमकीन, तेल, ये आहार न लेन योग्य इनसे दूर रहना चाहिए उत्तेजक पदार्थ को भी नहीं लेना चाहिए जिसमें मांसाहार, नहीं मण कुलथी बैर पिण्याक, खल, हींग, लहसुन, प्याज, सलगम, उड़द मापक ये द्रव्य उत्तेजक पदार्थ होते हैं इन्हें नहीं लेना चाहिए।

दोबारा गर्म किया अन्न, दाल, चावल, रूखा जिसमें अधिक लवण हों ऐसा भोजन नहीं करना चाहिए, दूध का सेवन अधिक करना चाहिए, बासी और पुराना भोजन भी नहीं करना चाहिए।

जब ध्यान और योग साधना में हो तो स्त्री सेवन, गलत संगत, अधिक उपवास, अधिक भार उठाना त्याग देना चाहिए। उस समय हमेशा अपने विवेक से सारे काम करने चाहिए।

पत्थ योग्य आहार –

कौन से लेने योग्य आहार हैं जिसमें अपने शरीर को स्वस्थ रखा जा सके उसके बारे में ज्ञात होना जरूरी है हमेशा अपनी चित्त की प्रसन्नता के लिए हितकार और परिपूर्ण शाकाहार करना चाहिए। कौन से शरीर के लिए हितकारी आहार हैं इसके बारे में मालूम होना ज़रूरी है जैसे – गेहूँ, शालि, अन्न,   दूध, घी, मिश्री, मक्खन सोंठ, परबल, शाक, मूंग और शुद्र जल ये सभी हितकारी हैं इन सभी आहार को अवश्य लेना चाहिए, शाकाहारी आहार जो शरीर के लिए ठीक रहें ऐसे आहार ज़रूर लेने चाहिए।

एक बात का ध्यान अवश्य देना चाहिए की भोजन कब लेना है उसकी समय सीमा बनाएं, हर रोज़ शुद्ध व ताज़ा भोजन करें। समय पर भोजन करें ताकि भोजन समय पर पाचक बन सके।

कुछ बातों का विशेष ध्यान रखना होता है अगर आप आहार करने के कुछ देर बाद ही रात्रि विश्राम कर लेते हैं तो भोजन उदर में

पड़ा रहेगा जिससे आलस्य बढ़ता है और कब्ज होने की आशंका ज़्यादा रहती है शरीर प्रोटीन इत्यादि पूर्ण रूप से ग्रहण नहीं कर पाता है। कई बिमारियां शरीर में प्रवेश कर जाती हैं इसलिए अपने शरीर को सुंदर सुगणित बलशाली, निरोगी, तेजस्वी बनाना है तो आहार का विशेष ध्यान रखना होता है कौन-सा आहार ले रहे हैं अपने जीवन में शुद्ध आहार को ग्रहण करने की आदत अपनानी ज़रूरी है।

योग्य आहार को जानना –

योग्य आहार क्या है इसको जानना बहुत ज़रूरी है ऐसे पद्दार्थ जो शरीर में ग्रहण करने के बाद ऊर्जा उत्पन्न करे तंतुओं का निर्माण करें, टूटे-फूटे तंतुओं की मरम्मत कर दें वह सब हमारे शरीर की विभिन्न क्रियाओं के लिए सहायक है इसे ही योग्य आहार कहा जाता है।

संतुलन भोजन वह भोजन है जिसमें विटामिन, कार्बोहाईड्रेट, वसा, प्रोटीन, खनिज लवण युक्त हों। एक बात का ध्यान रखना होता है कि एक ही प्रकार के आहार को अधिक मात्रा में नहीं लेना चाहिए कई गुणों से युक्त आहार लेना चाहिए। फलों और सब्जियों, अनाज और गिरीदार फलों को सेवन को बढ़ाएं शुद्ध योग्य आहार का सेवन ही हमेशा करें।

भोजन के प्रकार

भोजन तीन प्रकार के होते हैं।

1.   सात्विक भोजन
2.   राजसी भोजन
3.   तामसिक भोजन

1.   सात्विक भोजन – सात्विक भोजन के सेवन से मनुष्य का जीवन सात्विक बनता है। सात्विक आहार की श्रेणी में ऐसे भोजन को शामिल

किया जाता है। जिसके सेवन से व्यक्ति के तन और मन में शुद्धि, शक्तिवर्द्धक, स्वस्थ और प्रसन्नता से भर दें। सात्विक आहार हमें संतुलिक स्वस्थ शरीर, शांति, सामजस्यपूर्ण तालमेल की कुशलता और बौद्धिक व्यक्तित्व प्रदान करता है इस भोजन से हमें अधिकतम ऊर्जा मिलती है। जीवन में सात्विकता ग्रहण करना चाहते हों तो हमेशा सात्विक भोजन ही ग्रहण करें।

सात्विक भोजन के लाभ –

1. सात्विक भोजन पचने में बहुत आसन होता है।
2. सात्विक भोजन के सेवन से पेट और मन को आराम मिलता है।
3. शरीर सचेत और ताजगी से भरा रहता है।
4. मन की शांति को बढ़ाता है और सुंदरता को भी बढ़ाता है।
5. हाई ब्लड प्रेशर और डायबिटीज़ के मरीज़ों के लिए सात्विक भोजन बहुत फायदेमंद है।

2. राजसी भोजन – राजसी भोजन वह भोजन है जिसमें राजस गुण हों, इसमें गरिष्ठ भोजन, जिसमें खूब मसाले और घी आदि का प्रयोग किया जाता है। इसका सेवन अधिक शारीरिक श्रम करने वाले लोगों के लिए होता है। जैसे किसान, मज़दूर घरेलू काम करने वाले, गर्भवती औरतें आदि उनके लिए राजसी भोजन का सेवन करना अधिक फायदेमंद रहता है, क्योंकि भोजन के सेवन से शरीर की प्रक्रिया को अत्याधिक तीव्र कर देता है।

3. तामसिक भोजन –

प्याज, लहसुन, तंबाकू, मांस, शराब, ज़रूरत से ज्यादा पकी हुई चीजें, खमीर उठी हुई चीजें तामसिक भोजन में शामिल होती हैं। तामसिक भोजन से जितना हो जाए अपना बचाव करना चाहिए ऐसा

भोजन बहुत समय पहले पका दिया गया हो, इस से रहित हो और दुर्गन्ध युक्त हो वह तामसिक भोजन कहलाता है। ऐसे भोजन का सेवन बिल्कुल नहीं करना चाहिए रोगमुक्त जीवन जीना है तो तामसिक भोजन से जितना हो सके दूर रहें। तामसिक भोजन में प्राण ऊर्जा बिल्कुल नहीं होती है। जीवन अच्छा जीना चाहते हो तो तामसिक भोजन को त्याग देने में ही भलाई है।

स्वस्थ आहार क्या है :-

स्वस्थ आहार वह आहार है जो स्वास्थ्य को बनाए रखने और स्वास्थ्य को सुधारने में मदद करता हो स्वस्थ आहार में अधिक पोषक तत्व शामिल होते हैं। पानी का सेवन सही मात्रा में हो इस आहार से हमारे शरीर को बहुत फायदे होते हैं। ऐसे आहार का सेवन करना चाहिए जो पाचन क्रिया में सहायक हो ज्यादातर फाइबर युक्त आहार लेना चाहिए फाइबर युक्त ज्यादातर शाकाहारी भोजन में पाया जाता है ऐसे आहार से गंभीर लंबी बिमारियों से बचने के लिए सहायक होते हैं। ऐसे भोजन के आहार से भीतर सहनशीलता
का विकास होता है। हमारे भीतर अच्छा विकास शारीरिक और मानसिक होगा तो हमें ये जीवन जीने में उतना ही आनंदमय लगेगा।

भोजनों का मन में प्रभाव

किसी ने सच ही कहा है जैसा अन्न वैसा मन, जिस प्रकार व्यक्ति का भोजन होता है उसी प्रकार उसके विचार और कार्य होते हैं। भोजन के गुणों का प्रभाव हमारे शरीर में होता है जैसे भोजन का सेवन करते हैं वैसा शरीर और मन हो जाता है।

सात्विक भोजन के सेवन से सत्वगुण सम्बंधी विचार एवं क्रियाएं हमारे भीतर आ जाती हैं जब आप सात्विक भोजन करते हैं तो

सत्वगुण का प्रभाव भीतर हो जाता है जैसे कि सत्व, मन की सरलता, आनंद, सुख आदि सकारात्मक परिणाम होते हैं, व्यक्ति के भीतर सहनशीलता तथा संयम का विकास होता है जिससे शरीर स्वस्थ बना रहता है।

अगर आप राजसी भोजन का सेवन ज्यादा करते हो तो आपके भीतर राजसी भोजन का प्रभाव हो जाता है जिससे कि हमारे व्यवहार में ईर्ष्या, द्वेष एवं झगड़े की प्रवृत्ति, वाणी में कठोरता एवं कर्कशता, तनाव एवं दुःख आदि परिणाम प्राप्त होते हैं राजसी भोजन करने से वासनाओं तथा उत्तेजना का जन्म होता है शरीर में कठोरपन और चित्त एकाग्रता नहीं रहती जो हमारी तंत्रिका-तंत्र होती है वह उत्तेजित रहती है।

तामसिक भोजन के सेवन से शरीर में आलस्य, अज्ञान मोह, मद, क्रोध, भारीपन आदि दुष्प्रभाव हो जाते हैं उसके व्यवहार में कठोरता, क्रूरता एवं हिंसा आदि आ जाती है ऐसा व्यक्ति स्वार्थी तो होता ही है साथ में झगड़ालू असहिष्णु प्रकृति का होता है उसके व्यवहार में रूखा और राक्षसी प्रवृत्ति आ जाती है, जो जीवन भर उसके दुःख का कारण बनती है।

जब कोई व्यक्ति अनुपयुक्त भोजन या अप्राकृतिक भोजन अधिक करता है तो शरीर के अंदर बहुत से बेकार बिकार इक्ट्टे हो जाते हैं जिससे शरीर को अनेक रोग घेर लेते हैं जिससे प्रतिदिन शरीर शक्ति क्षीण होती चली जाती है आज के दौर में ज्यादातर रोग व्यक्ति को गलत आहार के सेवन के कारण होते हैं। हमारे शरीर में मधुमेह, उच्च रक्तचाप, मोटापा, आँत एवं लीवर आदि के रोग इसी के कारण होते हैं।

हमें जीवन में हमेशा संतुलित भोजन करना चाहिए भोजन के

समय याद रहे की हमारा भोजन विटामिन, कार्बोहाइड्रेट, वसा प्रोटीन, खनिज लवण युक्त हों कुछ बातों को विशेष ध्यान रखना होता कि एक ही प्रकार का आहार अधिक मात्रा में न लिया जाए, ये शरीर आपका अपना है इसकी देखभाल भी स्वयं करनी होती है। प्रत्येक व्यक्ति की खुराक अलग-अलग होती है उसका मुख्य कारण है आयु, मौसम, कद काठी, सामाजिक परिवेश इसी को ध्यान में रखते हुए व्यक्ति को भोजन का सेवन करना होता है जितनी भूख लगी है उसी के अनुसार भोजन ग्रहण करें इसका ध्यान होना चाहिए।

SPECIALTY OF BALANCED DIET
संतुलित आहार की विशेषता

प्रत्येक व्यक्ति को संतुलित आहार की जानकारी होना जरूरी है। पौष्टिक आहार व्यक्ति के लिए बहुत आवश्यक है। इस बात का पता होना चाहिए की कौन सा आहार शरीर के लिए फायदेमंद है जब शरीर को सही आहार नहीं मिल पाता तो शरीर में आयोडीन, प्रोटीन, आपरन्स, ऐसी कई चीजों की कमी हो जाती है। जिससे स्वास्थ्य में कमी आती है कारण एक ही होता है कि जिस भोजन का सेवन हम करते हैं उसमें हैल्दी खाद्य पद्धार्थ शामिल नहीं होते सही आहार खाने से और अपनी दिनचर्या में हैल्दी खाने में क्या-क्या होना चाहिए इसकी जानकारी होनी जरूरी है।

पौष्टिक (हैल्दी) आहार के सेवन में जैसे कि मशरूम में सबसे ज्यादा प्रोटीन और विटामिन जैसी चीजें पाई जाती हैं, दाल, दूध, दही, छाछ में इसके प्रमाण अधिक मिलते हैं। विटामिन में ओमेगा 3, विटामिन डी, जैसे प्रोटीन तत्व सबसे ज्यादा अंकुरित पद्धार्थों में पाये जाते हैं।

HEALTH FOODS IN BREAKFAST
पौष्टिक आहार प्रातःकाल के लिए

सुबह के लिए पौष्टिक आहार का सेवन करें जैसे चना, मूंगफली, यह अंकुरित है कई सुबह चना या मूंगफली खाते हैं दलिया का सेवन भी सुबह के लिए लाभकारी है लौकी का रस, फल का रस, संतरे का रस, गाजर का रस इन सबके सेवन से चेहरे की त्वचा तो ठीक होती ही है साथ में शरीर की पाचन क्रिया अच्छी हो जाती है।

HEALTH FOODS IN LUNCH
लंच के समय (पौष्टिक) आहार

प्रत्येक दिन अलग-अलग सब्जियाँ खानी चाहिए जैसे कि पालक, मेथी, और अन्य हरी सब्जियां और चावल इसके अलावा हर दिन दो चम्मच घी का सेवन करें खाने के बाद दहीं का सेवन भी बहुत फायदेमंद रहता है सब्जियों में रोटी, दाल का भी उपयोग कर सकते हैं।

HEALTH FOODS IN DINNER TIME
डिनर के समय (पौष्टिक) आहार

रात्रि के भोजन के समय हल्का भोजन करना चाहिए, चावल, रोटी को अधिक खाना चाहिए सलाद, जूस, हरी सब्जियां, दालें और फल जैसी चीजें गहण करना शरीर के लिए लाभकारी होता है। खाना-खाने के बाद एक गिलास दूध ले सकते हैं।

जितना आप संतुलित आहार लेंगे उतना ही आपका जीवन स्वस्थ रहेगा।

स्वस्थ आहार के फायदे –

1. स्वस्थ आहार करने से न सिर्फ शरीर ठीक रहता है बल्कि दिमाग भी तरोताजा रहता है।

2. इससे दिमाग तेज होता है।

3. अच्छा भोजन करने से शरीर मज़बूत होता है।

4. अच्छा भोजन करने से शरीर की हड्डियां मज़बूत होती हैं।

5. पौष्टिक आहार लेने से महिलाओं में गर्भावस्था के दौरान महत्त्वपूर्ण भूमिका निभाता है।

6. जब आप पौष्टिक आहार लेते हैं तो मोटापा, कैंसर, डायबिटिज, हृदय रोग जैसे गंभीर शारीरिक समस्याओं से बचाव होता है।

विश्व स्वास्थ्य संगठन
WORLD HEALTH ORGANIZATION (WHO)

विश्व स्वास्थ्य संगठन का एक सर्वे है जिसमें बताया गया है कि 160 बिमारियाँ माँसाहार के सेवन से होती हैं जो मांसाहार का सेवन करते हैं उनका अधिकतर अपच, कब्ज, अमलता, हर्निया, पित्ताशय की परेशानी, बवासीर की बिमारी ज्यादा होती है शाकाहारी व्यक्तियों के मुकाबले, ऐसी कई बिमारियां जो मांसाहारी सेवन करने वाले को ज्यादा होती हैं।

विश्व स्वास्थ्य संगठन (WHO) सभी से सिफारिशें करता है स्वास्थ्य का लेकर जैसे कि –

1. ऊर्जा संतुलन और स्वस्थ वजन प्राप्त करें।

2. फलों और सब्जियों, फलियों, अनाज और गिरीदार फलों को सेवन बढ़ाएं।

3. चीनी यानि की मीठे का सेवन सीमित करें।

4. नमक और स्त्रोतों से सोडियम का सेवन सीमित करें।

5. वसा से ऊर्जा ग्रहण सीमित करें।

कौन सी बिमारी में क्या खाएँ ? क्या न खाएँ ?

उच्च रक्तचाप – उच्च रक्तचाप से ग्रस्त रोगी को अनाज में काबुली चना अन्य चना, अंकुरित अनाज, गेहूँ के चने की मिस्सी की रोटी बहुत फायदेमंद है इसे चबा-चबा कर खानी चाहिए। सब्जी में परवल, अरबी, टिण्डा, तुरई, पुदीना, लौकी, गिलकी, पालक, कद्दू, चौलाई, उबली हरी सब्जियाँ, अँगूर, सेब, संतरा, नाशपती को ज्यादा खाना चाहिए।

क्या न खाएँ इनका विशेष ध्यान रखें जैसे की मिर्च, मसाले, तली हुई चीजें, नमकीन, बासी खाना, मांसाहार, चाय , कॉफी, शराब, तम्बाकू, मलाईयुक्त दूध, मक्खन, अचार, चटनी, चटपटा भोजन बिल्कुल त्याग देना चाहिए उसका सेवन न करें। उत्तेजित पद्धार्थों से दूर रहें अधिक मात्रा में नमक का सेवन न करें।

निम्न रक्तचाप – जब निम्न रक्तचाप हो तो हल्का, सुपाच्य, पौष्टिक भोजन सोयाबीन का सेवन करना चाहिए। दूध, किशमिश, बादाम, मुनक्का, काजू, पिस्ता, छुहारा, घी, तिल फायदेमंद है।

फलों में गाजर, सेब, अंगूर, मीठे फल का जूस लेना चाहिए, खाने में सब्जियां सभी प्रकार की सब्जियाँ खा सकते हैं चाय और कॉफी से काफी लाभ मिलता है।

निम्न रक्तचाप वाले शराब, तम्बाकू शीतल पेय, तेल भोज्य पद्धार्थ, अपौष्टिक, गरिष्ठ, सेवन बिल्कुल नहीं करना चाहिए ये सब उनके लिए हानिकारक हैं।

हृदयरोग – जो हृदय रोग से ग्रस्त होते हैं उनको आवाज़ के रूप में आटे की रोटी चोकयुक्त, सोयाबीन, गेहूँ का दलिया, अंकुरित अनाज, सोयाबीन की बड़ी, देशी चना जो छिलकायुक्त हो उसको खाना चाहिए। सब्जियों में हृदय रोगी के फायदेमंद हैं, पालक, गाजर, लौकी की रायता, मूली, टमाटर, करेला, अदरक, गिल्की, टिण्डा, परवल पुदीना

उनको खाना चाहिए। फल में अनार, अनानास, अँगूर, आँवला, जामुन, लीची, सेब, अमरूद, मौसम्मी, संतरा, पपीता, नारियल का पानी, संतरा वसा में सोयावीन का तेल, सरसों का फिल्टर तेल ताजा, मीठा दहीं, गाय का दूध, गुड बादाम, पिस्ता, कैल्शियम, छाछ, सोडियम, विटामिन–B-1 से सम्बंधित आहार लेने चाहिए।

क्या नहीं खाना चाहिए जैसे की मिर्च मसालेदार, पापड़, चटनी, घी, मक्खन, नारियल तेल, मलाई, मावा, आईस्क्रीम, केक, चॉकलेट, पनीर, मटन, मांसाहार, शराब, कड़क चाय, तम्बाकू, ठंड़ा पानी का सेवन नहीं करना चाहिए।

कब्ज – जो कब्ज रोगी हो उसे फल केला, सेब, पपीता, अनानास का रस, गाजर, अमरूद, आम, अनार, खरबूज़, तरबूज़, नारियल का पानी, नींबू, गुड लौंग, फलों का रस अधिक मात्रा में लेना चाहिए। अनाज के सेवन में गेहूँ ज्वरों का रस, गेहूँ, जौं, चना, अंकुरित, मिस्सी रोटी, चबा-चबा कर खानी चाहिए।

हरी सब्जियों में पालक, ककड़ी, करेला, मेथी, लौकी ज्यादा लेनी चाहिए। कब्ज रोगी ये चीजें बिल्कुल नहीं खाएं जैसे की बासी ठंड़ा भोजन, गेहूँ के आटे की रोटी, तले-भुने व्यंजन, मिठाई, मिर्च मसाले, मसूर दाल, उडद की दाल, भिंडी, अरबी, मूली, प्याज, बैंगन, मांसाहार, अधिक चाय, पेट भर खाना, कॉफी पीना।

माईग्रेन – जो माईग्रेन से ग्रस्त है उन्हें हल्का व सुपाच्य पौष्टिक आहार लेना चाहिए चावल और मिश्री दो समय लेना चाहिए दहीं का सेवन ये सब सुबह-शाम को भोजन में सेवन कर सकते हैं। गाय का ताजा घी सुबह-शाम दो से चार बूंद नाक में डालने से बहुत अधिक लाभ प्राप्त होता है सरसों के तेल को भी दर्द वाली जगह पर डालने से लाभ मिलता हैं नींबू का रस, चीनी मिलाकर भोजन के बाद पीएं। सौंठ,

सरसों का तेल, हींग, तुलसी आदि का सेवन करना चाहिए।

माईग्रेन वालों को क्या नहीं खाना चाहिए जैसे कि मांसाहार का सेवन न करें, जो भी आहार देर से पचते हैं उनका सेवन न करें। छींक, पेशाब नहीं रोकना चाहिए, खटाई, मिर्च बिल्कुल न खाएँ, बार-बार चाय-कॉफी को न पीएं, गरम मसाले तुअर की दाल गरम तासीर वस्तुओं का सेवन त्याग दें।

एनीमिया (रक्त की कमी) - जो एनीमियां से पीड़ित है उसे खाने में मूँग की अंकुरित दाल, चना, मोठ, गेहूँ में नींबू का रस मिला लें उसे सुबह के नाश्ते में लेना चाहिए। उसके साथ सुबह-शाम मूंगफली के दाने ज़रूर खाने चाहिए, सोयाबीन की बड़ी दूध और ख़जूर का सेवन बहुत लाभकारी है। सब्जियों में मटर, चौलाई, पालक, सरसों, मेथी, अंगूर शलगज, चुकंदर, हरा धनिया, टमाटर, पुदीना, अमरूद, चीकू, सेब, नींबू, दालें, अनाज, मुनक्का, किशमिश, आँबला, मूली के पत्ते, संतरा, गाजर आदि खानी चाहिए।

एनीमिया रोगी को इन चीज़ों को नहीं खाना चाहिए मिर्च, मसालेदार, गरिष्ठ, गुटखा, चाय, तम्बाकू, शराब, ठंडी चीज, नमक, मांसाहार से दूर रहना चाहिए। जो अपने जीवन में आत्मसात की अनुभूति प्राप्त करना चाहता है उसे सात्विक आहार ही करना चाहिए।

- डॉ संजीव शर्मा (योगाचार्य)

अध्याय - 9

मुद्रा

शारीरिक, मानसिक और बौद्धिक लाभ प्राप्त होता है।

योग में ऐसी प्रणालियां हैं जिसमें अपनी सांस को एक निश्चित तरीके से और निश्चित गणना से अनुपात के साथ नियंत्रित किया जा सकता है इसके अभ्यास से अपनी ऊर्जा को शरीर की किसी भी कोशिका में पहुंचा जा सकता है ये योग मुद्रा के अभ्यास से संभव है।

- डॉ संजीव शर्मा (योगाचार्य)

जीवन में स्वर्ग की रचना करनी है तो योग मुद्रा को अपनाओं।

इस योग मुद्रा को हम मुद्रा विज्ञान भी कहते हैं इस योग मुद्रा का प्रभाव हमारे जीवन में गहराई तक पड़ता है। यह आसन प्राणायाम से अधिक गहरी पहुंच वाला, सूक्ष्म माना जाता है। ये हमारे जीवन के रोम-रोम में समा जाता है इसका मुख्य उद्देश्य है कि हमारी समस्त जीवनदायिनी ऊर्जा की क्षमता अधिक प्रखर और अंतरोन्मुख बनाई जा सके। जब इन मुद्राओं में आप निपुण हो जाता है तो इनका उपयोग करके जीवन में अधिक प्रभावशाली व्यक्तित्व बन जाते हैं इसी के माध्यम से आप जीवन में आध्यात्मिकता की चरम सीमा का अनुभव कर सकते हैं।

महाशिव के पुराणों में कई मुद्राओं का वर्णन है पर प्रमुख मुद्राओं का वर्णन करना चाहता हूँ जिनका प्रचलन ज्यादा है ये मुद्राएं सरल हैं जब आप इन मुद्राओं का अभ्यास करेंगे और जीवन में अपनायेंगे वे इसके लाभ मिलना शुरू हो जाएंगे।

योग में सामान्य मुद्रा में पृथ्वी मुद्रा, अग्नि/सूर्य मुद्रा, जल मुद्रा, वायु मुद्रा, प्राणवायु मुद्रा, अपान वायु मुद्रा और शून्य मुद्रा का अभ्यास भी करना जरूरी है इससे शारीरिक, मानसिक और बौद्धिक लाभ प्राप्त

(239)

होता है तर्जनी (इंडेक्स फिंगर) वायु तत्व, मध्यमा (मिडिल फिंगर) आकाश तत्व, अनामिका (रिंग फिंगर) जल तक कनिष्का (लिटिल फिंगर) पृथ्वी तत्व।

आसनों के साथ मुद्रा

1. महामुद्रा – सर्वप्रथम दोनों पैरों को सामने फैलाकर बैठ जाएं फिर अपने दाहिने पैर को मोड़ते हुए एड़ी को मुद्रा द्वारा नीचे रखें। सामने की और झुकें बाएँ पैर के अंगूठे को दोनों हाथों से पकड़ कर गहरी सांस लें। उस वक्त मूल बंध एवं जालंधर बंध लगा दें। कुम्भक करें फिर अपनी क्षमता के अनुसार अभ्यास बढ़ाते रहें।

लाभ –

1. बवासीर उदर रोग, मदांकिन, अजीर्ण, अपच इत्यादि रोग दूर हो जाते हैं

2. कब्ज, उदर रोग, मदांग्नि, अजीर्ण, अपच इत्यादि रोग दूर हो जाते हैं।

3. कुंडली जागृत में ध्यान प्रक्रिया में बहुत उपयोगी है।

4. क्षयरोग एवं बड़ी हुई तिलली को दूर करता है।

5. शरीर को फुर्तीला बना देता है।

समय – प्रातः स्नान के बाद खाली पेट करना चाहिए।

2. ताड़ागी मुद्रा –

विधि – सर्वप्रथम प्रश्चिमोत्तानासन लगाकर बैठैं अपने उदर को ऐसे फुलाएँ मानो पेट के भीतर पानी भरा हो इस ताड़ागी मुद्रा कहते हैं। वृद्धावस्था में इस मुद्रा को बहुत फायदा होता है जैसे ही आप प्रश्चिमोत्तानासन में बैठने दोनों हाथों स पैरों के पंजों को पकड़ लें ध्यान रखें की उस समय झुके नहीं धीरे– धीरे रेचक करें पेट को भर लें।

इसे जल तालाब मुद्रा भी कहा जाता है।

लाभ –

1. वृद्धावस्था के समय बहुत लाभकारी है।
2. पाचन-तंत्र ठीक प्रकार से कार्य करता है।
3. पेट लचीला हो जाता है।
4. उदर सम्बंधी सभी रोग नष्ट हो जाते हैं।

समय – प्रातः सांय खाली पेट करना चाहिए, शुरूआत में 2-3 बार फिर धीरे-धीरे संख्या 21 बार करें।

3. खेचरी मुद्रा विधि – खेचरी विद्या के अन्तर्गत खेचरी मुद्रा आती है। सर्वप्रथम, वज्रासन, सिद्धासन, पद्मासन को लगाकर खेचरी मुद्रा का अभ्यास कर सकते हैं। खेचरी मुद्रा बहुत अद्भुत जीभ को तालु में लगाकर ध्यान करना होता है। अभ्यास ज्यादा हो जाये जीभा को धीरे-धीरे मुँह से पीछे ले जाना होता है। बिना योग्य शिक्षक के बिना न करें। चित्त और जिव्हा दोनों की आकाश की और केंद्रित की जाती है जिस कारण इसका नाम खेचरी मुद्रा पड़ा।

लाभ –

1. जीभ जब बिल्कुल पीछे मुड़ जाती है तो इड़ा पिंगला और सुपुम्ना मार्ग खुल जाते हैं।
2. समाधि की स्थिति उत्पन्न हो जाती है।
3. अमृतपान रस की अनुभूति होने लगती है।
4. अमृतपान जब हो जाता है मृत्यु को भी वश में किया जाता है।
5. खेचरी मुद्रा लग जाती है तो निद्रा, आलस्य तथा भूख-प्यास अधिक नहीं सताती।

समय – खेचरी मुद्रा में जीभ की नोक को मुंह में पीछे की और मोड़कर

तब तक किया जाता है जब तक वह नरम तालू के ऊपर और नाक गुहा में न पहुंच जाए तब तक इसका अभ्यास करना चाहिए।

4. विपरीतकरणी मुद्रा – विपरीकरणी एक संस्कृत शब्द है जिसमें विपरीत का अर्थ होता है उल्टा। इसमें पैर ऊपर की तरफ होते हैं बहुत तक सिर नीचे होता है ये शरीर के सातों चक्रों को सक्रिय करने में बहुत भूमिका निभाता है। इसे एक विश्रामपूर्ण अभ्यास भी माना जाता है।

विधि – सर्वप्रथम आप पीठ के बल आराम की स्थिति में लेट जाएं फिर सांस लेते हुए पैरों को सीधा रखते हुए धीरे-धीरे ऊपर की और उठाएं। अपने दोनों हाथों को नितंब (Buttocks)के नीचे लाकर नितंब को उठाए फिर कोहनियों (Elbows) को जमीन पर रखते हुए हाथों से कमर को सहारा दें। इस स्थिति में रहें और धीरे-धीरे सांस लें और छोड़ें। सांस को लम्बा लेते हुए नीचे लाएं। इसे आप चार से पांच बार कर सकते हैं। या सलम्बा सर्वांगासन जैसा दिखता है।

लाभ –

1.	जीवन में स्थिरता बनी रहती हैं।

2.	ओज, तेज, बल, वीर्य आदि की वृद्धि होने लगती है।

3.	इसके अभ्यास से जठशग्नि प्रदीप्त होती है।

4.	जो प्रतिदिन अभ्यास करता है उसको बुढ़ापा जल्दी नहीं आता।

5.	मृत्यु को भी जीता जा सकता है।

सावधानी – हृदय रोग से और उच्च रक्तचाप से पीड़ित व्यक्रित इसका अभ्यास न करें।

समय – 5 मिनट के लिए अपने पैरों को ऊपर रखें इस मुद्रा का आनंद लें।

5. ब्रह्म मुद्रा – इस मुद्रा को करती बार ब्रह्म के चार मुख के समान यह योग की लुप्त हुई क्रियाओं में से एक है।

विधि – सर्वप्रथम सुखासन या पद्मासन में बैठ जाएं फिर मेरूदण्ड धड़ को सीधा रखते हुए आँखों को बंद कर लें। हाथों का चिन या ज्ञान मुद्रा में घुटने पर रखें। सबसे पहले शांत स्थिर करने के लिए सिर को सामने स्थिर रखें। सिर को धीरे-धीरे दाहिनी और घुमाना शुरू में कंधे की सीध में घुमाना चाहिए।

उसके बाद बाएं और से इस क्रिया को करें दोहराएं उसके बाद सिर को पीछे की और ले जाएं फिर नीचे इस क्रिया को 15 सेकेण्ड तक करें। चारों दिशाओं में इसे करें सिर की गति में 21 मिनट व्यतीत होने चाहिए। इसे ब्रह्म मुद्रा का एक चक्र माना जाता है। इसमें गर्दन को झटका दिए बिना दाएँ-दाएँ बारी-बारी चलाना होता है।

लाभ –

1. मन को शांत करने में सहायक है, स्थिर अंतः केन्द्रित करने में सहायक है।

2. ध्यान की उच्च अवस्था के लिए इसका अभ्यास बहुत फायदेमंद है अधिक नींद आना और नींद न आने की समस्या दूर होती है।

3. गले की नसों को ताने ढीला करने में उनमें शक्ति और लचीलापन आ जाता है।

4. जब इसका अभ्यास अच्छा होने लगता है तो मस्तिष्क के विभिन्न अंग अच्छा और स्वस्थ बने रहते हैं जैसे कि आँख, कान, नाक जिव्हा।

5. विशुद्धि व आज्ञा चक्र में अच्छा प्रभाव ब्रह्म मुद्रा के अभ्यास से पड़ता है।

6. काकी मुद्रा – कौवे की चोंच के समान मुख बन जाता है इसलिए इसे काकी मुद्रा कहते हैं। ज्ञान मुद्रा में बैठकर ध्यान करें।

विधि – सर्वप्रथम किसी भी साधना करने वाले आसन में बैठ जाएं फिर कौवे की चोंच के समान मुख बनाकर धीरे-धीरे वायु के अंदर की और खींचे जब ऐसा करते हैं तो सब प्रकार के रोग दूर हो जाते हैं इस काकी मुद्रा कहते हैं इस अभ्यास से इंसान रोग मुक्त हो जाते हैं। एक बात का विशेष ध्यान रखें कि सांस मुँह द्वारा लें, परंतु सांस छोड़ना हो तो नासिका द्वारा छोड़ें आँखें बंद करते हुए सांस छोड़ें फिर आराम करें कुछ मिनट बाद दोहराएं।

लाभ –

1. इस मुद्रा को करने से शरीर से बहुत से रोग दूर हो जाते हैं।
2. भोजन पचाने की क्रिया तेज हो जाती है।
3. उच्च रक्तचाप में लाभकारी है।
4. मानसिक शांति मिलती है और शीतलता मिलती है। तनाव मुक्त हो जाते हैं।
5. हवा का संपर्क मुंह की दीवारों से होता है।

सावधानी – निम्न रक्तचाप वाले इसे मुद्रा को न रखें। ग्लूकोमा, खांसी या जुकाम हो तो अभ्यास न करें।

7. शाम्भवी मुद्रा – शाम्भवी मुद्रा से हमारी तीसरी आँख खुलती है इसे हम शिव मुद्रा या भैरवी मुद्रा भी कहते हैं। इस मुद्रा को भौहों के मध्य में देखने की मुद्रा या भ्रमध्या दृष्टि मुद्रा भी कहा जाता है।

विधि – सर्वप्रथम सुखासन या प्रद्मासन में बैठ जायें या सुखासन में बैठ जाएं या सुखासन में बैठ जाएं जिससे घंटों तक शरीर में हलचल न हो, पीड़ा महसूस न हो। मेरूदण्ड, ग्रीवा एवं सिर एक सीध में रखें। हाथों को एक-दूसरे के ऊपर रख लें या घुटनों पर रखकर ज्ञान मुद्रा

बना लें या पूरा ध्यान दोनों भौहों के बीच लायें और एकाग्र हो जाये। विशेष ध्यान रखें कि पूरी प्रक्रिया के दौरान आँखें बंद और आराम की स्थिति में होनी चाहिए।

लाभ – ये आज्ञाचक्र जागृत करने वाली शक्तिशाली क्रिया है।

आँखों के स्नायुओं को भी मज़बूत बनाता है।

ध्यान शक्ति का विकास होता है।

आँखों में आकर्षण और स्मरण शक्ति बढ़ती है।

आँखें खुली करके भी व्यक्ति सो रहा होता है।

इस मुद्रा को करते समय दर्द का अहसास हो रहा है तो इसे न करें।

ग्लूकोमा और डायबिटिक रेटिनोपैथी से पीड़ित को इस मुद्रा का अभ्यास करने से पहले डॉक्टर से परामर्श लेना चाहिए।

8.   योग मुद्रा – योग में योग मुद्रा प्रतीक का प्रतिनिधित्व करती है यह महान समझ और ज्ञान का प्रतीक माना जाता है। यह पारमात्मा के अंश होने की भूमिका में मानव रूप में पुनः निर्मित है। योग में जो योगमुद्रा होती है ये वही है।

विधि – सर्वप्रथम पद्मासन में बैठ जाएं, फिर दोनों हाथों को पीठ के पीछे हो जाएं फिर दोनों दाहिने हाथ से दाहिने पैर का पंजा तथा बाएँ हाथ से बाएँ पैर का पंजा पकड़ें पैरों के अंगूठो को दोनों हाथों के पंजों को पकड़ें सांस को धीरे-धीरे छोड़ें सिर को सामने धीरे-धीरे झुकाएँ 10 मिनट तक इस स्थिति में रहें फिर धीरे-धीरे मूल स्थिति में वापस आये। अभ्यास अनुशासित होना चाहिए क्रम के साथ अभ्यास करें।

लाभ –

1.   चेहरे पर तेज और निखार आता है।

2.   पाचन-संस्थान को ठीक करना है।

3.   मेरूदण्ड में लाभ-मिलता है।

4.   कोष्टबद्धता के दूर करता है।

5.   धड़ और गर्दन की पिछली मांसपेशियों को खींचता है।

9.   महावेध मुद्रा – सहा-संस्कृत शब्द "महा" माध्यम "महान",
वेधा एक संस्कृत शब्द है जिसका मुद्रा एक इशारा या मुहर

विधि – सर्वप्रथम पद्मासन में बैठ शरीर को आराम की अवस्था में लाएँ हाथों को हथेलियों को जांघों के पास फर्श पर रख दें उंगलिया आगे की और फिर उंगलियों के जोड़ों के नीचे मुट्टी बना लें सारा वजन हाथों पर डालकर और भुजाओं को सीधा करके शरीर को ऊपर उठाएँ, रीढ़ की हड्डी को सीधा रखें सांस को अंदर रखें सांस सामान्य हो जाए तो इस क्रिया को पुनः करें।

लाभ –

1.   रीढ़ की हड्डी को सीधा रखें मन को अंर्तमुखी करने का शक्तिशाली अभ्यास है।

2.   यह मानसिक क्षमता का विकास करता है।

3.   कई सिद्धियां प्राप्त हो जाती हैं और मूलाधार चक्र में स्थित कुंडलिनी को जागृत करता है।

10.   वज्रोली मुद्रा – यह वज्र व ओली दो शब्दों से मिलकर बना है वज्र का अर्थ है बादलों से टकराने से पैदा होने वाली आवाज़, ओली का अर्थ गोद या झोली से होता है।

विधि – वज्रोली मुद्रा की प्रथम विधि करना आसन है वज्रोली मुद्रा का पहली में सर्वप्रथम ध्यान के किसी किसी भी आसन में बैठ जाना चाहिए फिर दोनों हाथ घुटने पर रखें, आंखें बंद करें सांस को अंदर रोकें (कुम्भक की स्थिति) गुदा द्वार एवं अंडकोष के बीच की सीवनी जैसे भाग को ऊपर की और संकुचित कर लें फिर सांस को बाहर निकालें

पेट का शिथिल करते हुए पेट के नीचे के भाग को इस तरह से खींचे जैसे मल-मूत्र को वेग रोकते समय खींचते हैं। जितनी देर इस स्थिति में रह सकते हैं रूके फिर सामान्य स्थिति में आ जाएं। इसका अभ्यास 15-20 बार दोहरा सकते हैं।

हठयोग वाली वजोली मुद्रा – वजोली मुद्रा की दूसरी विधि हठयोग के अंतर्गत आती है सबसे पहले रबर की एक विशेष नली जिसे हम 'केचेटर' कहते हैं। 4-5 नम्बर की डेढ़ फीट तक लें। इस नली को मूत्र नालिका द्वारा प्रवेश करना होता है रबर की नली चार-पांच इंच तक शुद्ध घी या बादाम का तेल लगाकर धीरे-धीरे मूत्र नलिका के छिद्र में डालें पीड़ा होने लगे तो बाहर निकाल दें। इसका अभ्यास करें जैसे अभ्यास ठीक हो जाए तो 7-8 नम्बर की नली डालने का अभ्यास करें जहां पीड़ा होने लगे उसी समय रोक दें जैसे अभ्यास हो जाए 'नौली क्रिया' से आँतों को उठाकर मूलाधार को सिकोड़ दें मूल-प्रणाली का संकुचन करते ही वायु का आकर्षण करें। जैसे ही रबर नली का अभ्यास हो जाए चाँद की नलिका से अभ्यास शुरू कर दें।

लाभ – प्रातः सांय खाली पेट इसका अभ्यास करना चाहिए। पाँच बार से शुरू करके प्रतिदिन धीरे-धीरे अभ्यास को बढ़ाएं जैसे अभ्यास अच्छा हो जाए इसे अधिक बार कर सकते हैं।

लाभ –

1. इससे स्वप्नदोष एवं शीघ्रपतन रोग नष्ट हो जाता है।

2. शरीर में शक्ति, सुंदरता का विकास होता है।

3. जो इस मुद्रा का साधक होता है उसके शरीर से सुगंध आने लगती है।

4. ब्रह्मचर्य की रक्षा होती है।

5.   इसका अभ्यासी युवा बना रहता है।

सावधानी –

1.   इसी मुद्रा को किसी योग्य गुरू के निर्देशन में करना चाहिए।

2.   इस मुद्रा का अभ्यास खाली पेट करना चाहिए।

3.   मलदार से सम्बंधित कोई रोग हो तो इस मुद्रा का अभ्यास न करें।

4.   नाभि में दर्द होने पर इसका अभ्यास न करें।

11.   षण्मुखी मुद्रा/योनि मुद्रा –

शक्ति को शरीर के अन्तर छिपकर रखने वाली मुद्रा का नाम योनि मुद्रा है। यह सरल लेकिन सूक्ष्म अभ्यास है एक ऐसा स्थान जहां हर चीज का समाधान है भीतर।

विधि – सर्वप्रथम सुखासन में बैठ जाएं फिर दोनों हाथों को अपने चेहरे पर ऐसे रखें जैसे कि अँगूठे द्वारा कान के छिद्र, तर्जनियों द्वारा दोनों आँखें, मध्यमा द्वारा नासिका रंध्र और अनामिका व कनिष्ठा द्वारा होठों के ऊपर आसानी से बन जाए फिर काकी मुद्रा द्वारा प्राण को खींचकर अपान वायु से मिलाएं। कुण्डलिनी शक्ति को जगाएं और सहस्त्रार में लाएं, भगवान शिव के साथ शक्तिमय की धारण करते हुए आनंदमय विहार करें ऐसी धारणा लाएं इसे ही योनिमुद्रा कहते हैं।

लाभ –

1.   जब एकाग्रता से अभ्यास होने लगता है सूक्ष्म ध्वनियों का अनुभव प्राप्त होता है।

2.   शरीर तेजवान, बल और वीर्य की वृद्धि होने लगती है।

3.   शरीर निरोगी रहता है। दृष्टि में सुधार लाता है।

4.   इस मुद्रा के अभ्यास से कई पापों से मुक्ति मिलती है।

5.   नाक, कान और आंखों से संबंधित बिमारियों में मदद करता है ।

12.   शक्तिचालिनी मुद्रा – शक्तिचालिनी मुद्रा का जानना और इसका अभ्यास योगी ज्यादा करते हैं मूलाधार चक्र में जो कुण्डलिनी लपेटे मारकर सोई होती है उसे जगाना होता है। इसका ज्ञान प्राप्त करके इसका अभ्यास करना चाहिए। सर्वप्रथम किसी एंकात स्थान में जाकर एक लंबा हाथ और चौड़ा कोमल वस्त्र नाभि से लपेटकर बांधना होता है। शरीर में भस्म, राख आदि लगा सकते हैं फिर अश्विनी मुद्रा द्वारा गुदा स्थान को संकुचित कर लें। जब इसका अभ्यास करते हों तो कुंभक करने से कुण्डलिनी जागकर ऊपर उठने लगती है इसी को शक्तिचालिनी मुद्रा कहते हैं।

लाभ –

1.   शारीरिक और मानसिक रोग समाप्त होते हैं। कई अन्य स्वास्थ्य लाभ प्राप्त होते हैं

2.   आत्मिक आनंद की अनुभूति प्राप्त होती है।

3.   प्रतिदिन इस मुद्रा के अभ्यास से कई प्रकार की सिद्धियां प्राप्त होती हैं। शरीर की अशुद्धियों को दूर करने और सेहतमंद बनाए रखने में मदद करती है।

समय – इसका अभ्यास खाली पेट प्रातः एवं सांय के समय करना सर्वोत्तम है।

13.   अश्विनी मुद्रा – "अश्व मुद्रा" भी कह सकते हैं अश्विनी का अर्थ है घोड़ा। यह अभ्यास मल त्याग कर तुरंत बाद में गुदा दबाने वाला यंत्र के साथ घोड़े की हरकत जैसा है।

विधि – सर्वप्रथम सुखासन में बैठ जाएं, तनाव रहित होकर बैठना चाहिए आँखों को बंद कर लें पूर्वक कर लें फिर कुंभक करते हुए गुदा

द्वार बार-बार संकोचन करना चाहिए। इस क्रिया का निरंतर अभ्यास करें जब तक कर सकते हों। इसमें सांस सामान्य रखते हुए भी कर सकते हैं। गुदा संकोचक मांसपेशियों को बिना किसी तनाव के कुछ सेकेण्ड के लिए तेजी से सिकोड़ें, फिर आराम करें।

लाभ –

1. इस मुद्रा का करने से अकाल मृत्यु का भय खत्म हो जाता है।

2. शारीरिक और मानसिक लाभ मिलने लगते हैं। तनाव से राहत पाएं।

3. कुण्डलिनी को जागृत करने से सहायता प्राप्त होती है। ब्रह्मचर्य का पालन करना बहुत लाभदायक है।

4. गुदा प्रदेश के रोग समाप्त होने लगते हैं। पेट की बिमारियों को कम करता है।

5. पेशाव बार-बार आने की समस्या से मुक्ति और बवासीर में अश्विनी मुद्रा का अभ्यास करना बहुत फायदेमंद है।

14. माण्डुकी मुद्रा – तालु से टपकती हुई चार बूंदी का जीभ से पान

करें। इस क्रिया को ही माण्डुकी मुद्रा कहते हैं।

विधि – सर्वप्रथम किसी भी आसन में बैठ जाएं मुख को बंद करके जीभ को तालु में घुमाना चाहिए, सहस्त्रार में टपकते हुए अमृत का जिव्हा से पान करना चाहिए यह माण्डुकी मुद्रा कहलाती है। मेरूदण्ड, गर्दन व सिर को सीधा रखें जिव्हा को मुख के अंदर ही अंदर घुमाएं तालू में दाएँ-बाएँ, ऊपर-नीचे सहस्त्रार से अमृत टपकता है। जिसे ग्रंथि स्त्राव कहते हैं।

लाभ –

1.	बुढ़ापा पास नहीं आता।

2.	यौवन बना रहता है।

3.	बालों का झड़ना बंद हो जाता है।

4.	समस्त रोगों का नाश होता है।

5.	शरीर में क्रांतिवान ऊर्जा आती है।

6.	इस मुद्रा को करने से शरीर में बात-पित्त, कफ का संतुलन स्थापित हो जाता है।

विशेष – जब इस मुद्रा को करते हैं तो सहस्त्रार पर ध्यान रखना चाहिए आत्मिक आनंद का लाभ उठाना चाहिए।

**15.	पाशिनी मुद्रा** – मुड़ा हुआ मानसिक दृष्टिकोण सामूहिक रूप से 'फदा सील' कहा जाता है।

विधि – पाशिनी मुद्रा में दोनों पैरों को उठाकर गले के पीछे लाना होता है फिर दोनों पैरों को पाश के समान आपस में दृढ़ता के साथ बांध लें। इस मुद्रा को योग्य गुरू की देख-रेख में करना चाहिए।

लाभ –

1.	इस मुद्रा को करने से मानसिक शांति एवं प्रसन्नता रहती है।

2.	शरीर ऊर्जावान बना रहता है।

3.	इस मुद्रा को करने से अष्ट सिद्धियां प्राप्त होती हैं।

4.	शरीर में लचीलापन प्राप्त होता है।

5.	ये शरीर के बलवर्द्धक है।

16.	मानगिनी मुद्रा – सर्वप्रथम गले तक जल में खड़े होना होता है फिर नासिका द्वारा जल खींचना होता है मुख से बाहर निकालना होता है फिर नासिका से जल को खींचे और मुंह से बाहर निकालें इस क्रिया का बार-बार करना चाहिए इसे मांतगिनी मुद्रा कहते हैं।

लाभ –

1. जब ये मुद्रा सिद्धि हो जाती है तो जन्म-मरण का भय खत्म हो जाता है।

2. शरीर हाथी के समान शक्तिशाली हो जाता है।

3. सुख की अनुभूति प्राप्त होती है।

4. आंखों की रोशनी तेज हो जाती है।

योग हमारी शक्ति, एकाग्रता, कार्यक्षमता को बढ़ाता है और मन को शांत करता है योग करने से हमारा शरीर स्वस्थ और मन नियंत्रित रहता है योग को जानना और उसका अभ्यास करना चाहिए।

– डॉ. संजीव शर्मा (योगाचार्य)

अध्याय – 10

बंध

बंध का अभ्यास हमें स्वयं से मिलाता है। शरीर में महत्त्वपूर्ण ऊर्जा को लॉक करना बंध के द्वारा। ये अभ्यास से ही संभव है।

– डॉ संजीव शर्मा (योगाचार्य)

बंध

बंध (संस्कृतः बंध) ये एक आंतरिक मुद्रा है जिसे "शरीर का ताला" कहा जाता है ये शरीर में महत्त्वपूर्ण ऊर्जा को लॉक करता है। 'बंध' शब्द का अर्थ है – बाँधना अथवा कड़ा करना, ताला लगाना। बंध का अभिप्राय है कि बंधन एक साथ मिलाना या पकड़।

यह एक अवयव स्थिति है जिसमें शरीर के कुछ अवयव या अंगों को सिकोड़ा अथवा नियंत्रित किया जाता है। शरीर में प्राण के संचार हेतु ऊर्जा के अपव्यय को रोकने में बंध का उपयोग किया जाता है। जो सबसे जरूरी है जिसमें किसी प्रकार की हानि न हो सावधानीपूर्वक बंध का उपयोग करना चाहिए।

बंध क्या है ?

बंध को प्रयोग इसलिए किया जाता है कि इसमें शरीर के कुछ विशेष आंतरिक अंगों और अव्यवों जो प्राणवायु के द्वारा बांध दिया जाता है जब प्राणायाम द्वारा शक्ति को उत्पन्न से बर्हिमुख से बचा लिया जाता है। बंध और मुद्राओं की क्रियाविधि, ऊर्जा द्रवों श्वास, प्राण बिन्दु, अमृत आपस में मिलाने का काम करती हैं और इस प्रकार वह सुषुम्ना नाड़ी को खोलने में मदद मिलती है।

बंध के प्रकार

1.   मूल बंध
2.   उड़िडयान बंध
3.   जालंधर बंध
4.   महाबंध
5.   जिव्हा बंध

1.   मूल बंध – मूल का अर्थ है शुरूआत, आरंभ, आधार, जड़ बुनियाद और धरातल योग के विषय में मूलबंध का सम्बंध होता है मूलाधार चक्र से जो कि हमारे शरीर के गुदा और जननेन्द्रिय के बीच में स्थित होता है उसे हम मूल बंध कहते हैं। मूल बंध मूल चक्र को ऊपर की और अंदर खींचने का योग अभ्यास है।

विधि – सर्वप्रथम सिद्धासन या पद्मासन में बैठ जाएं। अपने हाथों कि हथेलियों को घुटनों पर रखें तथा ध्यान की अवस्था में बैठ जाएं। इसके बाद नीचे की वायु को उत्तर की और (गुदा को सकुंचित करें) खींचने का अभ्यास करना चाहिए जैसे कि आपने गाय आदि जानवरों को मल त्यागने के पश्चात् देखा होगा कि वह किस प्रकार गुदा को अंदर की तरफ खींचते हैं। वैसे ही   मूलबंध के लिए अपने मूलाधार चक्र प्रदेश को खींचना होता है यही मूलबंध की अवस्था है जितना आपकी अंदर क्षमता है रोकने की उतना रोकें फिर अपने अधोभाग को ढीला कर दीजिए सिर को ऊपर उठाएं और सांस को छोड़ें। इसे पांच से दस बार के बीच कर सकते हैं। लम्बा रेचक करते हुए प्रारम्भिक स्थिति में लौटना होता है।

लाभ –

1.   ब्रह्मचर्य की साधना में फायदेमंद है।

2.	जब निरंतर इसका अभ्यास करेंगे तो अपान एवं नाद और बिंदु एक होकर योग सिद्धि परमात्मा की प्राप्ति होगी।

3.	चेहरे में चमकीलापन, तेज, बल, वीर्य की वृद्धि होती है।

4.	शरीर हमेशा युवा के समान नजर आता है।

5.	जालंधर बंध के लाभ मिलते हैं

6.	गुदा की समस्या दूर होती है जैसे कि अर्श, गुदा का बाहर निकलने की समस्या दूर हो जाती है।

विशेष – गलत अभ्यास न करें किसी योग्य गुरू की देखरेख में करें।

यह बुढ़ापा एवं मृत्यु पर विजय पाने में सक्षम है इसके अभ्यास से योनिमुद्रा सिद्ध होता है इसका इतना ज्यादा प्रभाव अभ्यास से सिद्ध हो जाता है कि साधक आकाश में उड़ सकता है।

कर्मों के बंधन का छुटकारा पाने का काम योग विद्या करती है।

उड्डियान बंध

उड्डियान बंध का अर्थ ऊँचा उड़ना होता है। उड्डियान बंध को जिसे पेट लॉक या ऊपर की और उठाने वाला ताला भी कहा जाता है। इस बंध से पेट के अंग सही तरीके से काम करते हैं।

विधि – सर्वप्रथम सावधान की अवस्था में खड़े हो जाएं फिर अपने दोनों पैरों के बीच एक से डेढ़ फिट का अंतर रखें फिर घुटनों को थोड़ा सा मोड़ते हुए आगे की और झुक जाए और हाथों को घुटने के पास जाँघों पर रखें। सांस को बाहर छोड़ते हुए पेट को ढीला छोड़ें जालधर लगाकर छाती को थोड़ा ऊपर की और करें फिर जितना पेट अंदर खींच सकते हैं खींचे इस स्थिति को पेट और कमर एक जैसी दिखाई देनी चाहिए जितनी देर स्वयं को रोक सकते हैं रोकें सांस को छोड़कर सामान्य स्थिति में आ जाएं इसको एक से दस बार करना चाहिए

शुरूआत में तीन बार तक करें जब इस क्रिया में निपुण हो जाएं अवधि को बढ़ा सकते हैं। फेफड़ों में हवा जाती है तो पहली क्रिया को कई बार दोहराने का अभ्यास करना चाहिए जिससे सामान्य सांस फिर से शुरू हो जाती है।

लाभ –

1. वृद्ध व्यक्ति भी युवा हो जाता है इस बंध के अभ्यास करने पर।

2. यह एक सर्वोत्तम बंध है। पेट और कमर की चर्बी घटती है।

3. हृदय के लिए इसका अभ्यास सर्वोत्तम माना गया है।

4. चेहरे की झुर्रियों को समाप्त कर देता है। चिड़चिड़ापन, क्रोध और अवसाद दूर होता है।

5. मृत्यु पर भी ये बंध विजय पा सकता है।

सावधानी – इसका अभ्यास खाली पेट करें। पाँच से दस बार इसका अभ्यास किया जा सकता है।

नोट – इस बंध का अभ्यास पद्मासन या सिद्धासन सामान्य अवस्था (सुखासन) में बैठ कर भी किया जा सकता है।

जालंधर बंध

अर्थ – जाल शब्दिक अर्थ है जाला-जाली। कंठ को सकोचन करके हृदय में ठोड़ी को दृढ़ करके लगाना जालंधर बंध हैं। गर्दन को फैलाकर हृदय (छाती) को ऊपर उठाना और ठोड़ी को छाती पर टिका देना होता है।

विधि – सर्वप्रथम जालंधर बंध को लगाने से पहले पद्मासन या सुखासन की स्थिति में बैठ जाएं। शरीर सीधा होना चाहिए फिर सिर और गर्दन के भाग को इस तरह से झुकाएं कि गला और ठोड़ी आपस में स्पर्श

हो जाएं। सिर और गर्दन को इतना झुकाएं कि ठोड़ी की हड्डी के नीचे छाती के भाग को स्पर्श करे इसी क्रिया को अपनी ठोड़ी के नीचे लगाने फिर ऊपर उठाना सीधा ये क्रम चलना चाहिए साथ में सांस को भरें और निकालें साथ-साथ यही क्रम जारी रखना चाहिए इसका अभ्यास अपनी शारीरिक क्षमता के अनुसार सांस रोककर करना चाहिए।

लाभ

सावधानी –

1. शुरूआत में सामान्य सांस लें फिर जालंधर बंध लगाएं।

2. गलें में दर्द या तकलीफ होने लगे तो इसे न करें।

3. इस क्रिया में जबरदस्ती बल नहीं लगाना चाहिए न प्रयास करें।

4. बिमार या सर्दी जुकाम हो तो इसे न करें।

लाभ –

1. मस्तिष्क को आराम मिलता है।

2. किसी प्रकार का अंहकार नहीं करता और दिमाग को तेज करता है।

3. वाणी शुद्र हो जाती है।

4. चिड़चिड़ापन, तनाव, क्रोध, चिंता, मानसिक अवसाद दूर हो जाता है।

5. पूरा शरीर तरोताजा हो जाता है।

विशेष – जालंधर बंध क्रिया खड़े होकर भी की जा सकती है। अपनी भीतर शक्तियों को जागृत करना है तो बंध का अभ्यास शुरू कर दो।

महाबंध – ध्यान मुद्रा में मूलाधार, मणिपुर, विशुद्रि चक्र पर ध्यान और फिर पूरी तरह से सांस को बाहर निकालें और सांस को रोक लें।

विधि – सर्वप्रथम सुखासन में बैठ जाएं फिर दायां पांव उठाकर उसकी

एड़ी से सीवनी को दृढ़ता से दबाकर गुदा मार्ग को बंद कर लें जिसे हम मूलबंध की स्थिति कहते हैं सिर अपने दायां पांव बाई जाँघ पर गोमुखासन करें उसके बाद अपनी ठोढ़ी को छाती पर दृढ़ता से लगाएं जिसे जालंधर बंध की स्थिति कहते हैं फिर पेट को दबाकर रखें इससे अपानवायु ऊपर की और प्रवाहित होने लगता है ध्यान त्रिकुटी पर लगाएं इस संपूर्ण स्थिति को महाबंध कहते हैं।

लाभ –

1.   तीनों बंधों के लाभ इस बंध को करने से मिल जाते हैं।

2.   इस बंध को करने से वीर्य बंध की रक्षा होती है।

3.   इस बंध से अनेक सिद्धियां प्राप्त होती हैं।

4.   इस बंध से वीर्य बल की रक्षा होती है।

5.   तीनों नाड़ियों का संगम इस बंध से होता है।

सावधानी – सभी बंधों के लिए दी गई अलग-अलग सावधानियां महाबंध के लिए भी बैध हैं।

नोट – ध्यान मूलाधार, मणिपुर और विशुद्रि चक्रो पर।

जिव्हा बंध

जीव को बंद करना होता है जिससे गर्दन की मांसपेशियों और ग्रीवा तंत्रिकाओं को मजबूती प्रदान करती है।

विधि – सर्वप्रथम सुखासन या पद्मासन में बैठ जाएं शरीर को बिल्कुल सीधा रखें और आँखों को बंद कर लें इस बंध को शांत मन से करना चाहिए। मुख को खोलकर जिव्हा को उलटकर तालू से लगाएं जब अभ्यास उच्च स्थिति में पहुंच जाए तो अभ्यास के अंतर्गत जिव्हा को कपाल गुहा में और उसके बाद गले में ले जाने का अभ्यास करें।

लाभ –

1.	काम इन्द्रिय और स्वाद पर विजय पाने में सहायक है जिव्हा बंध का अभ्यास।

2.	प्रत्याहार में भी बहुत सहायक माना गया है।

3.	खेचरी मुद्रा को साधने में प्रारम्भिक अभ्यास के रूप में उपयोगी है।

4.	योग व तंत्र शास्त्रों में बहुत सहायक है।

5.	ललना चक्र के जागरण के समय बहुत सहायता करता है।

सावधानी – जितना हो सके उतना अभ्यास करें जबरदस्ती एकदम न करें।

स्वयं को पहचानों और जीवन को खुशहाल बनाओं।

– डॉ सजीव शर्मा (योगाचार्य)

## अध्याय – 11

प्रार्थना

परमेश्वर के चरण चिन्हों का अनुसरण करें। प्रार्थनाएं हमें मनुष्यता सिखाती हैं। प्रार्थना को जो सबसे सरल स्वरूप जो होता है वह होता "पुकार" हमें निःस्वार्थ भाव से परमात्मा की पुकार करनी चाहिए।

– डॉ संजीव शर्मा (योगाचार्य)

प्रार्थना एक धार्मिक क्रिया है जो ब्रह्माण्ड की किसी 'महान शक्ति' से सम्बंध जोड़ने की कोशिश करती है। प्रार्थना का शाब्दिक अर्थ है ईश्वर के प्रति आत्म निवेदन या सच्ची विनय।

प्रार्थना वाचिक भी होती है और मानसिक भी प्रार्थना परिस्थितियों के अनुसार भी होती हैं प्रार्थना में बहुत शक्ति है प्रार्थना निम्न और श्रेष्ठ अनेक स्वरूप और स्तर पर हो सकती है। सच्चे मन से की गई प्रार्थना चमत्कारिक होती है। जब मन सच्चा होगा जो भी प्रार्थना होगी उसका फल अवश्य प्राप्त होगा।

प्रार्थना क्या है ?

प्रार्थना हमें अपने अनुभवों को बांटने का मौका देती है प्रार्थना हमारे अंदर परिवर्तन लाती है सही मार्ग पर चलने की दिशा प्रदान करती है जब हम सच्चे दिल से प्रार्थना करते हैं स्वीकार करते हैं कि कोई तो है जिसके पास पूरे ब्रह्माण्ड का बटन है। प्रार्थना हमेशा सरल और साफ तरीके से करनी चाहिए।

प्रार्थना के फायदे

1. जब प्रार्थना करते हैं तो मन में चलने वाले कुलतिप विचार नष्ट हो जाते हैं दूर चले जाते हैं।

2. प्रार्थना हमें बल देती है।

3. प्रार्थना हमें पवित्र बनाती है।

4. प्रार्थना से हमारा शरीर स्वस्थ, पवित्र, प्रफुल्लित और तरोताज़ा हो जाता है।

5. प्रार्थना हमें सिखाती हैं ऊर्जा हासिल करना।

6. प्रार्थना जो नहीं करते वो जल्द ही लुप्त हो जाते हैं।

7. प्रार्थनाएं हमें मनुष्यता सिखाती है।

8. प्रार्थना हमें मिलजुल कर रहना सिखाती है।

9. प्रार्थना हमें दूसरों पर भरोसा करना सिखाती हैं।

10. प्रार्थना से तनावमुक्त रहते हैं।

11. किसी भी प्रकार को बोझ मन में हो उसे हल्का कर देती है।

12. प्रार्थना हमें जोड़ती है इक्ट्ठा रहना सिखाती है एक दूसरे के साथ अनुभव बांटना सिखाती है।

प्रार्थना के प्रकार

सामाजिक एवं आध्यात्मिक दृष्टि से प्रार्थना के तीन प्रकार हैं। सर्वप्रथम प्रार्थना के प्रकार –

1. व्यक्तिगत प्रार्थना

2. सामूहिक प्रार्थना।

3. सार्वभौमिक प्रार्थना

व्यक्तिगत प्रार्थना – व्यक्तिगत प्रार्थना वह प्रार्थना है जिसमें व्यक्ति अकेला, एकांत में और कहीं भी मन ही मन परमात्मा से प्रार्थना कर सकता है जिसमें परमात्मा के दिव्य गुणों के कीर्तन और देव कृपा हमेशा बनी रहे यह भावना व्यक्त की जाती है।

उदाहरण –

त्वमेव माता च पिता त्वमेव,

त्वमेव बन्धुरच सखा त्वमेव।

त्वेमव विधा दृबिड़म त्वमेव,

त्वमेव सर्वम् मम देव-देव।।

सामूहिक प्रार्थना – सामूहिक प्रार्थना वह प्रार्थना होती है जो किसी समूह के बीच गुरू-शिष्य के बीच, समूह के कल्याण के लिए किसी उद्देश्य को पाने के लिए की जाती है वह सामूहिक प्रार्थना कहलाती है। ऐसी प्रार्थना का उदाहरण हर जगह मिल जाता है जहाँ समूह में एकता हो गुरू-शिष्य की प्रार्थना एक अच्छा उदाहरण माना गया है। सामूहिक प्रार्थना जन कल्याण के लिए समूह कल्याण के लिए भी की जाती है।

सहनाभवतु, सहनौ भुनक्तु

सहवीर्यम कखाव है।

तेजस्विनावधीतमस्तु मा विदिषाव है,

ऊँ शांति जन कल्याण के लिए ज्यादा की जाती है

जिसमें सबका भला छुपा है।

सार्वभौमिक प्रार्थना – सार्वभौमिक प्रार्थना वह प्रार्थना वह होती है जो समस्त संसार के कल्याण के लिए की जाती है इसमें विश्व कल्याण, शांति, समस्त का भला हो उसके लिए प्रार्थना की जाती है। इस प्रार्थना में स्वयं के लिए नहीं होती न ही किसी प्रकार की अपेक्षा होती है न ही किसी प्रकार की कोई कामना होती है प्रत्येक व्यक्ति निःस्वार्थ भाव से सम्पूर्ण संसार के कल्याण के लिए प्रार्थना करता है।

सर्वेभवन्तु सुखिनः सर्वे सन्तु निरामयाः।

सर्वे भद्राणि पश्यन्तु, मा कश्चित् दुःखभागभवेत्।

आध्यात्मिक दृष्टि की प्रार्थना –

(262)

1. सकाम प्रार्थना

2. निस्काम प्रार्थना

3. अनिष्टकारी प्रार्थना।

1. सकाम प्रार्थना – सकाम प्रार्थना वह प्रार्थना होती है जो किसी इच्छा, कामना की पूर्ति हेतु जब परमात्मा को याद किया जाता है उसे सकाम प्रार्थना कहते हैं। सकाम प्रार्थना करने से कामनाएं पूरी होती हैं जिन वस्तु की प्राप्ति की प्रार्थना की जाती है वह प्राप्त होती है अपने लिए स्वास्थ्य, धन-लाभ विजय प्राप्ति की गई प्रार्थना सकाम प्रार्थना है। सुधरे वह सुशील बल, पालन का आचार। कर्म धर्म में रत रहें, सब कुव्यसन निवार।।

2. निष्काम प्रार्थना – निष्काम प्रार्थना वह प्रार्थना है। जो बिना किसी इच्छा अथवा कामना के की जाती है जो निःस्वार्थ भाव से प्रार्थना होती है वह परमात्मा का गुणगान करता है किसी प्रकार के इच्छा से निष्काम प्रार्थना से मनुष्य को आंतरिक शांति मिलती है इस प्रार्थना में किसी भी प्रकार का सांसारिक स्वार्थ नहीं होता है जैसे कि संसार के लिए, देश के सुधार में की जाने वाली प्रार्थना निष्काम प्रार्थना है। किसी ने सत्य की कहा है।

सदाचार सत्कर्म का, करें पालन सब लोग।

मेल एकता साथ के, हरे देश के रोग।।

3. अनिष्टकारी प्रार्थना – अनिष्टकारी प्रार्थना वह प्रार्थना है जो किसी शत्रु के विनाश के लिए किसी अनिष्ट के लिए परमात्मा से प्रार्थना या निवेदन करना अनिष्टकारी प्रार्थना है। ऐसी प्रार्थना स्वाधपूर्ण चेष्टा से प्रेरित काम, क्रोध, लोभ, मद, मोह आदि भावनाओं से प्रेरित होती है जिसे निम्नस्तरीय प्रार्थना कहते हैं ऐसी प्रार्थना में दूसरे का कल्याण नहीं होता इस प्रार्थना से स्वयं के पतन का कारण खुद होते हैं। ऐसी

प्रार्थना आध्यात्मिक संत वर्जित मानते हैं जो दूसरों को नुक्सान पहुचाएं ऐसी प्रार्थना से बचना चाहिए।

दैनिक जीवन में कल्याणकारी प्रार्थना- हमारे जीवन में प्रार्थना का बहुत बड़ा महत्त्व है हम कौन-सी प्रार्थना करते हैं ये विशेष है प्रार्थना जीवन जीने हेतु हमें आधार प्रदान करती है ये हमारे जीवन को पूरे व्यक्तित्व को प्रभावित एक गहरा असर डालती है। ये हमें जीवन जीने की सही दिशा प्रदान करती है।

स्वास्थ्य की प्राप्ति – हमारे जीवन में स्वास्थ्य के तीन पक्ष होते हैं।

1. शारीरिक पक्ष, 2. मानसिक पक्ष 3. आध्यात्मिक पक्ष ये तीनों पक्ष हमारी आत्मा से सम्बंधित होते हैं इन तीनों का आपस में गहरा तालमेल है ये तीनों ठीक हैं तो हमारा सम्पूर्ण स्वास्थ्य ठीक है एक भी कड़ी पक्ष की ठीक नहीं तो जीवन भी डगमगा जाता है इसलिए हमें हमेशा अपने सम्पूर्ण स्वास्थ्य की प्राप्ति की प्रार्थना ईश्वर से करनी चाहिए। ईश्वर हमें वह सब चीजें देता है जो हमारे जीवन में कल्याणकारी है।

2.   आत्मोन्नति की प्रार्थना – इसमें सर्वप्रथम अपने द्वारा किए गए पापों का पश्चाताप करना होता है फिर जीवन में उस पाप को न करने का संकल्प लेना होता है जब बार-बार प्रार्थना करते हों तो बार-बार आत्म निरीक्षण का अवसर मिलता है। ध्यान में बैठ करके भी प्रार्थना का संकल्प लिया जा सकता है। ऐसी प्रार्थना हमारे भीतर के आत्मशोधन का कार्य करती है। इसे हमारे अंदर के विकारों को मिटाया जाता है।

3.   अध्यात्मिक सामर्थ्य की प्रार्थना – प्रार्थना हमें बहुत कुछ प्रदान करती है ये हमें आध्यात्मिक सामर्थ्य प्रदान करती है, प्रार्थना करने से मन की चंचलता दूर हो जाती है मन भटकता नहीं है स्थिर होने लगता

है चित्र वृत्ति पर नियंत्रण होने लगता है जब प्रतिदिन प्रार्थना का अभ्यास करते हों तो मानिसक एकाग्रता का स्तर बढ़ना शुरू हो जाता है फिर प्रार्थना ऊँचे स्तर की तरफ ले जाती है परमात्मा की आत्म-साक्षात्कार की अनुभूति प्राप्त होती है। आध्यात्मिक यात्रा की जो शुरूआत होती है वह प्रार्थना से ही होती है।

प्रार्थना में शक्ति – जब परिस्थितियों कठिन हों तो प्रार्थना जब करते हैं उसे कठिन समय में लड़ने की शक्ति प्राप्त होती है। प्रार्थना हर समय करते रहना चाहिए चाहे खुशी में और दुःख के क्षण में भी प्रार्थना करने से एकाग्रता बढ़ती है ये हमें हमारी आत्मा को एहसास करवाती है कि कोई शक्ति है जो इस पूरे संसार को चला रही है प्रार्थना हमारे पूरे व्यक्तित्व पर असर डालती है कौन सी प्रार्थना हम कर रहे हैं इसका असर भी जीवन में देखने को मिलता है।

जीवन में आये तनाव से छुटकारा पाने का रास्ता ही प्रार्थना है जैसे घरेलु कठिनाईयां, स्वास्थ्य से सम्बंधित कठिनाईयां, आंतरिक कठिनाईयां, व्यवसायिक, भविष्य सुरक्षा संबंधी कठिनाईयां इन कठिनाईयों से बाहर निकलने का रास्ता प्रार्थना ही है। प्रार्थना ऐसी करो जो खुद के लिए तो कल्याणकारी हो साथ पूरे जगत के लिए भी कल्याणकारी हों वहीं प्रार्थना सबकी नज़र में सर्वश्रेष्ठ हैं, एक बात विशेष ध्यान दें की अपने हित की प्रार्थना से दूसरों को नुक्सान न पहुंचाए।

प्रार्थना की क्रिया के विषय में जानना जरूरी – ईश्वर (प्रभु) को पाना जीवन में ज़रूरी है तो प्रार्थना को जानना भी बहुत जरूरी है। आज के दौर में इस क्रिया के विषय में ध्यान बिल्कुल नहीं देते हैं आज के दौर में लोग प्रार्थना को नजर अंदाज कर देते हैं जैसे कि परमात्मा के लिए खानापूर्ति करते हैं ये बिल्कुल गलत है जब उनके साथ कुछ घटित हो जाता है जिसकी वह कल्पना भी नहीं करते थे तब ईश्वर को याद

करने और प्रार्थना करने लग पड़ते हैं हमेशा सच्चाई के साथ ईश्वर (परमात्मा) की प्रार्थना करनी चाहिए परमात्मा के सामने स्वयं को पहचानना चाहिए। प्रार्थना करने की आदत अपनानी चाहिए, अपने हृदय में शब्दों को कहना और पारमात्मा की इच्छा मानकर उसके वचनों पर आधारित होकर ईश्वर से वार्तालाप करना परमात्मा को अपने पास महसूस करो वह तुम्हारे निकट ही है इसे हमेशा प्ररेणा से भरें महसूस करेंगे सच्चाई के साथ प्रार्थना से शांतिपूर्ण और आभारी महसूस होते हैं। प्रार्थना में बहुत शक्ति है जो बड़े से बड़े काम को करवा देती है।

हमेशा सच्चे भाव के साथ प्रार्थना करनी चाहिए पवित्र आत्मा के द्वारा होनी चाहिए जब प्रार्थना का अभ्यास करते हो तो अपने हृदय को परमात्मा को दे देना चाहिए क्योंकि सबका पालन हार वही है। संसार में एक शक्ति मौजूद है जो सब कुछ चला रही है।

प्रार्थना करती बार हृदय को परमात्मा के सामने शांतिपूर्ण रख देना चाहिए जिसमें सच्चाई हो अच्छे-अच्छे शब्दों का प्रयोग करके परमात्मा को धोखा नहीं अपने आपको धोखा दे रहे अगर भीतर में इसके विपरीत चल रहा हो तो प्रार्थना करो कि तुम स्वयं का जान सको अपने का मान सके आत्मा को पहचान सको प्रार्थना। हमारे जीवन में ऐसा स्थान है जिसमें हम परमात्मा का सहयोग करते है। प्रार्थना के बिना सामान्य आत्मिक जीवन प्राप्त नहीं हो सकता। ध्यान दें कि प्रार्थना की औपचारिकताओं से होकर जानें, प्रक्रिया का अनुसरण करें। वहां तक जानने की कोशिश ज़रूर करें जहाँ तक अन्तरमन ले चलें।

प्रार्थना के विषय में ज्ञान –

1.   प्रार्थना कर रहे हो तो सोच समझ कर कहो कुछ ऐसा मत कहो जिसका ज्ञान नहीं है, प्रार्थना करती बार एक लक्ष्य बनाओ।

2. प्रार्थना में परमात्मा (ईश्वर) के वचन हों, वह परमात्मा पर आधारित हो।

3. प्रार्थना करती बार स्वयं को तैयार करना चाहिए पुरानी बातों पर नहीं अड़ना चाहिए अपनी पवित्र आत्मा को परमात्मा के साथ जोड़नें की प्रार्थना के वचन जिससे परमात्मा से संबंध बना सके।

4. सामूहिक प्रार्थना का सार एक साथ केंद्रित होना चाहिए जिससे प्रार्थना में बल मिलता है।

5. सीखना ज़रूरी है प्रत्येक व्यक्ति को प्रार्थना कैसे करें नियम से प्रार्थना करनी चाहिए, एक दायित्व लेना चाहिए।

6. प्रार्थना के समय परमात्मा के सामने अपनी वास्तविक परिस्थितियों को रख देना चाहिए एक लक्ष्य होना चाहिए सच्चे ज्ञान को प्राप्त करना। सत्य के लिए जीना चाहिए क्योंकि तुम्हें परमेश्वर पर विश्वास है।

प्रार्थना के लाभ – प्रार्थना हमारे जीवन के तीन स्तरों में सुधार करती हैं इसको जानना ज़रूरी है।

1. कर्म 2. विचार 3. भाव

1. कर्म – प्रार्थना से जो कार्य हम आध्यात्मिक करते हैं उसमें लाभ होते हैं क्योंकि जीवन है तो गलतियां भी होंगी उनमें कैसे सुधार करना इस चीज की सीख मिलती है हमारा कर्म सदैव सत्य की और लगा रहे ईश्वर प्राप्ति की तरफ रहें। कर्म ही प्रधान है हम अपने कर्मों की वजह से है जो आज है।

विचार – जब तक जीवन में मन सक्रिय रहता है कई प्रकार के विचारों का आना-जाना लगा रहता है हमें कौन से विचार जीवन में उतारने में

इसका विशेष ध्यान रखना होता है। व्यर्थ के विचारों से जीवन बर्बाद हो जाता है इसे रोकने के लिए प्रार्थना उपयोगी है व्यर्थ के विचारों से ऊर्जा नष्ट हो जाती है प्रार्थना हमारी चिन्ता घटाती है और चिंतन को बढ़ाती है जिससे जीवन में सही ऊर्जा का संचार होने लगता है। प्रार्थना हमें हम पर अटूट विश्वास करना सिखाती है।

भाव – भावपूर्ण प्रार्थना हमारे जीवन में बहुत उपयोगी है ये भावपूर्ण प्रार्थना हमारे चिंतन प्रक्रिया शुरू करती है जिससे हमारे जीवन को अंतर्मुख बनाने में सहायता मिलती है। जैसा भाव रखोगे वैसे ही दृष्टि हमारी बन जाएगी।

प्रार्थना एक योग है

प्रार्थना एक योग ही है जिसका उद्देश्य अपने आपको परमेश्वर की शक्ति के साथ जोड़ना है। प्रार्थना एक ऐसी आत्मिक साधना है जो कठोर से कठोर हृदय वाले को भी परिवर्तित कर देती है प्रार्थना का सही अर्थ ही परमात्मा से जुड़ना है हम लोग जितना परमेश्वर के नजदीक जाएंगे उतना आशीष पाएंगे इसलिए प्रत्येक व्यक्ति को प्रतिदिन प्रार्थना करनी चाहिए। प्रार्थना हमारे सृष्टिकर्ता के साथ सवाद है।

प्रार्थना में अपार शक्ति है क्योंकि क्रिया और प्रतिक्रिया सृष्टि का नियम है इसका ज्ञान प्रत्येक व्यक्ति को होना चाहिए प्रार्थना आत्मा शक्ति को जगाने का एक माध्यम है प्रार्थना एक योग है जिसका मुख्य उद्देश्य ईश्वरीय शक्ति के साथ जोड़ना है। जब कभी कोई अपने ईष्ट देवता के सम्मुख निवेदन करता है तो उसका मन निर्मल हो जाता है। प्रार्थना हमें विनम्र बनाती है प्रार्थना योग का अंग है जिसे प्रत्येक व्यक्ति के जीवन में धारण करना चाहिए। प्रार्थना के द्वारा हम अपने लक्ष्य तक पहुंचने के लिए उस शक्ति की मांग करते हैं जिसको हमें

पाने की लालसा पैदा होती है।

प्रार्थना क्यों करनी चाहिए – प्रार्थना करने से मन को शांति मिलती है प्रार्थना करने का मतलब है इस संसार को बनाने वाले परमेश्वर से बात करना। ये हमारे लिए बहुत बड़े सम्मान की बात है प्रार्थना करके परमेश्वर से बात करते हैं परमेश्वर सच में हमारी प्रार्थनाएं सुनता है प्रार्थना करके हम अपनी परेशानियां परमेश्वर को बता सकते हैं। जिस तरह गड्ढ़ों से ज्यादा गहराई समुंदर में होती हैं, उसी तरह प्राथनाएं सिर्फ नाम के लिए नहीं होनी चाहिए, बल्कि दिल की गहराईयों से होनी चाहिए हर प्रार्थना स्वीकार की जाती है जिसके लिए परमात्मा का धन्यवाद ज़रूर देना चाहिए। जितना धन्यवाद करते हैं उतना हमें एहसास होता है कि 'ईश्वर' ने हमारे लिए कितना कुछ किया है इसलिए हर क्षण ईश्वर का धन्यवाद करना नहीं भूलना चाहिए जिसमें हमें इतना सुन्दर संसार दिया।

जब प्रार्थना करते हैं तो हमारे मन से कलुषित विचार दूर होते चले जाते हैं प्रार्थना से हमें बल प्राप्त होता है। भावनाएँ हमें पवित्र बनाती है। प्रार्थना से हमारा शरीर स्वस्थ, प्रफुल्लित और तरोताजा रहता है। प्राथनाएँ हमें मनुष्यता पाठ सिखाती है इससे मिलजुल रहने की शक्ति मिलती है प्राथनाएँ एक-दूसरे का भरोसा करना सिखाती है। प्रार्थना ऐसी करनी चाहिए जिससे हम ईश्वर के प्रिय हो जाएं और ईश्वर हमें प्रिय लगें। प्रार्थना से एक वसुधैव कुटुम्बकम का आहवान् होता है।

सच्ची प्रार्थना

प्रार्थना का सच्चा शिखर क्या है इसको जानने के लिए हमें गोस्वामी श्री तुलसीदास जी श्री राम चरितमानस जी के पुर लेखन के बाद एक ही

निवेदन प्रभु से किया था यह है कि प्रभु आप मुझे प्रिय लगें, आप मुझे इस तरह से प्रिय लगने लगे है जैसे कि एक कामी को स्त्री प्रिय लगती है और एक लोभी को धन प्रिय लगता है और एक लोभी को धन प्रिय लगता है दूसरा निवेदन गोस्वामी श्री तुलसीदास जी ने भी कहा है कि मैं (तुलसी) आपको (प्रभु को) प्रिय लगुँ। इस प्रियता के कारण बस प्रभु इतना कह देवे कि "तुलसी मेरो"

हमें कोई भी प्रिय क्यों लगने लगता है जब हम उसकी तरफ आकर्षित होने लगते हैं उसकी ऐश्वर्य का गुण हमें आकर्षित करता हैं इसी तरह प्रभु हमें प्रिय लगेंगे जब हम प्रभु के सद्गुण, ऐश्वर्य और श्री लीला को हम आकर्षित करेंगे ऐसा जब होगा तब हमें प्रभु प्रिय लगेंगे अपने अंदर के अवगुणों को बाहर निकाल दो तभी आप प्रभु के होंगे और प्रभु आप के होंगे।

प्रार्थना ऐसी होनी चाहिए जैसे कि सबकुछ भगवान पर निर्भर कर दो प्रयास ऐसा करो जैसा कि सब कुछ आप पर निर्भर हो।

- डॉ संजीव शर्मा (योगाचार्य)

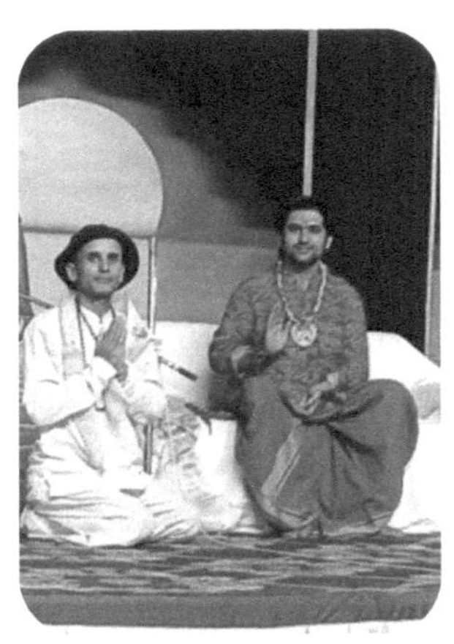